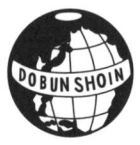

Easy-understanding for
Evidence-Based Nutrition & Nutritional Epidemiology

2005

DOBUNSHOIN

Printed in Japan

わかりやすい
EBNと栄養疫学

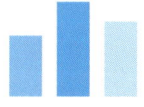

佐々木 敏

同文書院

Introduction
まえがき

　医食同源という使い古されたことばが示すように，食べ物が健康や病気に深く関係していることは広く知られ，古来より人々の一大関心事であった。そして，その関心は近年エスカレートし，何を食べると健康に良い，悪いという話がテレビや雑誌に登場しない日はない。現代社会はこの種の情報を強く欲している。これは，われわれが自分や家族の健康を何よりも強く願っていることのあらわれにほかならず，正しいことだと思う。

　それでは，われわれが求め，われわれが得ている食べ物・健康情報は正しく，信頼できるものなのだろうか。食べ物・健康情報に限ったことではないが，世の中に流れている情報には信頼できるものもあるし，できないものもある。条件つきでなら信頼できるものもあるだろう。では，それをどのようにして見つけ出し，見分ければよいのだろうか。食べ物・健康情報は，「栄養学」という学問によって，つまり，栄養学という種類の研究によって明らかにされる。栄養学は科学の一部である。つまり，信頼できる食べ物・健康情報とは，「科学研究の成果」である。美人女優のダイエット体験談でも，テレビでおなじみのカリスマ栄養士のレシピでもない。ただし，それらも，科学研究の成果に基づくものであれば，信頼できる情報とみなせる。しかし，その場合でも，信頼の源が科学研究の成果であることを忘れてはならない。このように，「科学的な根拠」に基づいて物事を判断することを，「evidence-based（科学的根拠に基づいた）」と呼ぶ。そして，信頼できる栄養学研究の成果に基づく場合には，「evidence-based nutrition（科学的根拠に基づく栄養学：略称＝EBN）」と呼ぶ。したがって，本書は，「EBNとは何か？（chap. 1）」から始まる。そして，「栄養・健康情報とEBN（chap. 2）」へと進む。この2つのCHAPTERをまとめて，『1. EBNを知る』とした。

　栄養学にはたくさんの研究方法があるが，EBNが必要とする情報は，人を調べた研究についての情報である。理由は単純。ネズミでもイヌでもサルでもなく，ヒト（人）が食べ物を食べた場合の健康状態について知りたいからにほかならない。そのためには，人は何をどのように食べているのか，どのように食べている人が病気になり，どのように食べている人が健康を保てるのかを調べなくてはならない。このような栄養学をとくに「人間栄養学」と呼ぶ。人間栄養学の研究を行ったり，人間栄養学の研究成果を理解したりする場合に必要になるのが「疫学」という学問についての知識である。栄養を中心に扱う場合には「栄養疫学」と呼ぶ。そして，疫学を理解するためには「統計学（生物統計学）」の知識も少しだけ必要である。このあたりが本書の中核をなす部分である。そこで，「疫学入門（chap. 3）」，「疫学のための統計学入門（chap. 4）」，「栄養疫学入門（chap. 5）」と話を進め，これに「疫学研究の読み

方と進め方（chap. 6）」を加えて，『2. 栄養疫学を知る』とした．

　ここまでで，本書の目的はほぼ達成されるのだが，やはり，実例をあげておきたい．そこで，食べ物と生活習慣病の関係について信頼できる情報を集め，「生活習慣病予防のEBN（chap. 7）」とした．ただし，EBNの一端を紹介するのが目的のため，食べ物と生活習慣病の関係はこれですべてだ，と考えていただきたくはない．「EBNとはこのように考えることなのだ」という考え方の一例としてお読みいただければと思う．もうひとつ，もう少し専門家向けの実例を用意した．「疫学で理解する食事摂取基準（chap. 8）」である．食事摂取基準は，最近まで栄養所要量と呼ばれてきたものだが，日本人が摂取すべきエネルギーと栄養素の量を示したガイドラインである．日本人の食事がどうあるべきかを示す科学的根拠として，もっとも基本的かつ重要なものである．食事摂取基準では，その策定から活用に至るまで，さまざまなところでEBNと栄養疫学の考え方が使われている．この2つのCHAPTERをまとめて，『3. EBNの実例を知る』とした．

　本書は，栄養学の基礎知識を授けることを目的とした教科書ではない．本書を通読しても，栄養素の分子構造や生理機能などについては何の知識も得られない．また，いわゆる健康How to本でもない．がんが治る秘密の食べ物などひとつも書かれていないだけでなく，生活習慣病予防に役立つ食べ物についてさえ網羅されているわけではない．しかし，本書を通読していただければ，栄養学という学問がなぜ世の中に存在するのか，栄養学がなぜ勉強するに値する学問であるのかがわかるであろう．一方，正しい食べ物・健康情報を得て，自分や家族の健康を守りたいと考えている方には，本当に役に立つ情報を要領よく手に入れるワザを身につけていただくための助けになるだろう．自分や家族の健康のためである．ある程度の時間と労力を費やしてお読みいただいても，けっして無駄ではないと思う．そして，世の中に流れている食べ物・健康情報と，本書で取り上げられている情報との違いに驚いていただければ筆者としてはシメシメである．

　人のからだは食べた物（水も含む）でできている．いま，ここに私が存在するのは，人としてこの世に産まれた幸運と，食べ物を与えてもらったおかげである．両方とも両親からのいただき物である．とくに，母親の存在は大きい．台所で炊事をする母の背中を眺めて育った記憶がある．私を含めて子どもが3人いた母は，いつも台所に立っていた．それがどれほど大きな仕事であったかに気づいたのは，医学と栄養学を修めてからのことである．子どもたち全員が無事に育つことができたのは，母の台所仕事に負うところが大きい．わが家の台所と母の仕事ぶりに感謝を込めて，本書を母（敏子）に捧げたい．

2005年 秋

佐々木 敏

Contents
もくじ

1. EBN を知る 1

CHAPTER 1　EBN とは何か？ 3
01　栄養学の学問構造　3
02　利用のための栄養学と高木兼寛　5
03　EBM と EBN　7
04　「エビデンス」とは何か？　9
05　「研究の質」が大切　12
06　「量的概念」が大切　14
07　ポピュレーション・ストラテジーと
　　ハイリスク・ストラテジー　15
08　生活習慣病では「習慣」が大切　16
09　「集積された事実」が大切　18
10　バランスある評価感覚が大切　20
11　まとめ　22

CHAPTER 2　栄養・健康情報と EBN　25
01　情報のトレーサビリティ　25
02　栄養・健康情報の種類と価値　27
03　原著論文　29
04　PubMed（Medline）　31
05　総説（レビュー）　33
06　系統的レビュー　35
07　メタ・アナリシス　37
08　発表バイアス　41
09　まじめな研究者の悲しい癖　43
10　栄養・健康情報における科学性と娯楽性　43
11　まとめ　45

2. 栄養疫学を知る 47

CHAPTER 3　疫学入門 49
01　疫学研究の目的　49
02　疫学研究の方法　50
03　記述疫学研究　50
04　生態学的研究　54
05　横断研究　56
06　因果の逆転　57
07　交絡因子　59
08　コホート研究　62
09　症例対照研究　65
10　介入研究　69
11　集団特性　78
12　集団代表性　79
13　Hill の基準　80
14　まとめ　81

CHAPTER 4　疫学のための統計学入門 85
01　文字としての数字，
　　文法としての数学（統計学）　85
02　分　布　85
03　測定誤差　88
04　標準化　89
05　欠　損　90
06　標準偏差・標準誤差・信頼区間　92
07　有意性検定　93
08　変数の種類と検定の種類　94
09　t-検定―対応のない場合　95
10　t-検定―対応のある場合　96

| 11 | 順位の差の検定　97
| 12 | 比較基準・内部比較・外部比較　97
| 13 | 分散分析　98
| 14 | 相関分析　99
| 15 | はずれ値と分布の歪み　101
| 16 | 回帰分析　101
| 17 | カイ2乗検定　102
| 18 | 多変量解析　103
| 19 | ダミー変数　103
| 20 | 多変量回帰分析の例　104
| 21 | 調査・研究人数の決め方　105
| 22 | まとめ　106

CHAPTER 5　栄養疫学入門　109

| 01 | 食事調査　109
| 02 | 調査期間・日間変動・季節間変動　110
| 03 | 食事記録法と食事思い出し法　116
| 04 | 栄養価計算と食品成分表　117
| 05 | 注意したい系統誤差　125
| 06 | 摂取量の単位　131
| 07 | エネルギー調整　132
| 08 | 食物摂取頻度法と食事歴法　134
| 09 | 生体指標　144
| 10 | 併用法　145
| 11 | 陰膳法　145
| 12 | 消費データ　145
| 13 | 食行動・食知識・食の考え方と質問票　146
| 14 | 変数特性からみた栄養疫学の特徴　147
| 15 | まとめ　148

CHAPTER 6　疫学研究の読み方と進め方　151

| 01 | 論文の読み方　151
| 02 | 研究の進め方　157
| 03 | まとめ　162

3. EBNの実例を知る　163

CHAPTER 7　生活習慣病予防のEBN　165

| 01 | 高血圧　165
| 02 | 高脂血症　171
| 03 | 循環器疾患と栄養　174
| 04 | がん　180
| 05 | 糖尿病　186
| 06 | 肥満と食行動　191
| 07 | 骨折と骨粗鬆症　197
| 08 | 食育の評価方法と食育の効果　204
| 09 | 生活習慣病予防を目的とした食事指導の効果　206
| 10 | まとめ　209

CHAPTER 8　疫学で理解する食事摂取基準　217

| 01 | 食事摂取基準と疫学　217
| 02 | 基本事項　218
| 03 | 策定理論と指標の意味　218
| 04 | 活用理論　223
| 05 | まとめ　239

さくいん　241

1. EBNを知る
To know evidence-based nutrition

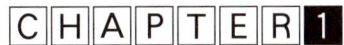

What is evidence-based nutrition?

EBNとは何か？

このCHAPTERでは，栄養学を病気の予防や治療のための学問の1つとして捉えて，例をあげながら，その特徴と考え方の基本について紹介する．専門用語がたくさん出てくるが，これらはCHAPTER 2以後で詳しく説明をするので，細かいところはあまり気にせず，全体的な雰囲気を読み取っていただきたい．

01 栄養学の学問構造

栄養学は不思議な学問だと思う．それは，驚くほどさまざまな分野の学問にまたがっているからである．「栄養」という言葉がついている大学の専攻や研究室を探してみると，学科のレベルだけでなく，学部のレベルでもあちこちに散らばっているのがわかる．その多くは家政学部，農学部，栄養学部（または，「栄養」が名前の一部についている学部）にあるが，医学部や教育学部に研究室が置かれている大学もある．

どのような大学で栄養学を学ぶことができるかは置いておいて，栄養学の学問構造を簡単に整理しておきたい．それは，これから栄養学を考えるうえで，とても大切な頭の整理になるからである．

栄養学は，大きく，次の3つの学問分野に分類されるのではないだろうか．
① 食べ物のための学問
② メカニズムのための学問
③ 利用のための学問

である．それぞれには，File 1-01に示すような科目（研究分野）が入ると思う．そして，これらを取り巻く基礎科目として，人文系の科学と自然系の科学がある．これらは栄養学と直接の関連はないが，栄養学を理解したり，栄養学の知識を使ったりする際に必要な基礎知識を与えてくれる大切な科目（分野）である．

ここでいう「メカニズム」とは，ほとんどの場合，ミクロな視点に立った「なぜそうなるか」の説明をさす．「食べ物のための学問」や「メカニズムのための学問」で明らかにされた事実をどのように世の中で使えば，それが有効に活用されるのかを調べ，その具体的な利用方法を提案する学問が「利用のための学問」である．「利用のための学問」は，それだけでは新しいことを発見したり，また，世の中に大切なメッセージを発したりすることはできない．「食べ物のための学問」と「メカニズムのための学問」で明らかにされた事実に，その事実の利用方法を研究する「利用のための学問」がそろって栄養学が世の中で役に立つ学問になると理解するとよいだろう．

この場合に大切なのは，File 1-01に青色の矢印で示した情報の流れである．「食べ物のための

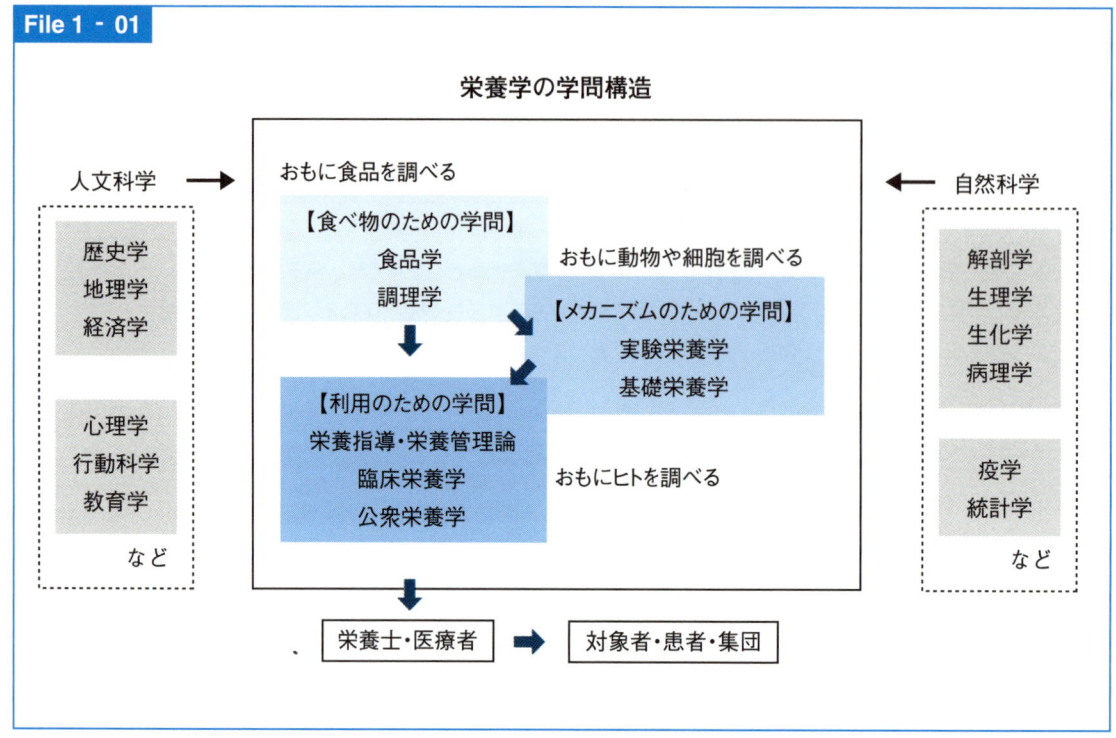

学問」や「メカニズムのための学問」で明らかにされた事実（情報）は「利用のための学問」に流れ、そこでまとめられたり、篩（ふるい）にかけられたりした後で、栄養士や医師といった栄養の専門家の手を経て、患者さんや一般の人たちに伝えられるのが正しい情報の流れであろう。この流れがどこかで切れて、ショートカット（近道）ができたとしよう。すると、どんな困った事態が起こりうるかについて、例をあげて考えてみたい。

ある食品のなかにある種のがんを発生させる可能性をもった物質（発がん物質）が含まれていることが発見されたとする。これは「食べ物のための学問」である。そして、その分子構造が、今までにわかっている発がん物質に似ていて、細胞のどの部分に作用してがん化が起こるのかが明らかになったとする。これは「メカニズムのための学問」である。このニュースが一般の人の耳に入ったとしよう。すると、その人はその食品を避けるように心がける。しかし、この選択は本当に正しいのだろうか。たとえば、その発がん物質の摂取量がとても少ないか、その発がん能力がとても低い場合には、実際の発がん確率は無視できるほどに低い。他にもっと注意すべき別のこと（たとえば喫煙）がある場合は、そちらが優先されるべきである。これを探るのが「利用のための学問」である。このように、3つの学問分野がバランスよくそろっていて、しかも、正しい情報が青色の矢印に沿って流されることが大切なわけである。

これは、健康のために役立つと考えられる物質についても当てはまる（File 1 - 02）。食べ物やメカニズムのための学問で明らかになった物質は、人で役に立つかどうかを調べなくてはな

CHAPTER 1 ● EBNとは何か？

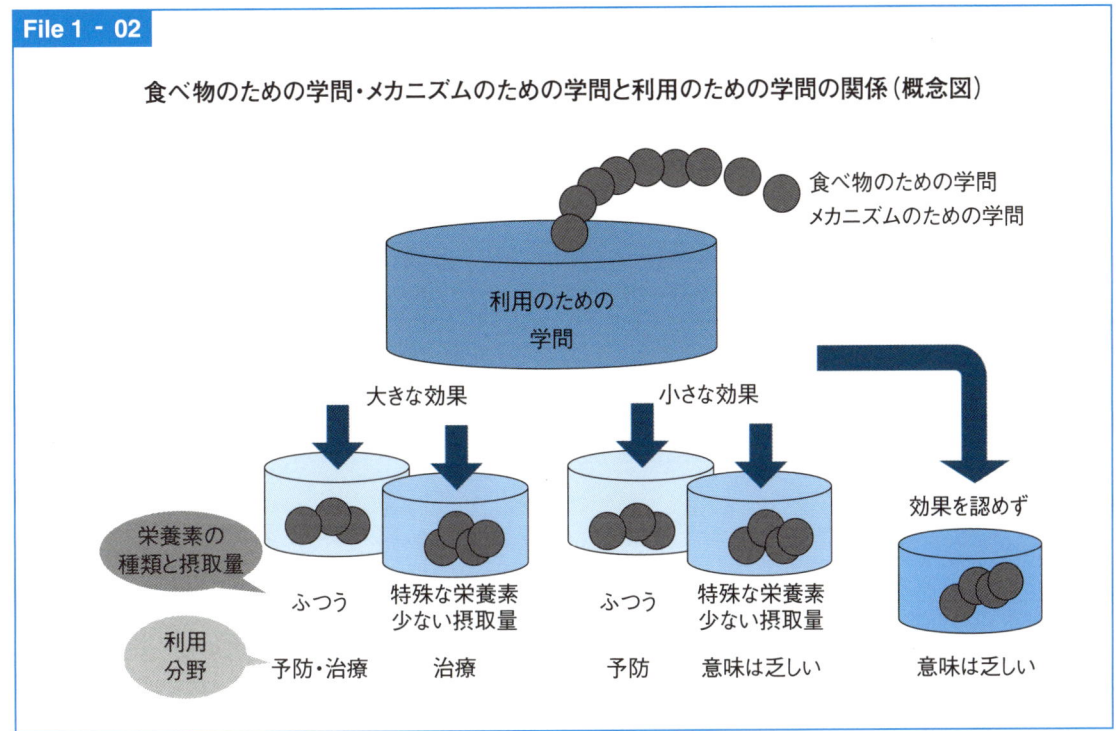

File 1 - 02
食べ物のための学問・メカニズムのための学問と利用のための学問の関係（概念図）

らない。効果は，摂取量×単位摂取量当たりの効力としてあらわされるため，摂取量が非常に少ない場合，単位当たりの効力が非常に小さい場合には，「人には意味がない」と結論される。もちろん，日常的に摂取しない物質であっても，特殊な治療を目的に大量投与することが可能で，大量摂取による治療効果が人で観察できたら，治療に役立つかもしれないと考えられる。また，たとえ効果が小さくても，それが毎日，そして，だれもが摂取している物質であれば，予防に使える可能性が高いと考えられる。

●栄養学は実学である。実学とは世の中の役に立つことを目的とする学問のことをいう。世の中の役に立たないものは意味がないという立場の科学である。

02 利用のための栄養学と高木兼寛

3つの学問のバランスの大切さを考えるために，脚気の撲滅に大きな貢献をした高木兼寛（1849～1920）を例にあげたい[1]。

1882年に結核菌，1883年にコレラ菌が発見されると，それに続いて重要な細菌が数多く発見され，19世紀の終わりは細菌学全盛の時代となった。当時，日本で大きな問題となっていた脚気も細菌が原因ではないかと考える学者もいた。そして，脚気菌発見の発表すらなされた。とくに，海軍における脚気の被害は甚大で，軍艦の遠洋航海中に多数の患者が発生し，作戦行動にすら影響を及ぼしかねない状況になっていた。

当時，海軍軍医であった高木は，自身が医学を修めたイギリスでは脚気の存在を聞いたことがなかったこと，日本では貧窮層に少なく富裕

File 1-03 食事内容の異なる2つの演習艦における脚気罹患数・死亡数の比較（同一航路）

演習艦	航路	航海日数	食事内容（食事の窒素:炭素比）	脚気罹患数	脚気死亡数
龍驤	太平洋横断（ペルー,チリからハワイを経て帰還）	272	白米中心の和食（およそ1:28）	169	25
筑波		287	大麦,牛肉,大豆を多くする（1:15）	14	0

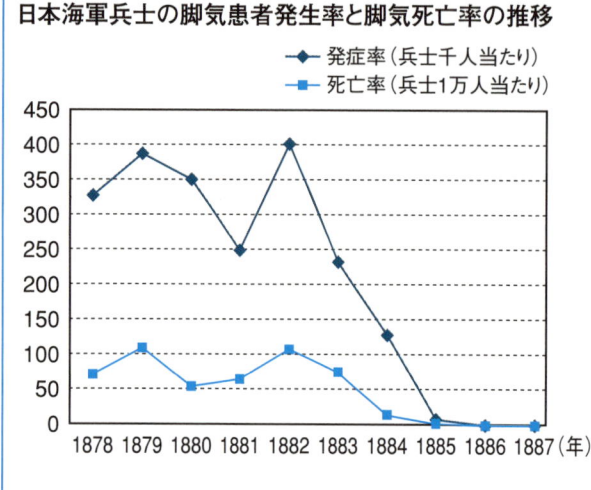

日本海軍兵士の脚気患者発生率と脚気死亡率の推移

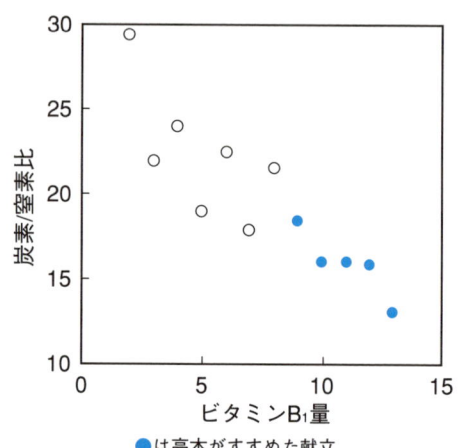

高木が論文中に示した献立における炭素/窒素比とビタミンB_1量の関連

●は高木がすすめた献立

資料）松田誠．高木兼寛の医学．東京慈恵会医科大学．1986

層に多いこと，貧窮な農家出身の元気な若者が海軍に入ると脚気にかかるのに，刑務所の服役囚では発生は極めて少ないことなどを詳細に観察し，「食べ物の中の窒素と炭素のアンバランス」に原因があると推定した．高木は，発生が多い集団の食事が白米に依存していることに目をつけ，大麦，大豆，牛肉を多くする食事を推奨した．1884年には自説の正しさを証明するために，前々年に太平洋往復の演習航海で25人もの脚気による死者を出した演習艦龍驤がとったのと同じ航路を食事だけを変えて演習艦筑波で航海させ，脚気による死者を1人も出さずに帰還させることに成功した（File 1-03：上）．そして同年，海軍の兵食改良に踏み切り，翌1885年には脚気患者は激減し，数年後には海軍における脚気問題はほぼ解決してしまった（File 1-03：左下）．

現在では，脚気の原因はビタミンB_1欠乏であることが知られている．鈴木梅太郎によって脚気に治療効果を示す物質（ビタミンB_1）が米糠から発見されたのは1910年である．当然，ビタミンB_1の存在を高木は知らなかったわけだが，驚くべきことに，高木が提唱した献立にはビタミンB_1が豊富に含まれていることが，現在の分析によって明らかにされている（File 1-03：右下）．高木は「炭素/窒素比」という説を考えつき，それに固執してしまったために，真の原因であるビタミンB_1を発見することはなかった．そして，「脚気の原因をみせろ」と迫る脚気菌論者に対して，彼らを満足させることはできなかった．高木の食事で「なぜ」脚気が治るのか，それは，どのような「メカニズム」によるのかを説明できなかったからである．

栄養学の学問構造でいえば，高木は「食べ物のための学問」と「メカニズムのための学問」

に疎く,「利用のための学問」を偏重してしまった人といえるかもしれない。一方,「なぜ」に固執し,予防や治療が成功している事実を認めようとしなかった脚気菌論者は「メカニズムのための学問」にとらわれ,「利用のための学問」を無視した人たちだといえるだろう（高木の生涯は,吉村昭著『白い航跡』〈講談社文庫〉で詳しく紹介されている）。

⯈南極大陸に世界の著名な栄養学者の名前を冠した7つの岬がある。1つは,高木岬である。高木の業績を世界は認めている。日本では栄養学の教科書にすら高木の名前はあまり登場しない。なぜだ？

03 EBMとEBN

ここで,栄養学から少し離れて,EBM（evidence-based medicine）について簡単に説明しておきたい。

1人の医師がある患者に,A,B,Cのどの治療を施せばよいのか迷った場合を考えてみよう。意思決定には,File 1‑04（上）のように,おおよそ5つの方法がある。①で決めている医師はいないと思うが,②や③はありそうである。多くは②と③に④を組み合わせて正しい治療方法を選んでいるのではないだろうか。

医学研究では日々新しい報告がなされている。それを毎日,片端から読んだり,チェックしたりするのは無理だろう。かといって,何十年も昔の教科書をいつまでも使っていてよいはずはない。その一方,情報化社会は,世界中の情報

File 1‑04	意思決定の方法とその優劣		
	意思決定の方法	長　所	短　所
①	勘で決める。	準備が不要。	（たぶん）正確でない。
②	経験に基づいて,もっともよさそうなものに決める。	準備が不要。	経験が必要。経験を積むまでに数多くの失敗をする。
③	先輩に尋ねて,その指示に従う。	準備が不要。	先輩の質に左右される。
④	その分野の教科書を読み,その指示に従う。	比較的にたくさんの情報を短時間で得られる。比較的にレベルの高い情報を短時間で得られる。	時間がかかる。疑問に適切な回答をしている教科書を探すのに時間がかかる。古い教科書だと情報が古い。執筆者の意見・質に左右される。
⑤	類似の疾患の患者に対して,今までの医師がどのような治療を施し,それがどのような結果になったかを世界中の報告から調べて,もっとも成績がよかったものを用いる。	客観的な情報が得られる。最新の情報が得られる。	時間がかかる。特殊な技術が必要。

EBMの基本的な手順	
①	目の前の患者に関して,臨床上の疑問点を抽出する（公衆衛生の場合は,目の前の集団に関する予防対策上の疑問点を抽出する）。
②	疑問点に関する文献を検索する。
③	得られた文献の妥当性を自分自身で評価する。
④	文献の結果を目の前の患者に適用する。
⑤	自らの医療を評価する。

を要領よく調べる技術とシステム（仕組み）を提供してくれた。後で説明するが、今では、自分のパソコンを使って、世界中に散らばっている1,000万くらいの医学研究論文のなかから自分が必要としている論文を簡単にみつけ出して、すぐに中身が読めるようになった（⇒chap. 2 - 04）。つまり、どこにいても、パソコンのスイッチさえ入れれば、世界の最新情報にアクセスできてしまうのである。⑤の方法が現実味を帯びてきたわけである。そして、実際に、File 1 - 04（右下）のようにして、自分の疑問を要領よく解いてしまおうという動きが生まれた。EBMの誕生である。

EBMは「根拠に基づく医療」と訳されている。この語は、1991年にカナダのマックマスター大学のGuyattが初めて使い、その後、同じ大学のSackettらのワーキンググループがEBMの概念を整理し、展開したとされている[2]。

EBMは、次の3つの要素を統合するものと考えられる[3]。

ⓐ 利用可能な最善の科学的根拠
ⓑ 患者の価値観および期待
ⓒ 臨床的な専門技能

すなわち、「診ている患者の臨床上の疑問点に関して、医師が関連文献などを検索し、それらを批判的に吟味したうえで、患者への適用の妥当性を評価し、さらに患者の価値観や意向を考慮したうえで臨床判断を下し、専門技能を活用して医療を行うこと」と定義できる実践的な手法であるといえるだろう。

ここでとくに注意したいのは、ⓐの「利用可能な最善の科学的根拠」である。なかでも、「利用可能な」に注目したい。患者の治療に「利用可能な」情報とは、「どのような理由（メカニズム）でその治療が効くのか」ではなく、「どれくらい効くのか（100人の患者のうち、78人に治療効果があったなど）」である。必要なのは、「メカニズムの説明」ではなくて、「ヒトを扱った観察や実験の結果」である。つまり、EBMで扱う「科学的根拠」は、特殊な例を除けば、ヒトを扱った研究結果に限られる。

このように書くとずいぶん難しく感じるかもしれない。しかし、その基本的理念は非常に単純である。「きちんと調べて、正しい情報を使おう」ということである。

たとえば、「現在のように、糖尿病が増加した原因として、食生活では、動物性脂肪・油脂類・砂糖や果物の摂取量が増加し、穀類・豆類・芋類などが減少したことなどが考えられる」という文章があったとしよう。そこで、いくつかの情報を調べてみると、「砂糖や果物の摂取量が増加」という文章が事実に反することがわかる（File 1 - 05：左上、左下）。厚生労働省の国民栄養調査によると、国民1人当たりの果物摂取量はこの30年間でずいぶん減少している[4]。日本人の砂糖供給量も、この30年間で減少している[5]。

なぜ、このような文章が書かれてしまったのだろうか。これは想像でしかないが、「糖尿病」という病名から「糖」の過食が原因の1つであると思い込んでしまったのではないだろうか。代表的な「糖」にはショ糖と果糖がある。前者はいわゆる「砂糖」であり、後者はその名前のとおり「果物」に含まれている。そして、糖尿病が増えているというデータを（都合よく？）解釈するために、事実確認を怠って無意識に作文してしまったのではないかと想像される。また、「糖の過食と糖尿病の発症」に関するヒトを扱った研究も存在し（File 1 - 05：右）、ショ糖と果糖を含むすべての糖が糖尿病の発症に関連していない可能性が示されている[6]。

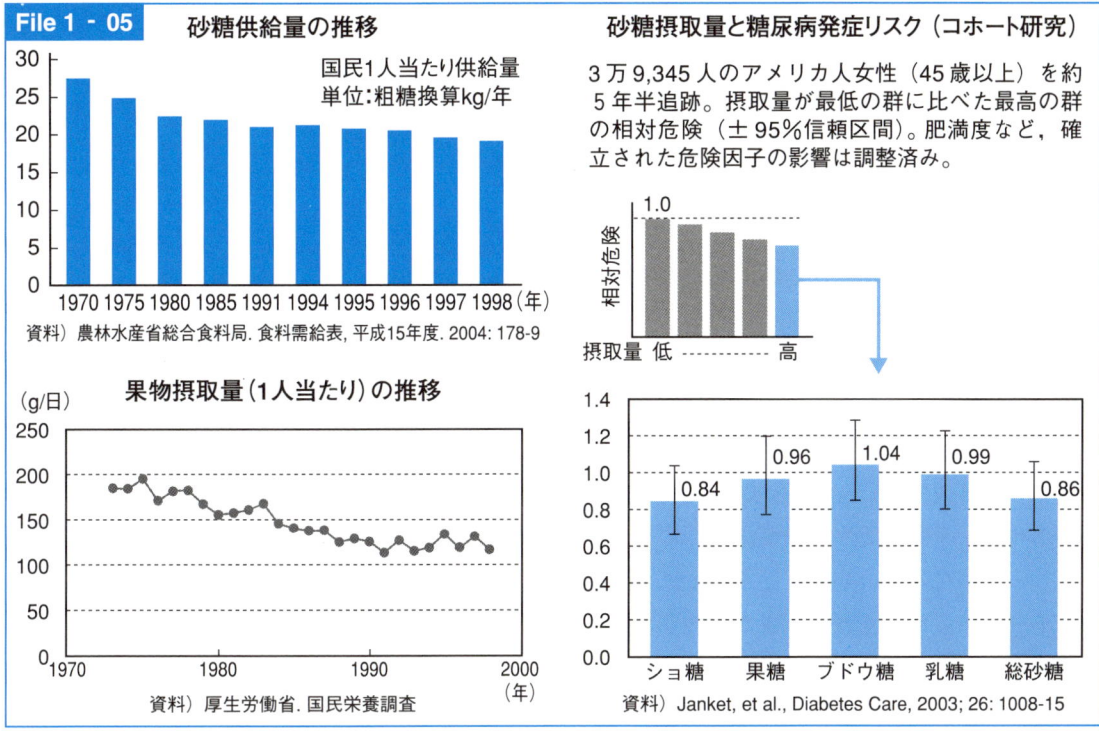

　これはコホート研究という種類の研究で（⇒chap. 3-08），ヒトを扱う研究のなかでは，比較的に信頼度の高い研究方法と考えられているものである。結局，この文章を書いた人は「糖の過食と糖尿病の発症」に関する文献検索（File 1-04：意思決定方法の⑤）を怠ってしまったのだろう。

　この例でわかるように，「あたりまえと考えがちなことでも，きちんと調べる姿勢」が「エビデンスに基づく」ということである。次に，どのように調べることが「きちんと調べる」ことなのかを説明しなくてはならないが，これはCHAPTER 2に譲る。

　ここまでは医療を例としてEBMについて説明をしたが，栄養についてもほぼ同じことがいえると考えてよいだろう。しかし，医学的な治療，たとえば，手術や投薬に比べると，食べ物が健康や病気に及ぼす効果は緩やかであり，小さなものであることが多いのが現実である。そのため，栄養学におけるEBN（根拠に基づく栄養学：evidence-based nutrition）は，医療におけるEBMほど単純かつストレートな考え方では片付けることができない。そこで，EBNでとくに重要な考え方について次に説明したい。

04「エビデンス」とは何か？

　看護師，栄養士，医師向けのある少人数の研修会で，「子どもを産んだことがある女性の骨密度は，子どもを産んだことのない女性に比べて高いか低いか」という問題を出した。すると，そこにいた12人全員が「同じ」か「低い」と答えた。彼らは，なぜ，この答えを選んだのだろうか。

勝手な想像としてあげられるのは，「骨はカルシウムの貯蔵庫である」⇒「身体がカルシウムを必要とすると，骨からカルシウムが溶け出して必要なカルシウムを供給する」⇒「胎児の成長には大量のカルシウムが必要である」⇒「妊娠・出産によって，母体から胎児分のカルシウムが失われる」⇒「出産・妊娠回数が多い母親ほど骨からたくさんのカルシウムが失われたはず」，という考えの流れである。

　ここで気になることがある。このような考え方は，「解剖学や生理学の断片的な知識を集めて組み立てた推測」だということである。そして，このような「事実の断片の継ぎ接ぎ」なら，自分にとって都合のよい知識だけを使えば，どんなストーリーでもつくれてしまうという恐ろしさがあるということである。たとえば，「妊娠中は妊娠していないときよりも食べた食品からのカルシウム吸収率が大幅に上昇する」，「身体にかかる荷重が重いと骨密度は高くなる（妊娠したり，赤ちゃんを抱いたりすると，その分，母親にかかる荷重は重くなる）」という知識の断片を使えば，「骨密度は高い」という推論がつくれるだろう。

　では，エビデンスをみよう。この場合は，出産（または妊娠）回数を調べ，骨密度を測定し，出産（または妊娠）回数別に骨密度の平均値を比較すればよい。ただし，出産（または妊娠）回数別に集められた人たちの年齢が出産（または妊娠）回数ごとに違っていたら，出産（または妊娠）回数と骨密度との関連をみているのか，年齢と骨密度との関連をみているのかわからなくなってしまう。そのため，出産（または妊娠）回数別に人を集める場合には，出産（または妊娠）回数ごとに集めた人たちの間で，骨密度に影響を与えるかもしれない要因（年齢，閉経し

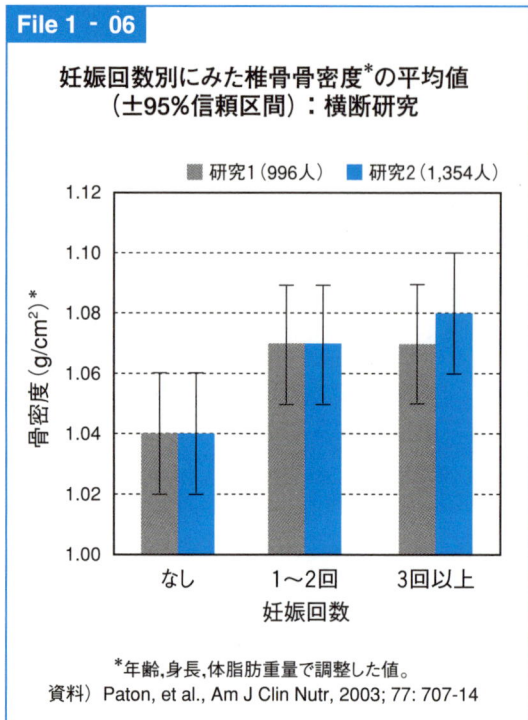

たか否か，運動の程度，体重〈肥満度〉，喫煙習慣，食事習慣など）について差がないようにしておかなくてはならない（⇒chap. 3-07）。

　このような条件を満たした研究結果の1つはFile 1-06のようになっている[7]。この図では2つの研究の結果が並んで示されている。この図には書かれていないが，この研究では，妊娠回数で分けた3つのグループの間で，先ほど説明した「妊娠回数以外で骨密度に影響を与えるかもしれない要因」には差がないことが確かめられている。

　この研究の結果は「1回以上妊娠した女性の骨密度は妊娠経験のない女性の骨密度よりも高い傾向がある」ことを示している。1～2回の群と3回以上の群の間では大きな違いはないが，これら2つの群の平均値は，妊娠経験なしの群の平均値よりも「有意に」高くなっている。「有意に」

というのは統計学の用語で，「その結果が偶然に起こったことは考えにくい」ことを意味している（⇒chap. 4‒07）。つまり，今回の結果が偶然に起こったものである確率は低く，何かきちんとした理由があっての違いだということである。

では，そのきちんとした理由とは何かというと，年齢でもなく，体重でもなく，…と消去していくと，妊娠回数しか残らないことがわかる。その結果，妊娠回数（というよりも，妊娠の有無）と骨密度との間には関連があり，その関連は正の関連がある（妊娠回数が多いほど骨密度が高い傾向がある）ことがわかる。

ここでは，2つの研究の結果だけを示したが，他の研究でも同じような結果が観察されている。「子どもを産んだ女性の骨密度は，子どもを産んだことのない女性に比べて高い」が正解である。

似た質問に，「子どもをたくさん産んだ女性は，子どもを産んだことのない女性に比べて骨折しやすいか」がある。これも，今まで行われた研究のなかでもっとも信頼度の高い方法で行われた結果によると，「骨折しにくい」が正解のようだ（File 1‒07）[8]。これは，症例対照研究（⇒chap. 3‒09）という方法で行われた研究である。「出産経験なし」群に比べて，「出産経験あり」群は全体としてリスクが低い傾向があり，「出産経験なし」群に比べて「2回」群と「4回」群では有意に骨折のリスクが低かったことがわかる。

EBMやEBNでは，特殊な例を除けば，「直接にヒトで観察された事実だけをエビデンス（根拠）として扱う」という約束がある。それは，先ほどの例でみたように，研究成果の断片，とくに，メカニズムに頼った説明は，どれを使うか，どのように連結させるかによって答えが大きく変わってしまい，場合によっては，事実からかけ離れた結論さえ，導き出せるからである。

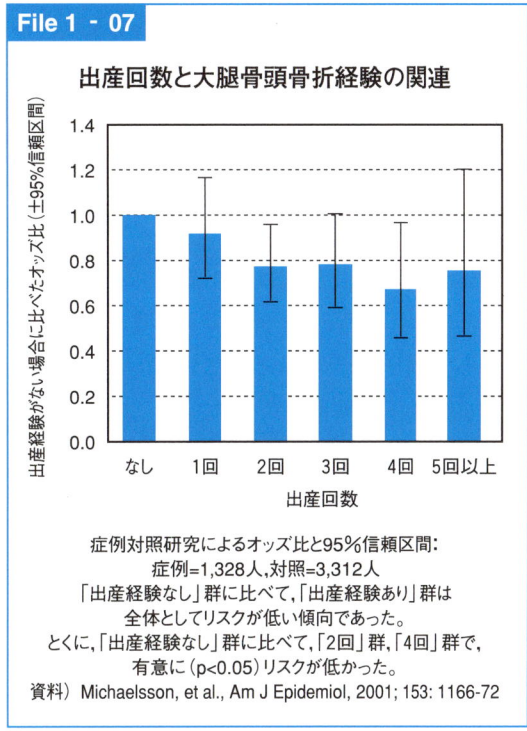

File 1‒07

出産回数と大腿骨頭骨折経験の関連

症例対照研究によるオッズ比と95%信頼区間：
症例＝1,328人，対照＝3,312人
「出産経験なし」群に比べて，「出産経験あり」群は全体としてリスクが低い傾向であった。
とくに，「出産経験なし」群に比べて，「2回」群，「4回」群で，有意に（$p<0.05$）リスクが低かった。
資料）Michaelsson, et al., Am J Epidemiol, 2001; 153: 1166-72

しかし，十人十色というように，人は少しずつ違う。したがって，1人や2人を調べてみても，その結果が別の人に使えないばかりか，その結果の信憑性もわからない。そのために，たくさんの人を調べなくてはいけなくなる。

このように，たくさんの人の生活習慣や健康状態などを調べる研究分野（学問）を「疫学（epidemiology）」と呼ぶ（⇒chap. 3）。つまり，EBMやEBNの「エビデンス」は疫学という研究方法によって得られたものである。だからといって，たくさんの人を調べれば，それで立派な疫学研究かというと，それはまったく違う。大切なのは「研究の質」である。質のよい方法を用いて行われた研究から得られた結果だけが「エビデンス」として認められる。そこで，「研究の質」の良し悪しについて次に考えてみることにしよう。

● EBM，EBNにおけるエビデンスとは，ヒトを用いた質の高い研究から得られた事実の集合体のことをいう。

05 「研究の質」が大切

「お酒を控えれば血圧は下がるか」を例にして考えてみたい。File 1 - 08（左上）は，飲酒習慣をもち，血圧が少し高めの男性27人に3週間，お酒を控えて（節酒して）もらい，血圧（収縮期血圧）の変化を観察した結果である[9]。数値は27人の平均値をとってある。節酒を始めた翌週から血圧は下がり始め，2週間目には8 mmHg（ミリメートル水銀）下がっている。そして，3週間目は少し戻っているが，それでも開始前（普通に飲んでいたころ）に比べると，5 mmHg低くなっている。この結果から，3週間程度という短期間の節酒でも5 mmHg以上，8 mmHg程度の血圧低下が期待できることが明らかになった。この解釈は正しいだろうか。

本当は，この実験はもっと複雑だったのである。実際には，54人の飲酒習慣をもつ男性に集まってもらい，サイコロをふるような方法を使って，でたらめに2つのグループに分け，片方のグループだけに節酒をお願いし，もう片方のグループにはそのまま飲み続けてもらって，血圧を測っている。

このような方法を「ランダム化割付比較試験」（⇒chap. 3 - 10）と呼ぶ。右上図の左半分が3週間目までの結果である。節酒した人たち（節酒群）の結果は先ほどの左上図と同じで，それに，飲み続けた人たちの結果を上書きしてある。なぜか，飲み続けた人たちでも血圧の低下（改善）がみられる。そして，3週間の試験が終わったと

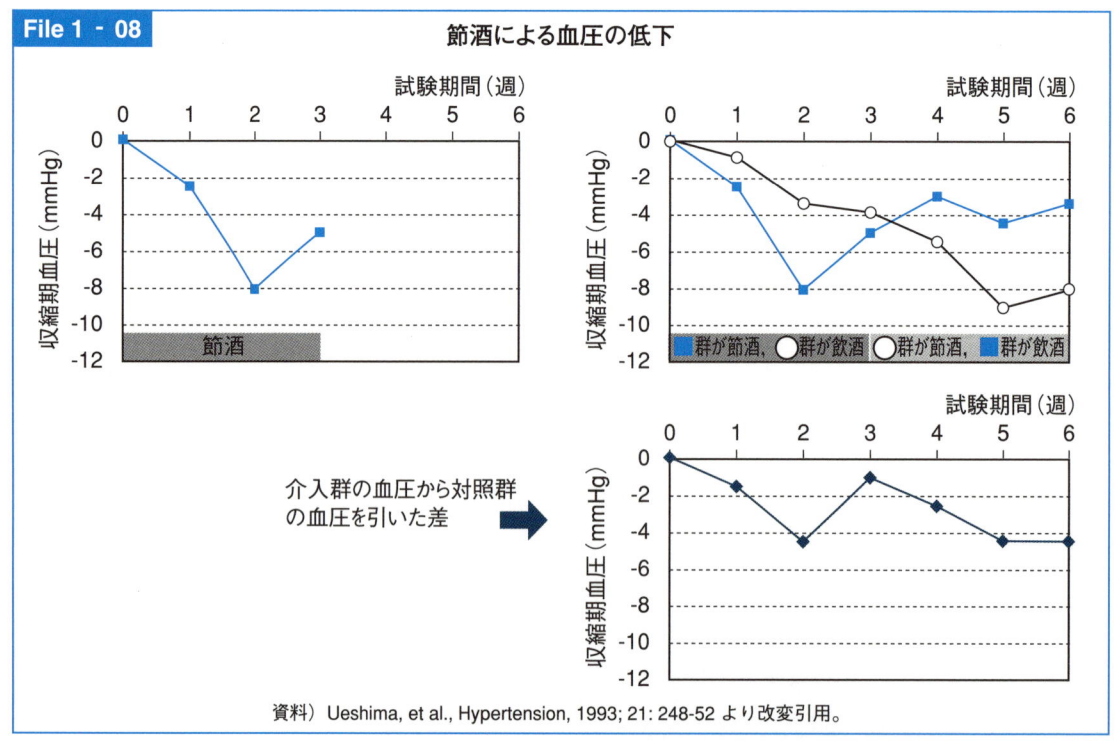

File 1 - 08　節酒による血圧の低下

介入群の血圧から対照群の血圧を引いた差

資料）Ueshima, et al., Hypertension, 1993; 21: 248-52 より改変引用。

ところで，節酒をお願いした人たちには元の飲み方に戻してもらい，飲み続けた人たちには3週間の節酒をお願いした。このような研究方法を「交差試験」と呼ぶ。すると，元の飲み方に戻した人たちの血圧は上がり始め，節酒を始めた人たちの血圧は，その下がり方が急になった。そして，2つのグループの血圧の違いを計算したのが右下の図である。この図からわかることは，節酒を2週間以上続けると，4.5 mmHg程度の血圧低下が期待できるということである。

左上の結果では，効果は「5～8 mmHg」で，右下の結果では「4.5 mmHg」である。どちらを信用すればよいのだろうか。その答えは，始めの3週間，いつもどおりに飲み続けてもらった人たちにある。この人たちはいつもどおりに飲み続けているにもかかわらず，血圧が下がっている。何もしていないのになぜこのような血圧の低下が起こったのかはよくわからない。しかし，次のような推測が成り立つかもしれない。緊張すると血圧は上がり，リラックスすると下がる。この試験では，正確性を保つために，決められた数人の専門医が血圧を測った。この試験に参加した人たちにとって，試験のはじめは見知らぬ医者であるが，2回，3回と血圧測定で顔を合わせると，血圧を測られるときの緊張は少しずつやわらいでくるだろう。他にも理由があるのかもしれないが，このようなリラックス効果が働いたのではないだろうか。このリラックス効果は，節酒をした群にも同じように働いたはずである。つまり，

「節酒群で観察された血圧の変化」＝「節酒の効果」＋「リラックス効果」となる。……式①
そして，飲み続けた群は，
「飲み続けた群で観察された血圧の変化」＝「リラックス効果」となる。……式②

式①と式②から「リラックス効果」を消去して，1つの式にすると，
「節酒の効果」＝「節酒群で観察された血圧の変化」－「飲み続けた群で観察された血圧の変化」となる。

これが右下の図である。というわけで，信頼できる結果は，効果は「5～8 mmHg」ではなく，「4.5 mmHg」である。

この例では，「リラックス効果」は「効果を必要以上に大きくみせてしまう困ったやつ」だったわけである。この「困ったやつ」による問題を除いて結果を正しく検討するために，飲み続けてもらう人たちが必要だったのである。この例で，「お酒を控えれば血圧は下がるか⇒お酒を控えてもらって血圧を測ればよい」という単純なものではないことが理解できるだろう。

「質の高い研究」とは，「結果を曲げてしまったり，みえにくくしてしまったりする困ったやつ」の影響が少ない研究のことをいう。しかし，研究の種類，病気の種類などによって，「困ったやつ」の種類はさまざまで，その程度も異なる。そのために，「このような研究が質の高い研究です」とひと言でいうわけにはいかない。研究の質に関してはCHAPTER 3で詳しく説明したい。

ここで覚えておきたいのは，「信頼すべき研究とは，結果が魅力的な研究（たとえば，節酒で血圧が30 mmHgも下がる！）ではなく，研究の方法の質がよい研究である」ということである。

⇒「○○（ここに食べ物の名前が入る）で△△（ここに病気の名前が入る）が改善」といった研究結果や宣伝広告があったら，「どれくらいの効果があるのかな？」という目ではなく，「信頼できる研究方法で行われた結果かな？」という目で読むべきである。

06 「量的概念」が大切

先ほどの研究結果をひと言でいうと，「節酒で血圧は下がる」である。しかし，4.5 mmHgである。高血圧症とは収縮期血圧が 140 mmHg 以上または拡張期血圧が 90 mmHg 以上であり，正常血圧はそれぞれ 130 mmHg または 80 mmHg までであることを考えると，節酒による血圧の低下はあまり大きくはないことがわかる。4.5 mmHgであろうと 0.1 mmHg であろうと，下がることに間違いはない。問題は「その量が現実に照らして意味があるか否か」である。

「減塩で血圧は下がるか」を例に，この問題を考えてみたい。この疑問に直接答えるためには，減塩をしてみて血圧の変化を観察すればよい。この種の研究はたくさんあるが，もっとも有名なものは，アメリカで行われた DASH（dietary approach to stop hypertension）トライアルだろう。この研究では，正常よりやや高めの血圧の成人男女 192 人に，食塩含有量が異なる 3 種類の食事をそれぞれ 30 日間ずつ食べてもらい，その後の血圧を測った（File 1 - 09）[10]。

この研究のすばらしいところは，3 種類の食事を食べる順序をそれぞれの人に対してランダムに割り付けたことである。こうすることによって，食べる食事の順序が血圧の変化に及ぼす影響を取り除いて，食塩摂取量と血圧の関連を調べることが可能となった。ランダム化割付比較交差試験（⇒chap. 3 - 10）である。また，与えられた食事は，食塩量以外はすべて同じであり，その量は典型的なアメリカ人が食べている量にほぼ等しく設定された。この方法によって，食塩以外の栄養素が血圧に及ぼす可能性も取り除いたうえに，現実に極めて近い状態（アメリカ人にとってであるが）で結果を検討することが

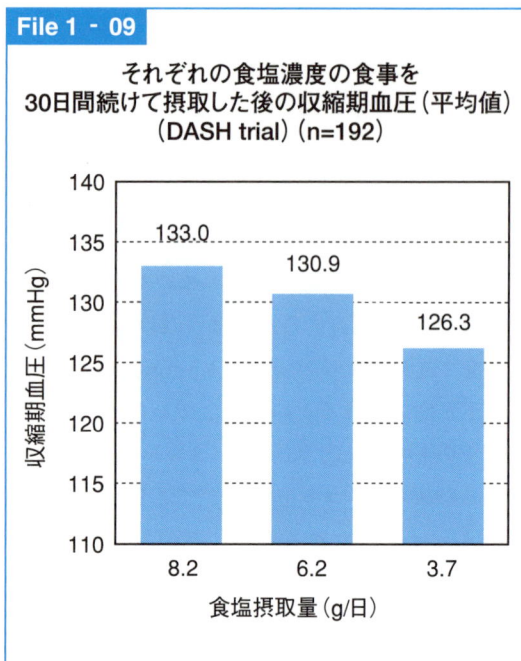

File 1 - 09

それぞれの食塩濃度の食事を
30日間続けて摂取した後の収縮期血圧（平均値）
（DASH trial）（n=192）

研究方法：介入研究（ランダムな順序によるクロスオーバーデザイン）
資料）Sacks, et al., N Engl J Med, 2001; 344: 3-10

できたわけである。「とても質の高い研究」といえるだろう。

図は，それぞれの食事を 30 日間食べた後の収縮期（最高）血圧の平均値である。もっとも食塩が多かった食事（8.2 g/日）を食べた後の平均値は 133.0 mmHg であり，6.2 g/日と 3.7 g/日ではそれぞれ 130.9 mmHg と 126.3 mmHg だった。3.7 g/日はかなり極端な減塩食であるため，参考にするのは難しいが，8.2 g/日を 6.2 g/日まで，つまり，2.0 g/日だけの減塩によって期待できる血圧の低下は 2.1 mmHg であることがわかる。

この研究結果に従えば，「減塩で血圧は下げられるか？」に対する答えは「YES」となる。では，「どれくらい下がるか？」と尋ねられたらどう答えるべきだろうか。答えは「2.0 g/日で 2.1 mmHg 程度」となる。

現在の日本人成人の 1 日当たりの食塩摂取量の

平均値は 12 g/日程度だから[11]，2 g の減塩は 17％の減塩にあたり，できないことはないが，努力を要する量である．一方，2 mmHg の血圧変化は，水銀血圧計の最小目盛りに当たる量で，たとえば，収縮期血圧が 160 mmHg の高血圧患者が 130 mmHg 程度の正常血圧になるために必要な減塩量は 29 g/日となってしまい，1 カ月間という短期間のうちに減塩だけで高血圧を治すのは事実上不可能に近いことがわかる．

では，減塩は高血圧予防には意味のないことなのだろうか．次にこの問題について考えることにしたい．

○「発がん物質＝怖い」ではない．「発がん物質を発がんの可能性があるくらいにたくさん食べること＝怖い」のである．同様に，「○○には××が豊富」ではなく，「どれくらい食べたらどれくらい効くか」が大切である．

07 ポピュレーション・ストラテジーとハイリスク・ストラテジー

上の例で，実行可能なレベルでの減塩で期待できる血圧低下は 2.1 mmHg であった．このようにわずかな効果で脳卒中や心筋梗塞を予防することができるのだろうか．

例として，収縮期血圧が 5 mmHg だけ下がった場合の効果を試算してみたい．用いるデータは，日本人男性における収縮期血圧の分布（File 1-10：上）である[12]．2 つのシナリオを考える．1 つめのシナリオは，日本人男性の血圧を全員 5 mmHg だけ下げる場合である．血圧の分布は File 1-10（左下）のようになる．2 つめのシナリオは，日本人男性のうち，血圧が 160 mmHg 以上

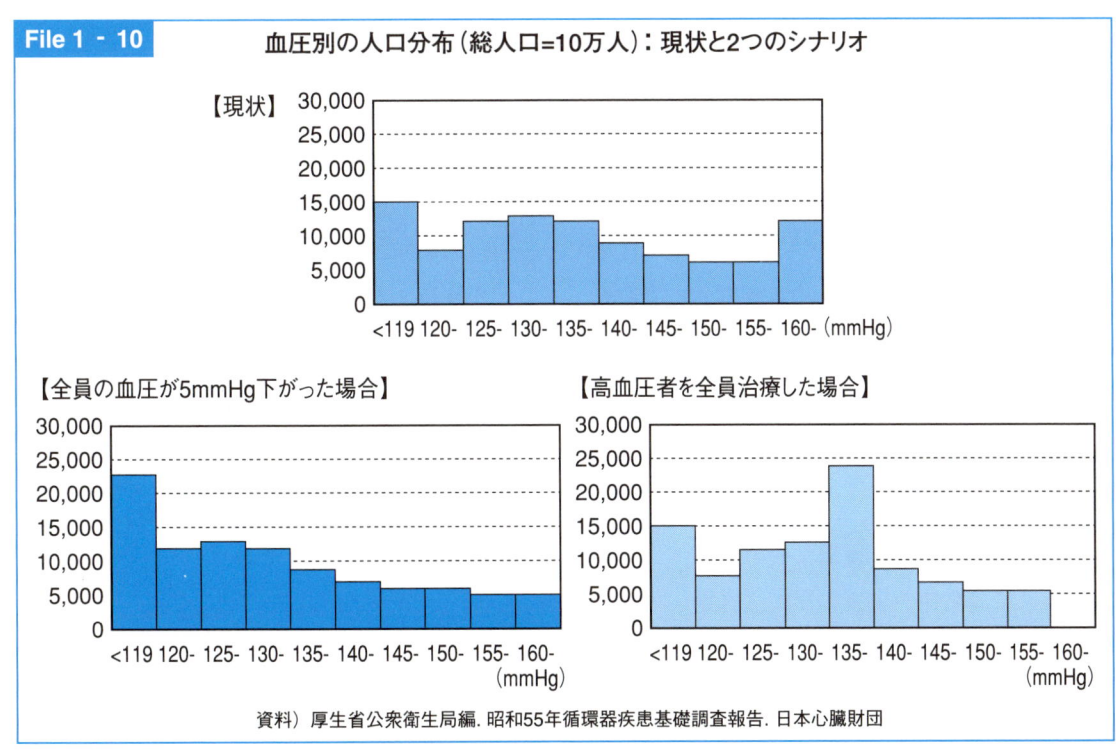

File 1-10　血圧別の人口分布（総人口=10万人）：現状と2つのシナリオ

資料）厚生省公衆衛生局編．昭和55年循環器疾患基礎調査報告．日本心臓財団

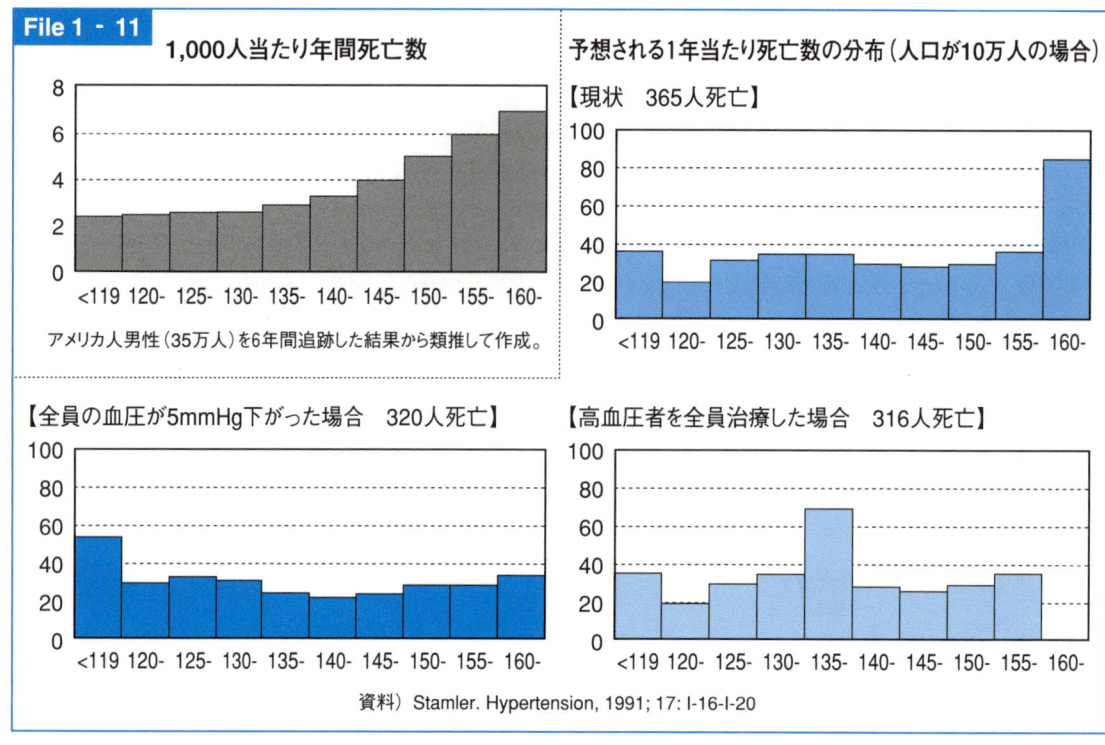

資料）Stamler. Hypertension, 1991; 17: I-16-I-20

（高血圧）の人たちだけを治療して135 mmHgまで下げる場合である．血圧の分布は File 1 - 10（右下）のようになる．これら3つの場合（現状，シナリオ1，シナリオ2）について，アメリカ人男性（35万人）を6年間追跡して得られた収縮期血圧ごとにみた総死亡率のデータ（File 1 - 11：左上）[13]を用いて，10万人中の年間死亡者数を推定すると，順に，365人，320人，316人となる（File 1 - 11：右上，左下，右下）．高血圧者全員を完全に治療した場合の効果と，全員の血圧が5 mmHgだけ下がった場合の効果がほぼ同じであることを示している．

どちらのシナリオも極端なものだが，この試算から，社会全体の小さな変化（改善）が大きな社会効果をもっていることがわかる．シナリオ1は集団全員に対策を講じているので，集団への方策（ポピュレーション・ストラテジー：population strategy），シナリオ2は危険の高い人たちに選択的に対策を講じているので，高危険度群への方策（ハイリスク・ストラテジー：high-risk strategy）と呼ばれる．

ところで，全員が2 g/日だけ減塩すれば，5 mmHgの4割に当たる2 mmHgだけ血圧が下がることが期待される．この試算から考えると，みんなが少しだけ減塩した場合の社会的効果はとても大きいことがわかる．

⬤ ポピュレーション・ストラテジーを自分のことと感じることができる人は，「社会」という概念を理解できるオトナだと思う．

08 生活習慣病では「習慣」が大切

もちろん，EBNは栄養と生活習慣病の関係だ

けを扱うわけではない。しかし，現在，われわれ日本人にとってもっとも大きな健康問題は生活習慣病であり，栄養と生活習慣病への関心は非常に高い。生活習慣病でとくに気をつけなくてはならないのは「習慣」である。そこで，次に「習慣」について考えてみたい。

生活習慣の歪みが原因となって発生することから名づけられた生活習慣病は，最近までは成人病と呼ばれていた。それは，子どもでの発症は少なく，そして，成人で発症し，さらに，年齢が上がるほど発症率が上昇するためである。生活習慣病の最大の特徴は，昨日，今日の生活が悪くてかかるのではなく，何十年にもわたる長い年月の生活習慣の集積の結果として病気にかかることである。ということは，「そろそろこの病気が危ない年齢だからといって，正しい食事を心がけても手遅れかもしれない」ということを示している。逆にいうと，「病気のことなど全然考えもしないころからの長い年月にわたるわずかな生活習慣の改善が，何十年の後に大きな効果を発揮するのだ」ということになる。この例を食塩と血圧の関連でみてみたい。

世界中の52地域で，それぞれおよそ200人，全部で1万79人を対象として，24時間尿中ナトリウム排泄量と血圧との関係を検討したIntersalt study（インターソルト・スタディ）という研究がある。この研究では，20〜59歳の人たちを対象として，10歳ごと，男女ごとに25人ずつに参加してもらうようにした。ところで，多くの民族では加齢とともに血圧は上昇する傾向がある。日本人も例外ではない。そこで，地域ごとに，年齢と血圧との関連を示す直線を求め，その傾きを求めると，1歳だけ歳をとるごとの血圧の上昇分が求められる（⇒chap. 4‐16）。次に，地域ごとに集団の24時間尿中ナトリウム排泄量の平

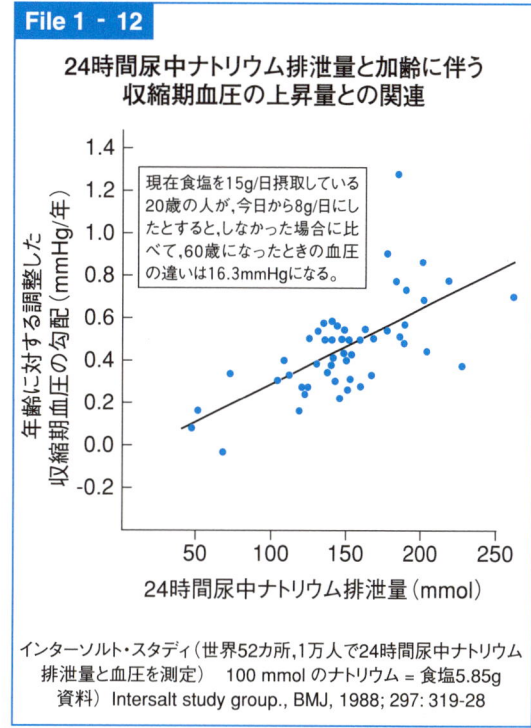

File 1 - 12

24時間尿中ナトリウム排泄量と加齢に伴う収縮期血圧の上昇量との関連

現在食塩を15g/日摂取している20歳の人が，今日から8g/日にしたとすると，しなかった場合に比べて，60歳になったときの血圧の違いは16.3mmHgになる。

インターソルト・スタディ（世界52カ所，1万人で24時間尿中ナトリウム排泄量と血圧を測定） 100 mmol のナトリウム = 食塩5.85g
資料）Intersalt study group., BMJ, 1988; 297: 319-28

均値と1歳だけ歳をとるごとの血圧の上昇分を求め，図示するとFile 1‐12のようになっている[14]。横軸が集団の24時間尿中ナトリウム排泄量の平均値，縦軸が1歳だけ歳をとるごとの血圧の上昇分である。直線の傾きは0.05812であり，これは24時間尿中ナトリウム排泄量が1gだけ増えた場合，1歳だけ歳をとるごとに血圧が0.05812 mmHgだけ上昇することを示している。この数値は微々たる数値にみえるかもしれないが，興味深い試算をすることができる。

今，食塩摂取量が15 g/日の20歳の若者がいたとする。これは現在の東北地方の同世代の平均値に近い。それを今日から8 g/日にしたとする。これは現在のアメリカ人の平均値に近い。そして，40年が過ぎ，60歳になったとする。その間の収縮期血圧の予測上昇量は18.6 mmHgである。そして，15 g/日のままであった場合の予測上昇

量は34.9 mmHgであり，その差は16.3 mmHgである．正常血圧が130 mmHgまで，高血圧が140 mmHg以上であることを考えると，この差は無視できないほどに大きい．つまり，減塩による血圧上昇の予防効果は微々たるものであっても，それが40年も積もると大きな予防効果を生むのである．逆にいうと，高血圧になってからにわかに生活を改善させても，生まれてから今日までの人生の負債はそう簡単には返済できないわけである．

この試算は，生涯にわたる生活習慣の大切さを教えてくれると同時に，「予防」とはだれに対して行うべきものかを教えてくれている．高血圧の一次予防を目的とした減塩指導は，高血圧が多い高齢者層や血圧が気になりだす中年層ではなく，個人の食習慣が形成される世代の子どもたちが対象となる．

ところで，この世界規模の大研究にも弱点がある．この研究では年齢ごとの血圧の上昇量を計算しているが，よく考えてみると，この場合，それぞれの人の血圧が歳をとるにしたがって，どのくらい上がっていったかを観察したものではない．年齢が異なるたくさんの人を一度に調べたものである．そのために，人ごとの微妙な違い，つまり，遺伝子，栄養摂取状態，喫煙習慣，肥満度などが結果に及ぼす影響を十分に取り除くことができず，得られた結果をそのまま信じることは危険かもしれない．このあたりの問題については，CHAPTER 3で述べるが，要するに，「研究の質に疑問あり」である．

しかし，たくさんの人を40年間も追跡して血圧の上昇量を観察するのは不可能に近い．実現できたとしても，その答えが出るのは40年も先である．したがって，40年という時代の流れを一瞬に押し込めて検討した結果しかデータが存在しないわけである．したがって，「完全」ではないものの，世界規模のこの研究は，非常に貴重な情報（食塩摂取量と加齢による血圧上昇は正比例の関係にある）をわれわれに提供してくれている．

つまり，ある栄養素や食品がある病気を予防してくれるという情報をみた場合，それがどのくらいの期間（何日？ 何カ月？ 何年間？）摂取し続けた結果なのかという注意が必要なわけである．10年間食べ続けて効果があるのと1週間食べて効果があるのとでは，その意味が違うだけでなく，生活のなかでの活かし方も違うだろう．

◗「要は習慣だから，今日は好きなものを食べて明日から実行しよう」は理論的には正しい．しかし，このような人には，「明日は永遠に来ない（Tomorrow never comes）」ということわざを教えてあげよう．

09「集積された事実」が大切

本CHAPTER第4節「『エビデンス』とは何か？」で，「人は少しずつ違う．（中略）そのために，たくさんの人を調べなくてはいけなくなる」と書いた．これは「人」だけではなく，人を調べた「研究」についても同じことがいえる．つまり，人を調べる研究では，調べられる人の特徴や調べ方が研究ごとに微妙に異なるために，その結果が微妙に異なってしまう．そのため，1つの研究だけで結論を下すのは危険という問題がある．

例として，「野菜・果物摂取とがん予防」について調べた疫学研究の結果をみてみたい（File 1-13）[15]．これは，症例対照研究とコホート研究という2つのどちらかの方法で行われた世界中

CHAPTER 1 ● EBNとは何か？

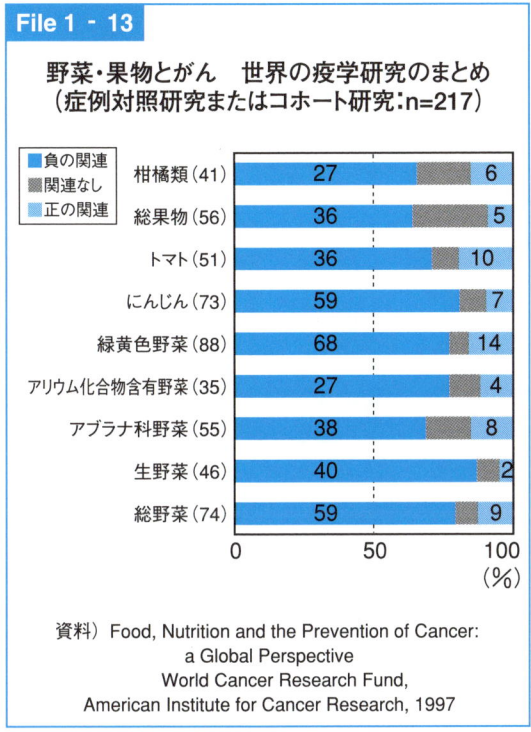

File 1-13 野菜・果物とがん 世界の疫学研究のまとめ（症例対照研究またはコホート研究：n=217）

資料）Food, Nutrition and the Prevention of Cancer:
a Global Perspective
World Cancer Research Fund,
American Institute for Cancer Research, 1997

File 1-14 世界中の疫学研究に関する系統的レビューの結果（胃がん）

	予防的	関連なし	促進的
確実	野菜・果物 冷蔵		
高い可能性	ビタミンC	アルコール、コーヒー、紅茶、亜硫酸塩	食塩、塩蔵
可能性あり	カロテノイド、アリウム化合物、全粒穀物、緑茶	砂糖、ビタミンE、レチノール	炭水化物、焼いた肉や魚
不十分	食物繊維、セレン、にんにく		加工肉、N-ニトロソアミン

── この確率的表現に注目したい

資料）Food, Nutrition and the Prevention of Cancer:
a Global Perspective
World Cancer Research Fund,
American Institute for Cancer Research, 1997

の研究を結果別にまとめたものである。たとえば，柑橘類摂取とがんの発症（または死亡）との関連を調べた質のよい研究は世界に41あった。そのうちの27の研究は柑橘類摂取とがんの間に負の関連があると結論しているが，6つの研究は，逆に，正の関連があると結論している。そして，この図全体からわかるのは，野菜や果物の種類にかかわらず，がんと負の関連を示した研究が70～80％あり，逆に，正の関連を示した研究が5～20％程度あることである。つまり，野菜と果物をたくさん食べるとがんが予防できる可能性を支持している研究が多いが，少数の研究は逆の可能性を示しているというわけである。

「果物はがんを増やす」という説を信じている研究者がいたとしよう。「果物とがんについて教えてください」と頼まれたら，この研究者はどの研究結果を紹介するだろうか。この研究者に都合のよいデータは世界中に5つも存在するのである。「果物はがんを予防する」という結果を示した36のデータを無視して，都合のよい5つのデータだけを紹介すれば，無視されたデータの存在を知らない人たちの目には，「果物はがんを増やす」という説が真実に映ることだろう。つまり，「エビデンスを示して説明してくれる専門家＝信頼できる人」ではない。自分にとって都合の悪いデータの存在を知っているにもかかわらず，それを隠しているとすれば，性質の悪い知能犯，確信犯である。

そこで，このような問題を解決するために用いられるようになったのが「系統的レビュー」である。詳細はCHAPTER 2に譲るが，簡単には，ある1つの疑問について，質のよい研究だけを，その結果とは無関係に世界中から集められるだけ集めて，客観的な視点に立って研究全体の結

果を導き出そうとするものである。File 1 - 14は栄養素・食品と胃がんとの関連の系統的レビューの結果である[15]。この表の特徴は，その信頼度によって結果が4種類に分かれていることである。表によると，胃がん予防のためにもっとも注意したいことは「野菜・果物の積極的な摂取」であり，それに「減塩と塩蔵品への注意」が続くことがわかる。

この表での信頼度のランクは，①確実（convincing：数多くの質の高い疫学研究があり，その多くの結果が一致しているもの），②高い可能性（probable：確実には劣るが，質の高い疫学研究がいくつかあり，その多くの結果が一致しているもの），③可能性あり（possible：質の高い疫学研究がいくつかあり，そのうちのいくつかで支持する結果が出ているが，反対の結果を得たものもあるもの），④不十分（insufficient：このような結果を示した研究があるが，研究数が少ないか，研究の質が低く，結果の信頼度が低いもの），とされている。

信頼度が低いところ（「可能性あり」や「不十分」）にランクされている栄養素や食品，物質に目を奪われて，それよりも信頼度の高い情報への関心が薄らぐ可能性を考えると，信頼度の低い情報は，実際のがん予防のためには，「考えることすら無駄」というか，「邪魔なもの」でさえある。

ところで，発がん物質として知られるN-ニトロソアミンが，「不十分」にリストされている点は興味深い。これは，実際の発がんには，発がん物質が存在するだけではなく，それが一定量以上摂取されないと起こりえないことから，「発がん物質⇒避けよう」とはならないことを示す例といえるだろう。つまり，日常的に食べている量を考えると，N-ニトロソアミンよりも食塩に注意するほうが胃がんの予防に役立つわけである。

また，「高い可能性」にビタミンCがあげられているが，「ビタミンCと野菜・果物のどちらがよいか」といえば，ランクから考えて，野菜・果物のほうがおすすめであると理解される。これは，野菜・果物が人にとってビタミンCの主な摂取源であると同時に，「可能性あり」と「不十分」にリストされている物質の多くを含むことから容易に理解できるだろう。「確実」な予防因子の1つである冷蔵は，食品の冷蔵保存・冷蔵輸送が可能になることによって，新鮮な野菜・果物の摂取機会が増えると同時に，塩蔵保存の必要が少なくなるため，野菜・果物の摂取増と食塩・塩蔵品の摂取減の両方に影響する要因として理解される。

ところで，マスコミなどを通じて，一般の人々へ流されている情報は，このなかのどのランクのものが多いだろうか。病気の予防や健康のことをまじめに考えるならば，「確実」と「高い可能性」にランクされている情報が優先されるべきであることは明らかである。

⇨「世界で初めて」はトップニュースになる。世界で2番目は紙面が余ったら記事になる。3番目は見向きもされない。事実が集積されたころには，人々の関心はもうそこにはない。世間が求める情報は，つねに，convincing（確実）な情報ではなく，insufficient（不十分）な情報である。convincing（確実）な情報を知らないにもかかわらず，である。

10 バランスある評価感覚が大切

ある食品にある1つの病気を予防してくれる効

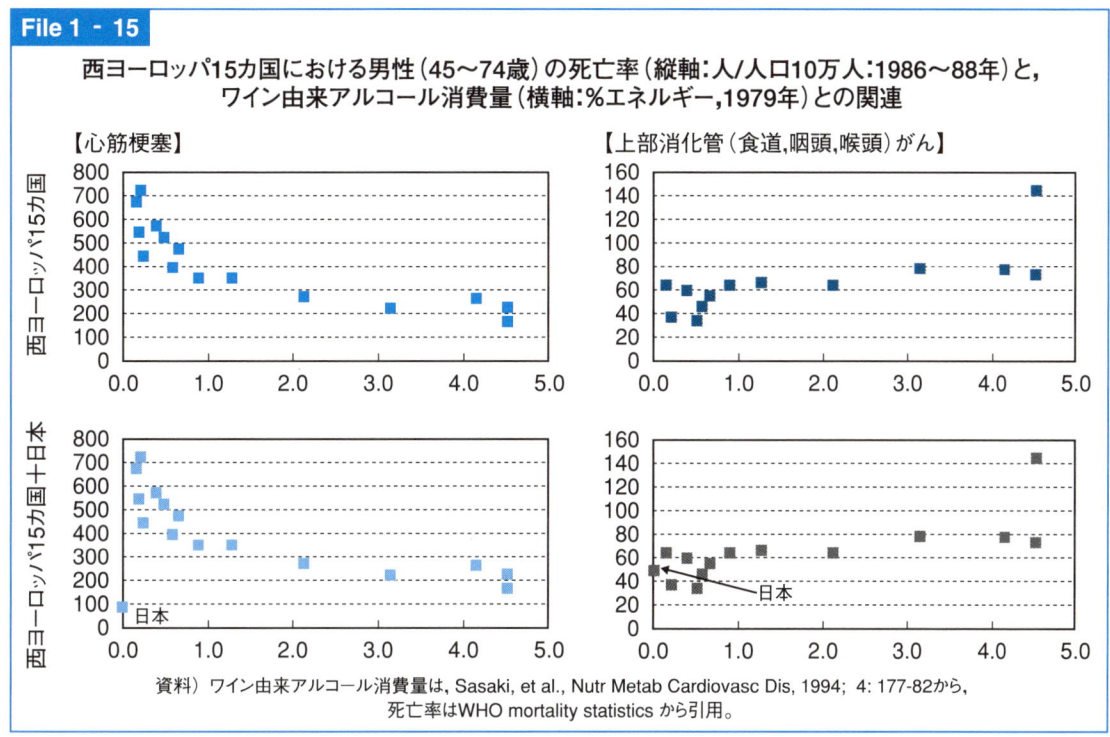

File 1 - 15

西ヨーロッパ15カ国における男性（45～74歳）の死亡率（縦軸：人/人口10万人：1986～88年）と，ワイン由来アルコール消費量（横軸：%エネルギー，1979年）との関連

資料）ワイン由来アルコール消費量は，Sasaki, et al., Nutr Metab Cardiovasc Dis, 1994; 4: 177-82から，死亡率はWHO mortality statisticsから引用。

果があるということが，しっかりしたエビデンスによって明らかになったとしよう。では，この食品を積極的に食べることをすすめてもよいだろうか。

例として，「ワインと心筋梗塞」を取り上げる。ワイン，とくに赤ワインには心筋梗塞を予防する物質が含まれていること，そして，ワインをたくさん飲んでいる国の人たちは心筋梗塞による死亡率が低いことが明らかにされた。File 1 - 15（左上）は，西ヨーロッパ15カ国における男性（45～74歳）の心筋梗塞死亡率とその国のワイン消費量（すべての食品がもつエネルギーに対するワインがもつエネルギーの割合［%］）の関係を示している[16, 17]。ワイン消費量が少ない国で心筋梗塞の死亡率が高く，消費量が多い国で少ないことがよくわかる。

しかし，この図には日本が含まれていない。日本を加えたのが左下の図である。すると，不思議な事実が浮かんでくる。日本はワインの消費量がとても少ない（西ヨーロッパ諸国のなかでもっとも少ない国よりもさらに少ない）にもかかわらず，心筋梗塞の死亡率は非常に少なく，西ヨーロッパ諸国のなかでもっとも死亡率が低い国（フランス）の半分よりも少ない。この図からわかるのは，日本人にはワイン以外に心筋梗塞を予防している何物かがあり，それはワイン以上に大きな力をもっているらしい，ということである。この何物かを早く明らかにして，日本人はそれを失わないように努力し，ヨーロッパ人にはそれを教えてあげるとよいだろう。

次は右上の図である。これは，横軸は先ほどと同じワインの消費量で縦軸は食道と咽喉（のど）にできるがんによる死亡率である。今度は，ワイン消費量が多い国で死亡率が高いことがわ

かる。この図に日本を加えたのが右下の図である。日本は西ヨーロッパ諸国の点のばらつきのなかに収まっている。

以上，4つの図から出される結論は，「西ヨーロッパ諸国だけをみると，ワインは心筋梗塞を予防する可能性がある。ところが，咽喉と食道がんを増やす危険もはらんでいる。ワインをあまり飲んでいないにもかかわらず，心筋梗塞の死亡者がとても少ない日本人は，心筋梗塞予防のために働いている何物かを維持するように努めるのが好ましいと推測される。そして，ワインは咽喉と食道がんを増やす危険があるため，飲みすぎないように注意すべきである」であろう。

なお，咽喉と食道のがんとワインとの関係は，ワインに含まれるアルコールが犯人であることが，別のたくさんの研究で明らかになっている。つまり，ワインに特定せず，「お酒は咽喉と食道がんを増やす危険があるため，飲みすぎにならないように注意を喚起すべきである」とするのがより正しい答えとなる。

このように，ある栄養素や食品（この例ではワイン）とある病気（この例では心筋梗塞）との間に興味ある関連が観察されたとしても，すぐにそれをわれわれの生活に活用しようとするのは早計であり，その食品が関連する他の病気（この例では咽喉と食道のがん）のことや，今考えている病気（この例では心筋梗塞）の重要度や現状について，さらには，自分たち自身（この例では日本）のことを十分に調べ上げ，全体のバランスを十分に考慮して最終的な結論を導き出すことが大切だということがわかる。

● 「○○（ここに**食品名**が入る）が××（ここに**病名**が入る）を予防する」⇒「お店に走る」というのは，おろかな行動でしかない。思考と評価感覚が未熟な子どものやることである。

11 まとめ

病気の予防や治療のための栄養学におけるエビデンスの考え方について，基本的，概念的な事柄をまとめた。専門用語や専門的な数字や図表の見方などに不慣れな人には十分に理解できなかったかもしれない。しかし，細かいことよりも，概念が大切である。その場合は，あまり深く考えずに，CHAPTER 2以降へ読み進んでいただきたい。そして，すべて読み終えた後に再度本CHAPTERを読み返していただきたい。CHAPTER 1の意味するものをより正しく理解することができるであろう。栄養学は難しい。ざっと読んでわかるくらいなら，栄養学などという学問はいらないし，大学でわざわざ教育する必要もなく，専門家も必要ないであろう。

【参考文献】

1. 松田誠. 高木兼寛の医学. 東京慈恵会医科大学. 1986.
2. Evidence-Based Medicine Working Group (Guyatt G, et al.). Evidence-Based Medicine. A new approach to teaching the practice of medicine. JAMA 1992; 268: 2420-5.
3. Jenicek M. Epidemiology, evidence-based medicine, and evidence-based public health. J Epidemiol 1997; 7: 187-97.
4. 厚生労働省保健医療局健康増進課. 国民栄養の現状：国民栄養調査成績. 第一出版. 1975-2001.
5. 農林水産省総合食料局. 食料需給表. 平成15年度. II. 食料需給表 3. 品目別累年表 12. 砂糖類（1）砂糖類. 2004: 178-9.

6. Janket SJ, Manson JE, Sesso H, et al. A prospective study of sugar intake and risk of type 2 diabetes in women. Diabetes Care 2003; 26: 1008-15.
7. Paton LM, Alexander JL, Nowson CA, et al. Pregnancy and lactation have no long-term deleterious effect on measures of bone mineral in healthy women: a twin study. Am J Clin Nutr 2003; 77: 707-14.
8. Michaelsson K, Baron JA, Farahmand BY, et al. Influence of parity and lactation on hip fracture risk. Am J Epidemiol 2001; 153: 1166-72.
9. Ueshima H, Mikawa K, Baba S, et al. Effect of reduced alcohol consumption on blood pressure in untreated hypertensive men. Hypertension 1993; 21: 248-52.
10. Sacks FM, Svetkey LP, Vollmer WM, et al. Effects on Blood Pressure of Reduced Dietary Sodium and the Dietary Approaches to Stop Hypertension (DASH) Diet. N Engl J Med 2001; 344: 3-10.
11. 健康・栄養情報研究会. 平成13年厚生労働省国民栄養調査結果. 第一出版. 2003.
12. 厚生労働省健康局. 第5次循環器疾患基礎調査報告（平成12年）. 厚生労働省健康局. 1991.
13. Stamler R. Implications of the INTERSALT Study. Hypertension 1991; 17(Suppl.I): I-16-I-20.
14. Intersalt Cooperative Research Group. Intersalt: an international study of electrolyte excretion and blood pressure. Results for 24 hour urinary sodium and potassium excretion. BMJ 1988; 297: 319-28.
15. World cancer research fund, American institute for cancer research. Food, nutrition and the prevention of cancer: a global perspective 1997.
16. World Health Statistics Annual (1975-1991). World Health Organization of the United Nations, Rome.
17. Sasaki S, Kesteloot H. Wine and non-wine alcohol: differential effect on all-cause and cause-specific mortality. Nutr Metab Cardiovasc Dis 1994; 4: 177-82.

CHAPTER 2

Nutrition-health information and evidence-based nutrition

栄養・健康情報とEBN

このCHAPTERでは，EBNの中心である栄養と健康に関する情報の取り扱いについて，その基本的な考え方を紹介する。ひと口に「栄養と健康に関する情報」といっても，研究者向けの極めて専門的な情報から，一般の人たちに説明するためのわかりやすく解説された情報まで，さまざまな目的の情報がある。それぞれの目的と，情報のつくられ方，使い方について考えてみたい。

01 情報のトレーサビリティ

　トレーサビリティ（tracability）という言葉を最近よく耳にする。トレーサビリティとは，「たどる」のトレース（trace）と，「できる」のアビリティ（ability）との合成語で，「たどることができる」といった意味である（File 2-01）。これは，一連のBSE（牛海綿状脳症）問題で有名になった。牛に番号をつけておいて，その牛を解体した食肉すべてにその番号をつけておくと，自分が買おうとしている牛肉がどの牛の肉なのかを知ることができる。ある牛がBSEに感染していることが判明し，同じ牛舎で飼育されていた牛の肉を市場から回収しようとした場合，この番号を目当てにすればよいわけである。もしも番号がつけられていないと，一度市場に出てしまった肉は，どの牛からの肉かわからなくなり，消費者は危険と不安にさらされることになる。

　しかし，全部の牛，そして全部の牛肉に番号をつけることはとてもたいへんな作業である。手間もお金もかかる。したがって，このような措置は本当に大切なことだけに行うべきだと思われる。

　BSE問題だけではない。私たちが毎日食べたり，飲んだりしている加工食品のほとんどには，包装の袋などにロット番号（普通はアルファベットと数字からできている）が印刷されていて，万が一，欠陥品や，何らかの問題がある品物が市場に出てしまった場合，それがいつ，どこの工場で生産されたものかがわかる仕組みになっている。これもトレーサビリティの一例である。

　ところで，子どものころ，遠足や社会科見学に行くバスの中で伝言ゲームをした経験はないだろうか。伝言ゲームは，何人かで列をつくり，ある文章を小声でどんどん伝言していって，文章の変化を楽しむゲームである。普通は，2つの列をつくり，同時に伝言をして，最後の人まで伝言し終えたところで，最後の人（各列1人ずつ）が文章を披露して，その違いを楽しむ。さらに，最後の人から順にさかのぼって伝言されてきた文章を披露して，だれが，どのように文章を変えてしまったのかを突き止めて楽しむ場合もある。これはゲームだから，文章がおもしろおかしく変わるほど場は盛り上がる。しかし，牛につけられた番号が途中で変わってしまったら，

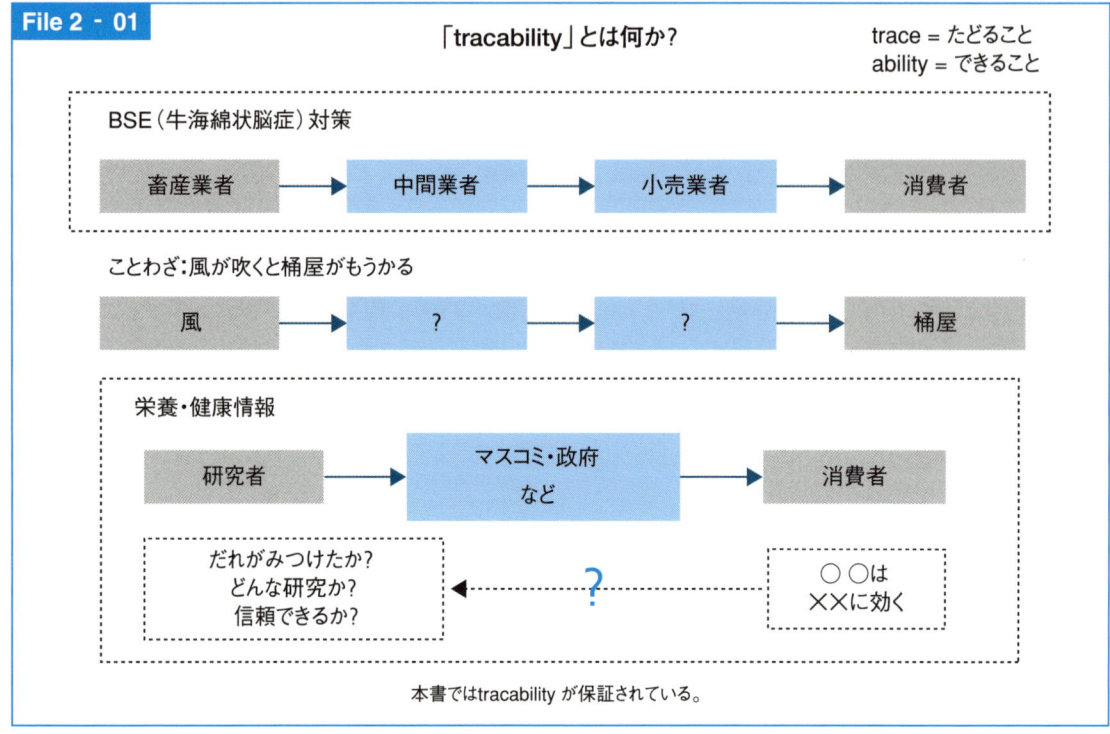

　社会は混乱に陥るだろう。
　では，栄養と健康に関する情報の場合はどうだろうか。たとえば，「唐辛子に豊富に含まれるカプサイシンには肥満を予防する効果がある」という情報がどこかで紹介されたとする。この情報に番号か何かがついていれば，情報の上流にさかのぼっていくことができ，この情報の出所（情報源），BSEの問題でいえば牛にたどり着くことができる。情報におけるトレーサビリティで「番号」に当たるものは「参考文献情報」である。
　たとえば，「唐辛子に豊富に含まれるカプサイシンには肥満を予防する効果がある」という文章を記す（引用する）際は，情報のありか（文献）をその文章，つまり，「唐辛子に…」という情報にくっつけておくわけである。この場合，くっつけておく情報は，「だれが書いたか（著者名），なんという題か（題目），どこに書かれたものか（本や雑誌の名前，出版社名など），いつ出版されたものか（出版年，月，巻など），その本や雑誌のどこか（ページ）」である。これだけあれば，世界中の本や雑誌のなかから，その文章を探し出して読むことができる仕組みになっている。
　この本では，研究成果を引用している場合には，各図表の下に，参考文献情報をつけている。なお，調査や研究の結果，成果ではなくて，概念図など，この本のためにつくった図表には参考文献情報はつけていない。
　では，一般の人たちの間で流れている栄養と健康に関する情報には，トレーサビリティは確保されているだろうか。もし，トレーサビリティが確保されていないとすれば，どこでつくられ，どのように加工されたかわからない牛肉を

食べているのと同じことであろう。

　一例として，テレビ番組で何かの栄養・健康情報が紹介されたときに，専門家が説明をする場面を考えてみたい。「それは本当です。今までの研究によってこのような結果がたくさん得られています」と説明したとしよう。この説明からでは情報の出所を探し出すことはできないため，トレーサビリティは確保されていないと判断されるが，画面の端のほうにでも「参考文献情報」が表示されていれば，トレーサビリティが確保された情報になる。

　しかし，情報のトレーサビリティが確保されていれば，それでよいというものではない。そこで使われている情報が信頼度の高い情報であることが必要である。もしも，トレーサビリティが確保されていない場合は，そこで使われた情報の信頼度が高いのか低いのかを確かめる術がないため，これは問題外と考えるべきであろう。このような情報には耳を貸すことすら無駄というわけである。

●栄養・健康情報において，トレーサビリティは必要条件であって，十分条件ではない。出所の情報が正しいという保証がないからである。

02 栄養・健康情報の種類と価値

　世の中にはさまざまな科学情報が存在するが，大きく分けて，その分野の専門家向けのものと，その分野に興味をもつ一般人向けのものに大別できるだろう。専門家向けの情報はさらに，その分野で働いている専門家向けと，その分野の研究をしている専門家向けに細分できるかもしれない。それを File 2-02 で模式図にしてみた。

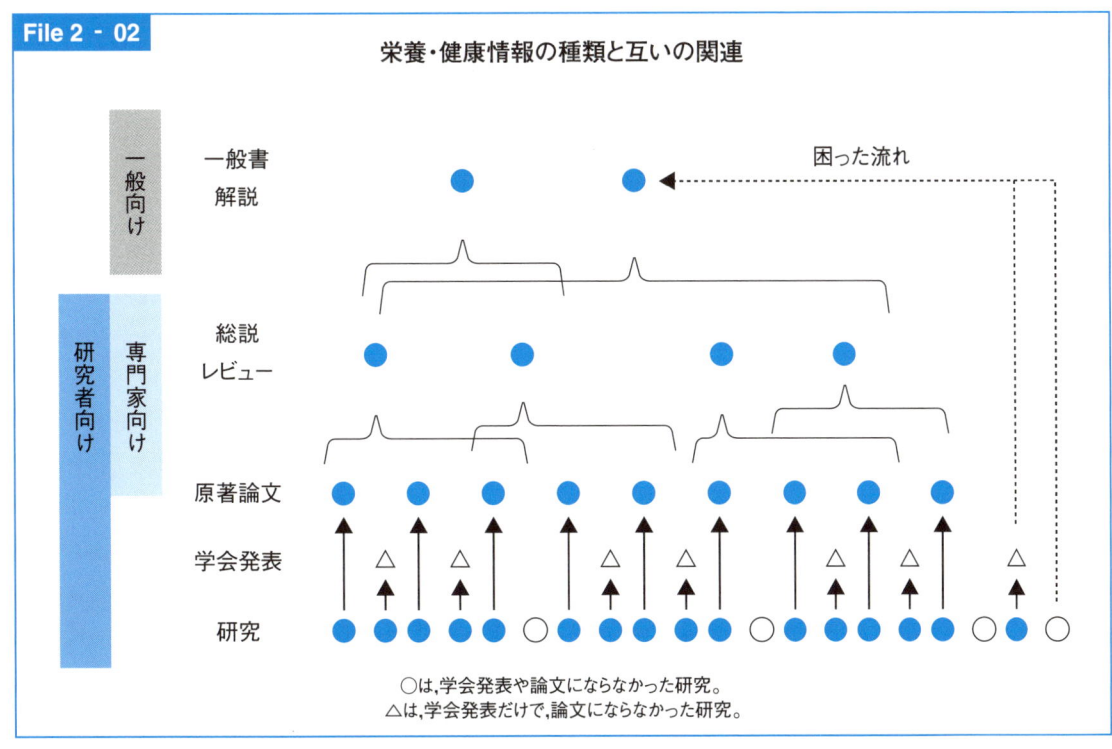

File 2-02　栄養・健康情報の種類と互いの関連

○は，学会発表や論文にならなかった研究。
△は，学会発表だけで，論文にならなかった研究。

科学情報は，必ず研究結果に基づく。研究には，たくさんの人の意見を聞く世論調査のような調査研究も，昔の人が食べていたものを古文書から探るといった文献研究も含まれる。研究の成果は，学会という組織が開催する発表会（学術総会などと呼ばれることが多い）で発表される。

　発表の方法は，口演といって数分から十数分の時間をもらっておしゃべりするものと，示説といって大きな壁紙に文字と図表を書いて，それを会場の壁に貼りだして行うものの2つのタイプがある。前者をオーラル発表（oral presentation），後者をポスター発表（poster presentation）と呼ぶこともある。一部の大きな学会では，発表希望数が発表可能数より多いため，発表を選抜することがあるが，多くの学会では，参加費を払って申し込みをすれば，発表内容の良し悪しにかかわらず発表できる。この「発表内容の良し悪しにかかわらず」というところが曲者（くせもの）である。

　次に，学術雑誌（scientific journal）がある。これは，ある特定の研究分野の研究成果だけを掲載する専門家向けの雑誌である。学術雑誌の多くは，営利目的ではなく，研究成果を世の中に知らしめるため，という学問の発展への寄与を目的として刊行されている。学術雑誌が掲載の対象としているものは，原著論文（original paperまたはoriginal publication）である。原著論文とは，「初めての研究成果で，世の中に知らしめる価値のある科学成果」として，その分野の専門家が認めたものである。したがって，研究を行った本人が世界的大発見と信じていても，そうではないとその分野の専門家が判断すれば，学術雑誌に研究成果を掲載してもらうことはできない。原著論文の特徴は，①それが世界で初めてであること，②科学の発展に寄与しうること，である。前者は重要で，1つの成果を複数の学術雑誌に載せることは厳しく禁止されている。その代わり，その成果は，未来永劫，その論文を書いた人（またはグループ）のものとして保証される。したがって，学術雑誌は，世界の新発見の貯蔵庫みたいなものである。この貯蔵庫をのぞけば，だれがどのような発見をしてきたのかを調べることができるわけである。

　しかし，残念ながら，世の中の研究のなかで，原著論文になるのはごくわずかである。これは，新製品や新規メニューの開発を考えれば理解できるだろう。ほとんどの研究は，やってはみたものの，期待したほどの結果は出ず，原著論文はおろか，学会発表さえもできずじまいに終わる。とくに，原著論文は，自他ともに「初めての研究成果で，世の中に知らしめる価値のある科学成果」として認めるものであるから，その道の一流の研究者であっても，生涯にそれほどたくさん書けるわけではない。そのことを考えると，原著論文は，人類の知的財産のなかでも最高ランクに属するものと考えてよいだろう。そして，原著論文を読めば，その分野の科学を理解できるというわけである。

　1つの分野でも，たくさんの研究内容があり，たくさんの原著論文がある。したがって，ある1つの分野について勉強したいと考えた人がその分野の原著論文を全部読むことは事実上不可能である。そこで登場するのが，総説（レビューとも呼ばれる：review）である。総説は，その分野の専門家が今までの原著論文のなかから，重要だと思われるものを選りすぐり，その分野の内容や最近の進歩，トピックスなどについて，まとめた文章のことである。原著論文を読まなくても，総説を読めば，その分野のことをある

程度，正しく理解できるという便利なものである。総説は，その分野の専門家向けの情報誌に載せられることが多い。学術雑誌のなかには，原著論文だけではなく，総説も載せるようにしているものがたくさんある。

ここまでは，専門家向けの話だったが，一般の人が原著論文や総説を読んではいけないという規則はまったくない。しかし，それぞれの専門には，それぞれの特殊な用語や言い回しがあり，それを専門外の人が理解するのは難しい。そこで，一般向けの文章が必要になるわけである。しかし，一般向けの情報の内容と専門家向けの情報の内容が大きく異なっては科学的な情報とはいえなくなってしまう。一般向けの情報と専門家向けの情報とどこが違うかというと，前者は「あまり細かくは書いていないけれど，専門用語を知らなくても，その概略や要点が理解できるように配慮されている」という点であろう。この点を考えれば，当然ながら，一般向け情報は，専門家向けの総説が中心となり，ときには原著論文が参考にされて書かれるはずである。というわけで，原則的には，「一般書→総説→原著論文」というふうに，科学情報をさかのぼれる流れがあるわけである。BSE問題でいえば，「小売業者の肉→卸業者の肉→生産農家の牛」に当たるだろう。

では，学会発表は「エビデンス」としては使えないのだろうか。学会発表は，そのシステム上，発表内容の良し悪しが第三者によって評価されていないため，その情報の信頼度は不明である。したがって，原著論文として発表されておらず，学会だけで発表された情報はエビデンスに基づいた情報とはいえない。ただし，世界中を探しても原著論文が存在しない場合に限って，「学会発表であるために信頼度は疑問」という注意書きをしたうえで，エビデンスとして用いることがある。

すでに触れたように，世の中には目ざましい成果が出なかった研究がたくさんある。というより，研究のほとんどはこちらである。これらは，エビデンスを確立できなかったわけであるから，EBNやEBMの情報源としてはできるだけ使わないほうがよいと考えるのが正しいだろう。

⬤ 学会発表はエビデンスではない…に近い。そのつもりで発表し，そのつもりで扱おう。

03 原著論文

専門家か研究者でもない限り，原著論文なるものを目にする機会はないだろう。大学で専門分野について学んでいる学生やその大学を卒業した人は，目にしたことがある（学生の場合はこれから触れる）かもしれない。

人間栄養学に関連する研究報告を掲載している主な学術雑誌の一部を栄養学系と医学系に分けてFile 2-03にあげてみた。ほとんどが英語で書かれている雑誌だが，これは，自然科学の共通言語として英語が使われることが多いためである。

いちばん右にあるインパクトファクター（impact factor）というのは，その雑誌が研究全体に対してどの程度の影響力（インパクト）をもっているかを示す数値である。その雑誌に掲載された原著論文がどの程度，他の研究論文で参考にされたかを中心にして決められ，この数値は毎年更新される。インパクトファクターの高い学術雑誌に掲載されるほど，他の研究に与えるインパクトは大きいと考えてよい。ただ，①雑誌を評価するための指標であって，個々の

File 2 - 03

栄養学系と医学系で,人間栄養学に関連する原著論文を掲載している学術雑誌の例

	雑誌名	略語	インパクトファクター*
栄養学系	American Journal of Clinical Nutrition	Am J Clin Nutr	5.692
	British Journal of Nutrition	Br J Nutr	2.616
	European Journal of Clinical Nutrition	Eur J Clin Nutr	1.864
	Journal of American College of Nutrition	J Am Coll Nutr	2.979
	Journal of American Dietetic Association	J Am Diet Assoc	1.631
	Journal of Nutrition	J Nutr	3.321
	Journal of Nutritional Science and Vitaminology	J Nutr Sci Vitaminol	0.701
	Public Health Nutrition	Public Health Nutr	2.123
	日本栄養・食糧学雑誌	Jpn J Food Sci Vitaminol	---**
	栄養学雑誌	Jpn J Nutr	---**
医学系	Annals of Internal Medicine	Ann Intern Med	12.427
	American Journal of Epidemiology	Am J Epidemiol	4.486
	British Medical Journal	BMJ	7.209
	Circulation	Circulation	11.164
	Journal of National Cancer Institute	J National Cancer Inst	13.844
	Lancet	Lancet	18.316
	New England Journal of Medicine	New Engl J Med	34.833

*2003年版。**Medline(PubMed)には収載されていない。

原著論文を評価するための指標ではない,②研究者人口が多い分野の論文を扱う雑誌ほどインパクトファクターは高くなる傾向がある,という2つの点に注意する必要がある。

すでに触れたように,原著論文は「学術雑誌」上に公開される。学術雑誌とは,ある特定の学問領域における研究成果を掲載することを目的として発刊されている雑誌であり,「投稿によって成り立っている」ことがその特徴である。投稿とは,論文を書いた人がその雑誌の編集部に「掲載をお願いして掲載される」もので,雑誌のほうから執筆者に執筆や掲載をお願いするものではない。だれでも投稿できる(一部の学術雑誌では投稿の権利を限定していることがある)が,その一方,掲載されても掲載料や印税をもらうことはできない。それどころか,掲載に必要な費用(数万円程度)は投稿者,つまり,執筆者の負担となる。

投稿して掲載料を払いさえすれば,だれでも論文を発表できるのかというと,そうではない。論文が投稿されると,その雑誌の編集委員会は「査読者」を数人(2人か3人が一般的)選び,その人たちが投稿された論文を読み,掲載に値するか否かを判断する。編集委員会はその報告を受けて,掲載の可否について判断を下す。また,査読者は,掲載の可否だけではなく,内容の問題点や修正必要箇所などを指摘した手紙も編集委員会宛に書く。編集委員会は,その手紙を投稿者に送る。投稿者は,その手紙に従って,論文の文章を直すと同時に,査読者に対する意見の手紙を書き,それらを編集委員会に送る。これを受け取った編集委員会は,再び,それらを査読者に送り,その論文の掲載の可否を判断してもらう。この手続きを経て,査読者と編集委

員会が最終的に掲載するに値すると判断した論文だけが，その学術雑誌に掲載される。このようなプロセスを経るため，投稿から掲載までに1年以上かかることもまれではない。なお，査読者には，その論文が関係する分野の専門家が選ばれる。このような制度を「査読制度」と呼び，この制度が原著論文の科学性を保証しているわけである。逆にいうと，査読制度は学術雑誌に求められるとても大切な条件なのである。

学術雑誌は定期購読できるが，世の中にたくさんある学術雑誌をすべて定期購読して読破するわけにはいかない。そこで威力を発揮するのが，米国国立医学図書館が管理・運営しているMedlineと呼ばれるデータベースである。医学領域における世界中の学術雑誌に掲載された論文の情報が900万以上収集されている。これはインターネット上ではPubMedの名前で無料公開されており，簡単なキーワードや検索式によって，自分が読みたい原著論文を探し，その抄録（サマリー）を読むことができるとても役に立つデータベースである。

そして，論文全体を読みたい場合には，医学部や栄養士養成課程をもつ大学，短大の図書館に依頼して有料（ページ数によって異なるが350〜500円程度）でそのコピーを入手することができる。目当ての図書館にその学術雑誌がない場合でも，国内のどこかの図書館にあれば，相互貸借制度という図書館どうしの制度を利用して，コピーを取り寄せてもらえる。

しかし，残念ながら，すべての学術雑誌の情報がMedlineに収録されているわけではない。そのため，Medlineで何もみつからなかったからといって，その分野の論文がないとは判断できないが，Medlineは原著論文を探し出すためのとても便利なデータベースだといえる。

国内の論文に限ったものとしては，医学中央雑誌というデータベースがあり，これもインターネットを介して論文を探すことができる。しかし，利用は有料で，個人による利用は難しいのが現状である。また，医学中央雑誌には会議録や学会抄録なども混ざっているため，原著論文が中心であるMedlineのほうが求めている論文を効率的に探し出すことができる。また，参考とするに値する質の高い論文を探し出そうと思うなら，よりたくさんの論文のなかから選べるという単純な理由で，日本よりも世界を対象としたデータベースのほうがおすすめである。

◉原著論文は必ず世界から探そう。なぜなら，日本は世界に含まれ，その逆でも，別物でもないからである。母集団が大きいほど，そのなかに含まれる本物の数は確率的に増える。

04 PubMed（Medline）

インターネットに接続されているパソコンなら，PubMedと入力してサイト検索をするか，アドレス（http://www.ncbi.nlm.nih.gov/PubMed/）を入力するとPubMedにアクセスできる。また，日本語で使い方を紹介しているホームページもあって便利である（たとえば，PubMed徹底活用講座［http://www.asahi-net.or.jp/medical/search/pubmed0.html］）。

いずれからアクセスしても，最終的には論文検索画面に到達し，そこに表示されるボックスに検索式を入力し，Enterキーを押して検索を行う。検索式とは，検索語と論理語からなる論理式のことである。検索式のつくり方は，File 2-04を参考にしていただきたい。

PubMedでは，収載されている論文の①タイト

File 2 - 04

PubMed用検索式のつくり方

「脂質とコレステロール摂取との関連をヒトで調べた論文」を検索するための式づくり

論理語	機能	使い方
AND	前後の単語が両方ある論文を探す。	fat AND cholesterolとすると，fat という単語と cholesterol という単語の両方を含んでいる論文を選ぶ。
OR	前後の単語の少なくとも片方がある論文を探す。	fat OR lipid とすると，fat という単語と lipid という単語の少なくとも片方を含んでいる論文を選ぶ。
" "	複数の語を1つの単語とみなす。	"dietary cholesterol"とすると，dietary，その後に半角の空白，その後にcholesterolという一連の文章を1つの単語とみなして，その単語を含んでいる論文を選ぶ。
( )	カッコ内の論理式を優先して実行する（数学で使うカッコと同じ働き）。	(fat OR lipid) AND "dietary cholesterol"とすると，fat という単語と lipid という単語の少なくとも片方を含み，かつ，dietary cholesterol という単語を含んでいる論文を選ぶ。
NOT	後にある単語を含む論文を除く。	((fat OR lipid) AND "dietary cholesterol") NOT rat とすると，(fat OR lipid) AND "dietary cholesterol" で選んだ論文のなかから，rat という単語を含んでいる論文を除く。

ル（論題），②著者名（Sasaki S というように表記される），③掲載誌名（専用の略語が使われる），④掲載年，⑤号（巻），⑥ページ，⑦抄録を検索対象とする。検索式に合致すれば，該当論文として検索され，画面に表示され，上記の①から⑦までの情報を読むことができる。

PubMedにはもっと便利な検索方法もあるが，ここで紹介した方法だけでかなり正確な検索が可能である。その場合に大切なことは，「的確な検索語」の選び方である。たとえば，脂質に関する論文を探したいと考えた場合，脂質はfatともlipidとも呼ぶため，2つの単語をORで連結した検索式を使わなくてはならない。

PubMedを使って原著論文を探し出す方法について実例から説明する。

ところで，「ブルーベリーは疲れ目に効く」，「ブルーベリーで視力が回復」といった話を耳に

したことはないだろうか。そこで，ブルーベリーと目の健康について，どのような研究が行われているのかを調べてみることにした。ここで注目されているのはアントシアニンという物質，またはその関連物質である。

「アントシアニンが目の健康によいかどうか」についてなされた研究を探すための検索式をつくってみると，たとえば，「(anthocyanine OR anthocyanosides) AND (eye OR vision) NOT animal」のようなものが考えられる。PubMedのホームページにアクセスし，検索用のボックスに，この検索式を入力し，検索した結果，16の論文が存在する（2003年10月8日現在）ことがわかった[1～16]。その結果，1965年から1970年にかけてフランス，イタリア，ドイツから9つの研究報告があり，その後，1976年から1980年にかけて3つの報告が出た後に，研究が途絶え，1998年か

ら2000年にかけて，再び4つの報告があったことがわかった。

ただし，「PubMedで検索をしたから完璧」というわけではもちろんない。PubMedは，学術論文を掲載するかどうかを学術雑誌単位で決めているために，たとえ，質の高い研究論文であっても，PubMedの掲載対象雑誌でない雑誌に掲載されてしまうと，PubMedには収録されない。また，今回の例からもわかるように，英語以外で書かれた論文や，古い論文にはPubMed上に抄録が存在しないものが多く，内容の概略を調べることができないという限界もある。

一方，PubMedには，世界中に散らばっている学術論文から必要なものを系統的かつ網羅的に，つまり，とても要領よく抽出し，概略を検討することができるという大きな強みがある。

◯ PubMedを使いこなそう。「わからない⇒研究しよう・調査しよう」ではなく，「わからない⇒PubMedを調べよう」が合言葉。

05 総説（レビュー）

しかし，日々，次々に回答を求められる疑問に対して，いちいちPubMedで検索していてはとても仕事にならない。そこで，力を発揮するのが総説である。しかも，「質の高い」総説である。

今までに発表された原著論文のなかから，どの論文を選び，どの論文を選ばないかは総説の内容に影響を及ぼす重要な問題である。同時に，大切な研究成果をもらしてはならず，そのため，論文を検索する規則をあらかじめ定め，もれや偏りが生じないように系統的に集め，系統的に評価する方法によってつくられる総説がある。これを系統的レビュー（systematic review）と呼

んでいる。

従来よくみられたタイプのレビューは，参考にすべき論文の抽出方法には特定の規則は設けず，著者の自説や持論を紹介することを目的とするものであった。系統的レビューと区別する意味で，叙述的レビュー（narrative review）と呼ばれる。叙述的レビューでは，結論があらかじめ設定され，いくつかの異なる手法を用いた研究からそれを支持する研究成果を抽出し，紹介するという形式をとるのが一般的である。

グリセミック・インデックス（⇒chap. 7‐05）の肥満治療効果に関して書かれた叙述的レビュー（File 2‐05）[17]と系統的レビュー（File 2‐06）[18]を見比べてみよう。

大きな違いは，前者が「YESの立場で書き始められ，YESの結論で終わっている」のに対して，後者は，「中立の立場で論文の収集と解読が進められ，NOという結論が導かれた」という点である。叙述的レビューで気をつけなくてはならないのは，参考論文における選択バイアス（selection bias）である。つまり，著者が，自説にかなった研究論文だけを引用し，自説を支持しない論文を無視していたとすれば，得られる結論は「得られたもの」ではなく，「あらかじめ準備されたもの」であり，科学的な信頼度は低いと判断される。

File 2‐06では，提示された疑問に答える論文を支持するものと支持しないものに分類し，その数を比べることによって結論を導いている。しかし，研究の質を十分に吟味せずに，単純に結果を並べたものであれば，研究数をカウントしても，そこから得られる結論の価値は低いといわざるをえない。つまり，抄録で用いられた論文の質がどこまでていねいに吟味されたかが，系統的レビューの信頼度を決めるわけである。

File 2 - 05

肥満患者には低GI食によるコントロールを行うべきか？：YES

　肥満ならびにそれに関連した健康問題の予防ならびに治療のために，脂質摂取の制限が広く主張されてきた。しかしながら，最近は低脂質摂取の効果が疑問視されている。その1つの問題として，脂質摂取の低下による代償的な高GI炭水化物（精製度の高いデンプン質食品と精製糖が中心である）の摂取量の増加がある。
　この種の食品は速やかに消化され，ブドウ糖に変化し，その結果として，食後高血糖ならびに高インスリン状態を招く。短期間の摂取試験は一般的にGIと満腹感との間に負の関連を認めている。
　中期間の介入試験は，低GIまたは低GL（glycemic load）食に比べて高GIまたは高GL食で体重減少が少ないことを見いだしている。
　疫学研究は，GIと多種の循環器疾患危険因子や循環器疾患と糖尿病の発症との関連を報告している。生理学に基づいた基礎研究や実験動物を用いた研究は，疾患の予防ならびに治療におけるGIの役割を支持している。
　このレビューは，低GI食が有するであろう利益の基礎となるメカニズムについて考察し，そのような食事が臨床の場で推奨されるべきか否かについて検討を加えた。

（Pawlak DB et al. Obes Rev 2002; 3: 235-43 の抄録を著者が和訳）

File 2 - 06

肥満患者には低GI食によるコントロールを行うべきか？：NO

　糖尿病分野における研究では，長年にわたって炭水化物のグリセミック・インデックス（GI）が取り上げられ，低GIが推奨されてきた。最近では脂質分野の研究においても同様の傾向がみられる。そして，低GI食が食欲と長期間の体重のコントロールに推奨されるべきか否かという新たな論争が最近起こっている。
　そこで，食品と食事におけるGIの高低が食欲，食品摂取量，エネルギー消費量，体重に及ぼす影響を検討したヒトを対象とした介入試験に関する系統的レビューを行った。31の短期間（1日間未満）試験のうち，低GIの食品は15の研究でより顕著な空腹感減少作用を示したが，残りの16の研究では差を認めないか，逆に，空腹感を増加させるという結果が得られた。低GI食は7つの研究で自由な食事摂取において摂取量を減じ，残りの8つの研究ではこのような結果は得られなかった。20のより長期間（6カ月間未満）の研究では，体重減少を観察した研究の4つが低GI食，2つが高GI食であり，残りの14の研究ではGIの高低で体重変化に差は認めなかった。低GI食群と高GI食群の平均体重減少量はそれぞれ1.6kg，1.5kgであった。以上より，長期間の体重コントロールに関して低GIの食品が高GIの食品よりも優れているという科学的根拠は現段階では得られていないと結論される。
　しかしながら，自由な摂取が保障され，体重変動の影響が考慮され，かつ，GI以外の食事要因に差がないというような理想的な条件でなされた長期間の試験は，まだ存在していない。

（Raben A. Obes Rev 2002; 3: 245-56 の抄録を著者が和訳）

これを理解するには，この系統的レビューがどのように行われたかを理解することが必要であり，結局，このレビューをていねいに読まなければならないだろう．

この2つの抄録の比較からわかることは，ある明確な疑問があり，それに対する質の高い系統的レビューをみつけることができるなら，その参考価値は非常に高いということである．たとえば，File 1‐14でみた胃がんと栄養素・食品との関連も系統的レビューの結果である[19]．ただ，「系統的レビュー＝質の高いレビュー」ではないことを忘れてはならない．しかし，それ以上に気をつけたいのは，「あらかじめ答えを準備し，それに都合のよい原著論文だけを参考にしてつくられた」叙述的レビューである．叙述的レビューでは参考文献の選択基準は述べられないため，たとえ，選択基準に問題があったとしても読者には見破りにくい．すべての叙述的レビューに問題があるわけではないが，読者側は気をつける必要がある．

しかしながら，系統的レビューが栄養学の分野に登場したのは，まだごく最近のことである．そのため，日本語で書かれた系統的レビューはまだわずかしかないのが現状である．

●ひどい偏り，盲信，思い込みや自慢話には気をつけよう．うまい話，甘い話には裏がある．友人も恋人も訪問販売も総説（レビュー）も同じである．

06 系統的レビュー

前述のアントシアニンと目の健康に関する論文は，ある一定の規則に従って集められたため，系統的レビューの手法をとっている．そこで，これを例として，論文が集められた後の作業をみることにしたい．

File 2‐07をみると，PubMed上に抄録が存在するのは1977年以後の論文に限られていることがわかる．そして，それらを読むと，「ランダム化割付比較試験」と呼ばれる質の高い介入研究（⇒chap. 3‐10）を用いて行われた信頼度の高い研究が4つ存在することがわかる[13～16]．そこで，この4つの論文のコピーを図書館で取り寄せて読むことになる．

File 2‐08が研究内容のまとめである．このような表を系統的レビューでは要約表（summary tableまたはevidence table）と呼ぶ．要約表の特徴は，結果だけではなく，方法を比較検討できる点にある．この表から，①すべて健康な人（目に問題や障害をもっていない人）で行われていること，②ランダム化割付比較試験という質のよい研究方法がとられていること，③暗順応という目の機能を調べた研究が3つ，暗闇での視力を調べた研究が1つであること，③短期投与の効果を調べた研究が2つ，長期（12日間と21日間）投与の効果を調べた研究が2つであることがわかる．たとえば，①の事実から，「疲れ目の人」に効果があるか否かを調べた研究はないことがわかる．結果をみると，④3つの研究で効果が認められず，1つの研究でのみ効果が認められたこと，⑤効果を認めた1つの研究では，投与量が多いほど暗順応は良好であったが，暗順応が改善したのは最高投与量を与えた群だけであったことが読み取れる．

単純にいえば，4つのうち1つの研究しか有効性を認めなかったため，アントシアニンが目の機能，とくに，暗闇における機能によい効果を有するとは結論できない，となる．一方，摂取直後の短期効果を検討した2つの研究について

File 2 - 07

PubMedで検索式「(anthocyanine OR anthocyanosides) AND (eye OR vision) NOT animal」を用いて論文検索を行った結果（2003年10月8日）

筆頭著者名	雑誌，年，巻，ページ，言語	PubMed上の抄録の有無	本文参照の価値*
Nakaishi H	Altern Med Rev. 2000;5:553-62.	あり	あり
Muth ER	Altern Med Rev. 2000;5:164-73.	あり	あり
Zadok D	Eye. 1999;13(Pt 6):734-6.	あり	あり
Levy Y	Eye. 1998;12(Pt 6):967-9.	あり	あり
Huismans H	Klin Monatsbl Augenheilkd. 1980;177:506-12. ドイツ語	あり	なし
Politzer M	Klin Monatsbl Augenheilkd. 1977;171:616-9. ドイツ語	あり	なし
Bronner MA	Bull Soc Ophtalmol Fr. 1976;76:157-61. フランス語	なし	不明
Buffler	Rev Corps Sante Armees Terre Mer Air. 1970;11:809-30. フランス語	なし	不明
Buffler	Rev Corps Sante Armees Terre Mer Air. 1970;11:831-42. フランス語	なし	不明
Urso G	Ann Ottalmol Clin Ocul. 1967;93:930-8. イタリア語	なし	不明
Junemann G	Klin Monatsbl Augenheilkd. 1967;151:891-6. ドイツ語	なし	不明
Gloria E	Ann Ottalmol Clin Ocul. 1966;92:595-607. イタリア語	なし	不明
Magnasco A	Ann Ottalmol Clin Ocul. 1966;92:188-93. イタリア語	なし	不明
Sevin R	Ophthalmologica. 1966;152:109-17. フランス語	なし	不明
Alfieri R	C R Seances Soc Biol Fil. 1966;160:1590-3. フランス語	なし	不明
Thomas C	Bull Soc Ophtalmol Fr. 1965 Mar;65:212-7. フランス語	なし	不明

*抄録を読み，「ヒトを対象としたランダム化割付比較試験」である可能性が高いと判断されたもの．
資料）佐々木敏. 食生活. 2003; 97: 44-7 から引用．

File 2 - 08

アントシアニンが目の機能に及ぼす効果を検討した介入研究のまとめ

著者, 発表年	対象者		試験方法				摂取方法		眼機能検査	
	人数	特性	二重盲検	対照群	ランダム割付	交差試験*	摂取期間	群数（量）**	方法	結果
Nakaishi, et al., 2000	12	健康な若年～中年男女	あり	あり	あり	あり（期間不明）	1回を4回	4群（0, 12.5, 25, 50）	摂取2時間後における暗順応	量・反応関係あり。50mg/日群のみ、摂取の前後で有意な変化。
Muth, et al., 2000	15	視力良好な若年男子	あり	あり	あり	あり（1カ月間）	21日間を2回	2群（0, 40）	暗闇での視力	2群間で差なし。
Zadok, et al., 1999	18	視力良好な若年男性	あり	あり	あり	あり（2週間）	4日間を3回	3群（0, 12, 24）	服用期間における暗順応	3群間で差なし。
Levy, et al., 1998	16	視力良好な若年男性	あり	あり	あり	あり（2週間）	1回を4回	4群（0, 12, 24, 36）	摂取0,4,8,24時間後における暗順応	4群間で差なし。

*（ ）内はウォッシュアウト期間。**アントシアノサイドとして（mg/日）。
資料）佐々木敏. 食生活. 2003; 97: 44-7 から引用．

は，片方が有効，他方が無効となっており，決着つかず，ということになるだろう。

　4日間以上の継続的な摂取による効果は，2つの研究のいずれも効果を認めなかったことから，その効果の存在は疑問である，となるかもしれない。しかし，研究方法（摂取量や摂取期間など）も検査した目の機能も異なるために，この4つの研究をまとめて結論づけるのは困難だと思われる。

　また，今回読んだのは比較的最近に行われた研究だけである。1960～70年代にも研究が行われているが，これらについては検討していない。これらについても研究方法を細かくチェックしたうえで今回の検討に加えなければならない。

　以上をまとめると，「今回調べた範囲では，アントシアニンが目の機能をよくするという効果を示した研究は少なかった。しかし，最終的な結論を得るためには，今までのすべての研究も含めてまとめると同時に，健常者だけでなく，さまざまな人たちを対象とした研究がもっと必要である」となるようである。なお，最近，別の研究者が同様の系統的レビューを行い，ほぼ同じ結果に至っている[20]。このように，独立した研究者によってそれぞれに行われた研究の結果が類似した場合，この結果の信頼度はさらに高いものと考えられる。

　この例でわかるように，ある食品や栄養素と健康や疾患との関連について考えるためには，正しい調べ方をした研究を探して，中立的，客観的な視点で研究方法と研究結果を検討することが必要であり，これを実践したのが系統的レビューである。

07 メタ・アナリシス

　系統的レビューの要約表をみれば結果はある程度わかるだろう。しかし，要約表を正しく理解するのは，必ずしも容易ではない。もっと要約して，ひと目でわかる結果が出せれば究極のレビューといえるだろう。これは，よく似た方法で行われた研究がたくさんあれば，個々の研究成果を数量的に1つにまとめる（統合する）ことによって実現できる。これをメタ・アナリシス（メタ分析：meta-analysis）と呼んでいる。

　「母乳哺育はアトピー性皮膚炎の予防に有効か」を例にあげたい[21]。まず，PubMedを使って，1966年1月から2000年5月に発表された論文について，検索式「(breast feeding OR bottle feeding OR infant nutrition OR milk) AND (atopy OR allergy OR eczema OR dermatitis OR allergic OR atopic)」を用いて検索したところ，2,190の論文が抽出された（File 2-09：左）。次に，これらから母乳哺育とアトピー性皮膚炎の発症を検討した研究を選択し，さらに，それらの参考文献リストを調べて該当する論文を抽出した結果，208の論文にまで限定された。そして，コホート研究であること，満期出産児に限った解析結果が母乳哺育の有無による相対危険度が示されていること，そしてFile 2-09（右）のような選択基準を用いて該当する論文をさらに限定した結果，18の論文が最終的に残った。これらの研究の要約表がFile 2-10である。

　これをみると，研究によって結果がかなり異なっていることがわかる。たとえ，研究方法がほとんど同じでも，国，対象者数，追跡期間が異なると，結果が微妙に違うのは当然であろう。すると，「結果を平均する」という発想が生まれる。対象者数が少ない研究は軽く，対象者数が

File 2 - 09

母乳哺育とアトピー性皮膚炎発症との関連に関する研究論文のメタ・アナリシスにおける論文選択過程

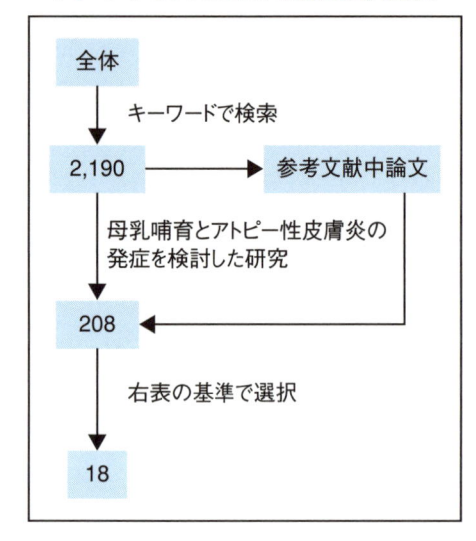

```
全体
 ↓ キーワードで検索
2,190 → 参考文献中論文
 ↓ 母乳哺育とアトピー性皮膚炎の発症を検討した研究
208 ←
 ↓ 右表の基準で選択
18
```

母乳哺育とアトピー性皮膚炎発症との関連に関する研究論文のメタ・アナリシスにおいて，論文選択で使われた基準

①母乳哺育に関する母親の思い出しが生後12カ月以内に行われたこと
②母乳哺育に関する質問をしたとき，調査者は結果（アトピー性皮膚炎の発症）を知らなかったこと
③母乳哺育が3カ月間以上であった場合にのみ母乳哺育に分類されたこと
④母乳哺育期間中は他の食物は与えられなかったこと
⑤アトピー性皮膚炎の診断基準が論文中に詳細に記述されていること
⑥結果（アトピー性皮膚炎の発症）に関する質問をしたとき，調査者は母乳哺育に関する情報を知らなかったこと
⑦アトピー性皮膚炎の発症年齢が調査されていること
⑧交絡因子（年齢，社会経済的階級，アトピーの家族歴，両親の喫煙）が統計学的に調整されていること
⑨アトピーの高危険度群別に層別解析がなされていること

資料）Gdalevich, et al., J Am Acad Dermatol, 2001; 45: 520-7

File 2 - 10 研究ごとにみた研究の質と結果（相対危険度）

著者名	追跡終了年齢（歳）	結果のブラインド*	交絡因子を考慮した解析**	家族歴	対象者数	相対危険度***（95％信頼区間）
Cogswellら	3	あり	あり	あり	57	1.36 (0.45-4.01)
Ruizら	1	あり	あり	あり	17	0.90 (0.18-5.53)
Gruskayら	3	なし	なし	なし	502	0.28 (0.01-1.78)
				あり	280	0.68 (0.17-2.06)
Busincoら	2	なし	なし	あり	67	1.20 (0.18-6.62)
Chandraら	1	なし	あり	あり	38	0.15 (0.06-0.39)
Chandraら	1.5	あり	あり	あり	124	0.48 (0.26-0.86)
Chandraら	5	あり	あり	あり	203	0.49 (0.23-1.00)
Hideら	4	あり	なし	あり	132	1.16 (0.35-3.35)
				なし	239	1.59 (0.71-3.42)
Matthewら	1	なし	なし	あり	19	0.17 (0.03-0.90)
Prattら	5	なし	あり	なし	64	1.80 (0.27-9.01)
				あり	103	0.40 (0.07-1.54)
van Asperenら	1.5	なし	あり	あり	60	1.68 (0.53-5.53)
Poysaら	1	あり	なし	あり	44	0.81 (0.27-2.42)
Herrmannら	1	なし	なし	あり	34	0.43 (0.15-1.28)
Mariniら	3	なし	あり	あり****	159	0.59 (0.26-1.16)
Tariqら	4	あり	あり	混在	667	0.79 (0.53-1.18)
Gordonら	2	なし	なし	混在	127	1.32 (0.62-2.81)
Fergussonら	3	なし	なし	混在	991	0.65 (0.36-1.11)
Berth-Jonesら	1	なし	あり	混在	231	0.44 (0.20-0.91)

*結果（アトピー性皮膚炎の発症）に関する質問をしたとき，調査者は母乳哺育に関する情報を知らなかったこと．
**交絡因子（年齢，社会経済的階級，アトピーの家族歴，両親の喫煙）が統計学的に調整されていること．
***母乳哺育なしに比べた母乳哺育ありの小児がアトピー性皮膚炎を発症する相対危険度．
****両親とも．

資料）Gdalevich, et al., J Am Acad Dermatol, 2001; 45: 520-7
佐々木敏. 臨床栄養. 2003; 102: 720-23 から引用．

File 2-11 母乳哺育なしに比べた母乳哺育ありの小児がアトピー性皮膚炎を発症する相対危険度（95％信頼区間）

家族歴あり
　Busincoら
　Chandraら
　Chandraら
　Chandraら
　Cogswellら
　Gruskayら
　Herrmannら
　Hideら
　Mariniら
　Matthewら
　Poysaら
　Prattら
　Ruizら
　van Asperenら
　合計
家族歴なし
　Berth-Jonesら
　Fergussonら
　Gordonら
　Gruskayら
　Hideら
　Prattら
　Tariqら
　合計
総計
総計*

相対危険度（95％信頼区間）
0.1　　0.5　1　　5　10

相対危険度は自然対数尺度で示してある。

家族歴の有無別にみた結果。家族歴なしの解析には、両親のいずれかにアトピー罹患歴がある場合を扱った研究と、家族歴に関する情報がない場合の研究の両方を含んだ。

＊「結果（アトピー性皮膚炎の発症）に関する質問をしたとき、調査者は母乳哺育に関する情報を知らなかったこと」という条件が満たされていた研究だけによる結果。

資料）Gdalevich, et al., J Am Acad Dermatol, 2001; 45: 520-7
　　　佐々木敏. 臨床栄養. 2003; 102: 720-3 から引用。

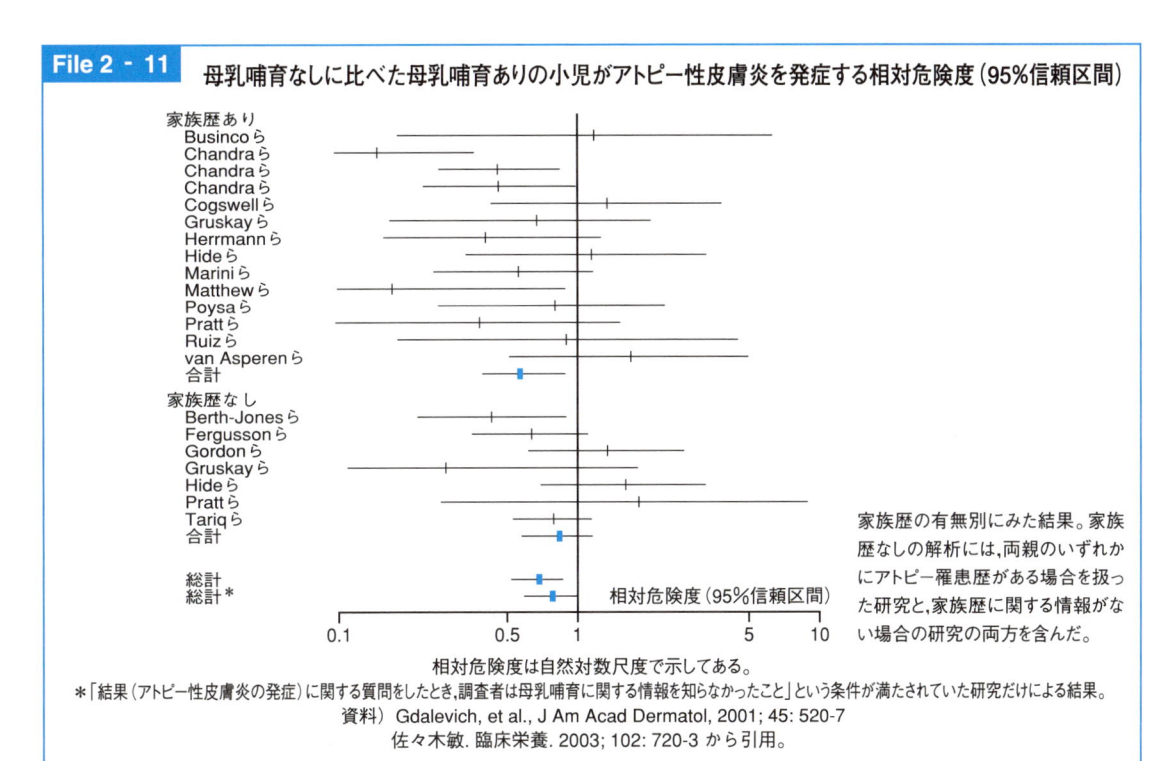

多い研究は重く扱って平均をとったほうがよいだろう。このような問題を考慮して、計算した結果が、File 2-11である。

　家族歴がある子どもの相対危険は0.58、家族歴がない子どもの場合は0.84となっている。つまり、母乳哺育の子どもがアトピー性皮膚炎にかかる確率は人工乳哺育の場合に比べて、前者で42％、後者で16％少ないことがわかる。しかも、前者の95％信頼区間は0.41〜0.92、後者は0.59〜1.19である。95％の確率で真の相対危険がこの範囲にあることを示している（⇒chap. 4-06）。前者では、95％信頼区間の上限が0.92と、1.0を下回っている。つまり、真の相対危険は95％以上の信頼度で1.0よりも低いため、95％以上の信頼度をもって「母乳哺育の子どもがアトピー性皮膚炎にかかる確率は人工乳哺育の場合に比べて下がる」といえるわけである。

　一方、家族歴がない子どもの場合には、95％信頼区間の上限が1.19とわずかだが、1.0を超えているために、母乳哺育で相対危険が下がると断言することができない。

　最後に、家族歴の有無を問わずにまとめると、相対危険は0.68（95％信頼区間は0.52〜0.88）となり、95％以上の自信をもって、「母乳哺育の子どもがアトピー性皮膚炎にかかる確率は人工乳哺育の場合に比べて下がる」といえる。

　18のうち16の研究で相対危険の95％信頼区間の上限は1.0を上回っている。そのために、ほとんどの研究で、「下がるみたいだけれど、下がると断言はできない」という結論になってしまう。ところが、これらの結果を数量的にまとめることによって、「下がると断言できる」という結論が得られた。これは、人数が増えると偶然の入り込む確率が少なくなり、その結果として、結

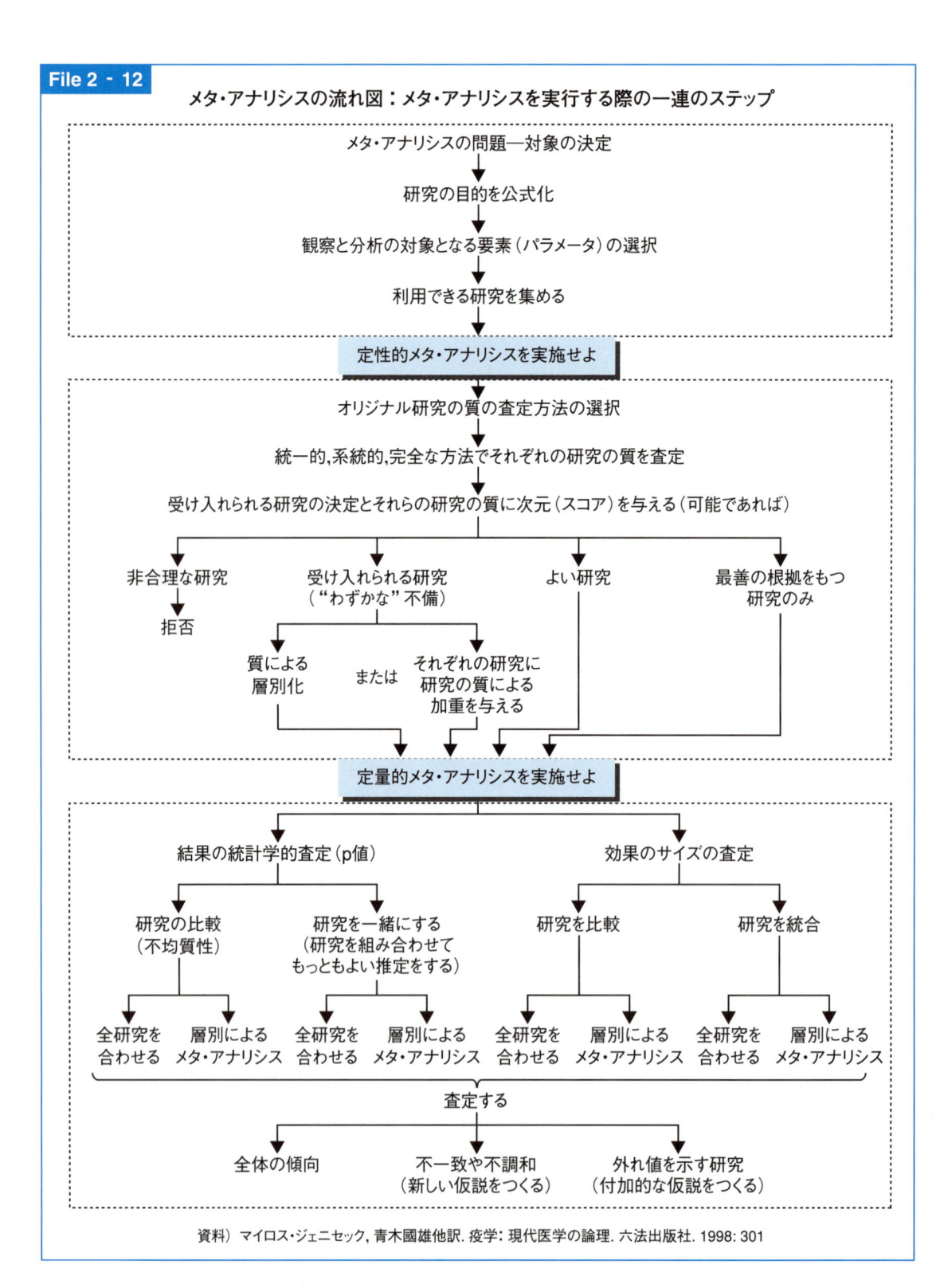

File 2-12 メタ・アナリシスの流れ図：メタ・アナリシスを実行する際の一連のステップ

```
メタ・アナリシスの問題―対象の決定
              ↓
        研究の目的を公式化
              ↓
  観察と分析の対象となる要素（パラメータ）の選択
              ↓
        利用できる研究を集める
```

定性的メタ・アナリシスを実施せよ

```
     オリジナル研究の質の査定方法の選択
              ↓
  統一的,系統的,完全な方法でそれぞれの研究の質を査定
              ↓
受け入れられる研究の決定とそれらの研究の質に次元（スコア）を与える（可能であれば）
```

- 非合理な研究 → 拒否
- 受け入れられる研究（"わずかな"不備）
  - 質による層別化
  - または
  - それぞれの研究に研究の質による加重を与える
- よい研究
- 最善の根拠をもつ研究のみ

定量的メタ・アナリシスを実施せよ

結果の統計学的査定（p値）
- 研究の比較（不均質性）
  - 全研究を合わせる
  - 層別によるメタ・アナリシス
- 研究を一緒にする（研究を組み合わせてもっともよい推定をする）
  - 全研究を合わせる
  - 層別によるメタ・アナリシス

効果のサイズの査定
- 研究を比較
  - 全研究を合わせる
  - 層別によるメタ・アナリシス
- 研究を統合
  - 全研究を合わせる
  - 層別によるメタ・アナリシス

査定する
- 全体の傾向
- 不一致や不調和（新しい仮説をつくる）
- 外れ値を示す研究（付加的な仮説をつくる）

資料）マイロス・ジェニセック，青木國雄他訳. 疫学：現代医学の論理. 六法出版社. 1998: 301

果の信頼度が上がるという偶然誤差の性質（⇒ chap. 4‐03）を利用して，個々の研究の結果をうまく足し合わせて信頼度の高い1つの結果を得た例である。このような計算処理のこと，そして，このような方法によって結果を得ることをメタ・アナリシスと呼ぶわけである。

メタ・アナリシスは，よく似た研究方法を用いた小規模な研究がたくさん存在するときに能力を発揮する。アントシアニンの例のように，研究方法が互いに異なる場合（アントシアニンの投与期間や目の機能の測定方法が異なっていた）は，結果を1つにまとめると何を知りたいのかがぼやけてしまう。このような場合は，メタ・アナリシスを行う意味はあまりない。メタ・アナリシスは行わずに，要約表をていねいに読み，定性的な解釈を与えるのが正しい分析方法といえるだろう。系統的レビューとメタ・アナリシスの作業手順を定型化するのは難しいが，Janicekが提案した流れ図をあげておく（File 2‐12）[22]。ただし，この図では，系統的レビューを「定性的メタ・アナリシス」と呼んでいる。

複数の研究の成果をまとめる方法の1つであるが，個々の研究の結果を統合するメタ・アナリシスと異なり，それぞれの研究で得られたデータ（粗データと呼ぶ）を集め，それらをあたかも1つの研究であるかのように扱って解析する方法がある。これをプールド・アナリシス（pooled analysis）と呼ぶ。疫学研究では個々の研究によって調査方法が微妙に異なるために，粗データを集めても1つの研究のように解析することは至難の業である。

たとえば，1つの研究では，食物繊維摂取量を果物摂取量だけから推定したり，別の研究では穀類と野菜と果物から計算していたり，とまちまちであることが多いからである。したがって，実際にプールド・アナリシスができるのは，調査方法が比較的に似ている研究がたくさん存在するときだけということになる。反面，調査方法が比較的に似ている質の高い研究がたくさん存在した場合のプールド・アナリシスの結果は，メタ・アナリシスよりも信頼度の高い結果が得られると考えられる。

⊃**メタ・アナリシス，系統的レビューであれば信頼できる，というわけではない。しかし，メタ・アナリシス，系統的レビューでないより，ほとんどの場合，少しだけましである。**

08 発表バイアス

系統的レビュー，メタ・アナリシスでとくに注意したいのが，発表バイアス（publication bias）である。出版バイアスと呼ぶこともある。マグネシウム摂取と血圧の関連を検討したメタ・アナリシスを例に，この問題を考えてみたい（File 2‐13）[23]。

それぞれの●や○が1つの研究結果（●が収縮期血圧，○が拡張期血圧）を示している。縦軸はマグネシウム摂取量が100 mg/日だけ増えると血圧が何mmHg上下するかを示している。0 mmHgよりもわずかに低いところに横線が引いてあり，これがすべての研究結果をまとめたときの結果である。横軸は対象者数を示している。

この図で特徴的なのは，対象者数が50人以下のところにあるマグネシウム摂取量と血圧との間に大きな負の関連（マグネシウム摂取量が多い人ほど血圧が低いこと）を見いだした研究が集まっていることである。

一方，動物実験などによるメカニズム研究の結果からマグネシウムに降圧作用があることが

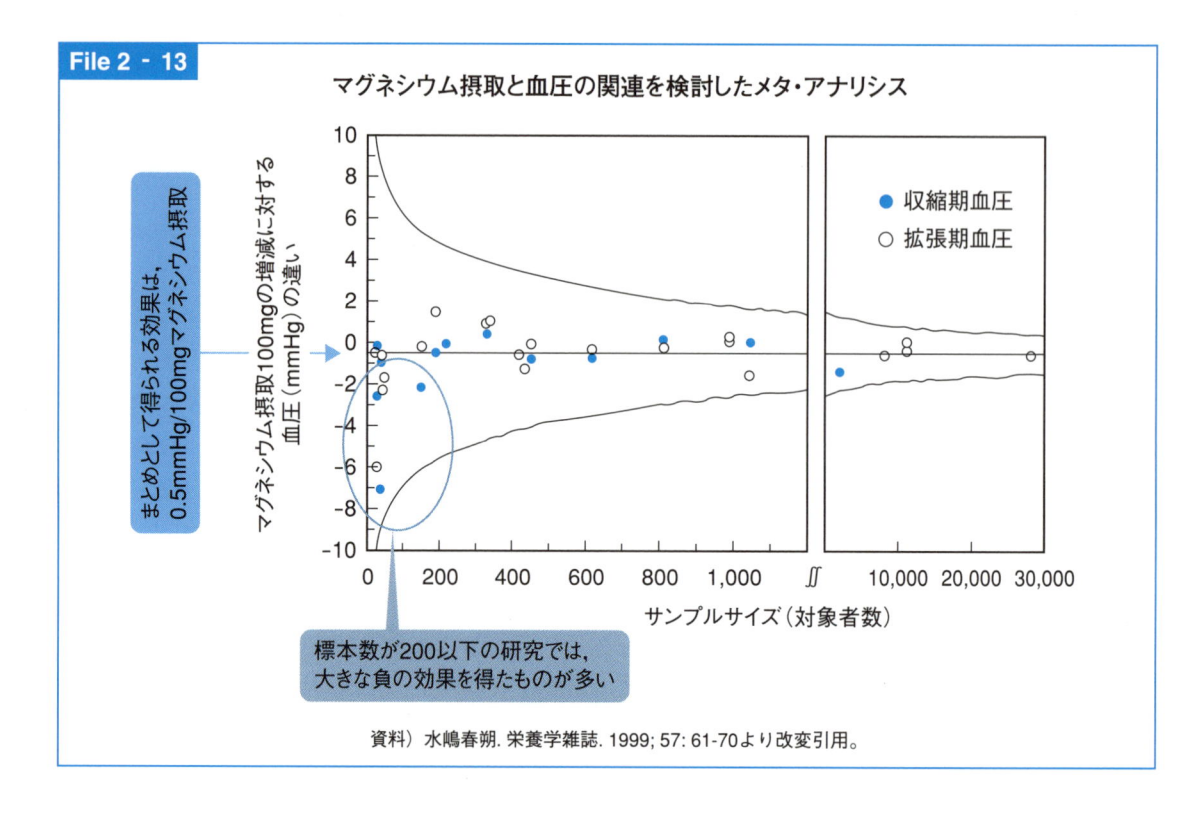

File 2 - 13 マグネシウム摂取と血圧の関連を検討したメタ・アナリシス

まとめとして得られる効果は，0.5mmHg/100mgマグネシウム摂取

標本数が200以下の研究では，大きな負の効果を得たものが多い

● 収縮期血圧
○ 拡張期血圧

縦軸：マグネシウム摂取100mgの増減に対する血圧（mmHg）の違い
横軸：サンプルサイズ（対象者数）

資料）水嶋春朔．栄養学雑誌．1999; 57: 61-70より改変引用。

示唆されている。この結果を受けて「人ではどうか？」を検証する場合の作業仮説は「マグネシウム摂取量が多い人ほど血圧が低い」である。対象者数が少ない場合にこのような都合のよい結果が得られるのではなくて，小規模研究の数は発表されているものよりずっと多くて，著者らにとって都合のよい，つまり，仮説を首尾よく証明できた結果のみが報告され，都合の悪い結果，つまり，仮説に反する結果が出た研究は報告されない傾向にあったのだろうと考えられる。

ただ，注意したい点もある。数千人，数万人を対象とした研究では，マグネシウム摂取量を正確に調べるのは困難だろう。すると，人数が多い研究は，人数の少ない研究に比べて，測定誤差が多く，マグネシウム摂取量と血圧の関連の結果が出にくいことになる。そのため，人数の少ない研究にマグネシウム摂取量と血圧との間に仮説を支持する結果が集まっているのではないか，という推論も成り立つだろう。

この考えが正しいか否かを確かめるには，どのような方法（この場合は，食事調査法の正確さ）を用いた研究が選ばれたかを細かくチェックしなくてはならない。研究の方法の質を均質に保つことは系統的レビューやメタ・アナリシスの基本であるから，系統的レビューやメタ・アナリシスを読むときには必ず注意したいところである。

この「信頼できる方法を用いた研究」という視点は，栄養調査や栄養指導では非常に大切なポイントである。なぜなら，栄養調査法の質によって栄養調査結果は変わり，栄養指導の効果は栄養指導そのものだけでなく，その評価方法によっても変わってしまうからである。

➲ 研究者も人間である限り発表バイアスはなくならない。発表バイアスがありうることを知っていることが大切である。そのような発表はできるだけしないように心がけ，そのような発表をみたら，すばらしすぎる結果をほめてあげよう。

09 まじめな研究者の悲しい癖

　研究者とは新しい事実を追い求める生き物である。彼らにとってもっとも魅力的な一瞬は「発見」である。すでに発見され，定説となってしまったものに彼らは興味がない。たとえば，病気Xに関連する栄養素Aが発見されたとする。病気Xの研究を専門にする研究者が次に行うのは，新たな栄養素Bを発見することである。Bが発見されると直ちに栄養素Cに，その次は栄養素Dにと，彼らの興味はどんどん移っていく。すると，栄養素Eが発見されるころには，栄養素Aのことなど念頭にないという現象が起こる。そして，この研究者に「病気Xを予防するためにもっとも大切なものは何ですか？」と質問すると，栄養素Dだという答えが返ってきて，栄養素Eが有望だとつけ加えるかもしれない。栄養素Aや栄養素Bの話はしてくれない。しかし，病気Xを予防したい人にとって有用な情報は，栄養素Aから栄養素D（栄養素Eは除く）までを平等に並べ，相対的にみて，どの栄養素が病気Xを予防する効果が大きいかである。

　このような研究者にはどんどん研究を行っていただきたいが，病気Xと栄養の関連についてお話しいただく人としては適任ではない。珍しい栄養素や物質の名前がたくさん出てくる研究者の話はこの手のものが多いため，注意したい。しかし，その研究者の話が真実か否かを正しく評価できるのは，病気Xと栄養について広範かつ平等な視点をもった非常に有能な研究者だけのため，この問題はけっこう厄介である。

10 栄養・健康情報における科学性と娯楽性

　すべての栄養・健康情報が，このCHAPTERで説明したような厳しい規則を守らなくてはならないのかと考えると，おもしろみに欠けたものになってしまうのではないかと心配にならないだろうか。

　そこで，考えたいのが，栄養・健康情報の目的は，「健康増進・疾病予防・疾病治療のため」，「知識・蘊蓄のため」，「娯楽のため」に大きく分けるべきではないかということである（File 2 - 14）。

　1つめは，実際に自分の生活に活かそうとする場合であり，相当にしっかりとした科学的信憑性が必要だろう。期待した効果が現実に得られることが証明されていなくてはならない。これは，実生活を研究の場とする疫学研究によってのみ可能である。したがって，ここに分類されるためには，実際の利用を想定した疫学研究の成果が不可欠となる。それに比べて，2つめは，知識としては取り入れるけれど，自分の生活や行動には関係ないという類いである。間違った知識を取り入れてしまっても，自分の健康や生命への実害はない。3つめは，純粋に娯楽のためであるから科学的であるよりもおもしろいか否かがポイントとなる。真実からかけ離れた話題のほうが好ましい場合もあるだろう。

　それぞれの境界線はそれほどはっきりしたものではない。たとえば，「○○大学××教授グループ，にんにく中の抗肥満物質を世界で初めて発見」というニュースはどうだろう。これは真実であり，新聞なら科学欄に載るだろう。しか

File 2 - 14　栄養・健康情報における科学性と娯楽性

目　的	科学的な正しさ	疫学研究による証明	トレーサビリティ*	わかりやすさ	おもしろさ	生活への活用
健康増進・疾病予防・疾病治療	必要	必要	必要	必要	不必要（あったほうがよい場合もある）	あり
知識・蘊蓄	必要	不必要	基本的には，必要	目的による（必要から不必要までさまざま）	不必要（あったほうがよい場合もある）	なし
娯楽・バラエティ	不必要	不必要	不必要	不必要（内容が理解できなくても必ずしも問題にはならない）	必要	なし

＊研究成果の出所すなわち論文に遡れること。

し，この記事には，にんにくをどれくらい食べたらどれくらい体重が減るのか，その成功確率はどれくらいかといった，健康増進・疾病予防・疾病治療に直接に役立つ内容はおそらく書かれていない。このような場合には，「知識・蘊蓄のため」の情報に分類するのが適当ではないかと考えられる。

また，「知識・蘊蓄のため」と「娯楽のため」の境界線もはっきりとしない場合が少なくない。しかし，両方とも，実生活には影響を及ぼさないため，実益または実害はない。しかし，「健康増進・疾病予防・疾病治療のため」の情報と「娯楽のため」の情報を間違えたらたいへんなことになる。笑っては済まされない事態になるかもしれない。

つまり，「健康増進・疾病予防・疾病治療のため」の情報とその他の情報との境界線を理解しておくことが大切である。試しに，一般書，雑誌，新聞，テレビ番組，教科書，専門家向け資料など，手元にある栄養・健康情報（らしきもの）を分類してみることをおすすめする。

どこに分類される情報も，正しく活用すれば，われわれの人生を豊かにしてくれる。大切なのは，情報の受け手が誤った使い方をしないことである。情報の受け手が正しい判断力をもって，さまざまな栄養・健康情報を正しく，かつ，有効に活用できるようになることがもっとも大切なことである。

●役に立たないものも人生には必要である。しかし，どれが役に立つものでどれが役に立たないものかがわからなくなってしまった人生は哀しい。そして，そのような人は意外に多い…かもしれない。

11 まとめ

この章では，栄養・健康情報をどのように理解し，取捨選択するか，そして，それをどのように利用するかについて，考えてみた。CHAPTER 1で説明したように，ここで栄養・健康情報と考える研究のほとんどは，ヒトを用いた研究である。しかも，科学的に信頼できる研究である。そして，1人ひとりが少しずつ違うことを考えると，たくさんの人を対象とした研究が必要であることがわかる。たくさんの人を用いた医学研究，その研究方法に関する学問が疫学である。次のCHAPTERでは，栄養学から少し離れて，疫学について，その基礎を考えてみることにしたい。

【参考文献】

1. Thomas C, Barisain P. Effect of anthocyanosides on the capillary fragility of the eye in diabetes and arterial hypertension. Bull Soc Ophtalmol Fr 1965; 65:212-7 (in French).
2. Alfieri R, Sole P. Influence of anthocyanosides, in oral-perlingual administration, on the adapto-electroretinogram (AERG) in red light in humans. C R Seances Soc Biol Fil 1966; 160: 1590-3 (in French).
3. Sevin R, Cuendet JF. Effect of a combination of myrtillus anthocyanosides and beta-carotene on capillary resistance in diabetes. Ophthalmologica 1966; 152: 109-17 (in French).
4. Magnasco A, Zingirian M. Influence of anthocyanosides on the mesopic differential threshold of the retina. Ann Ottalmol Clin Ocul 1966; 92: 188-93 (in Italian).
5. Gloria E, Peria A. Effect of anthocyanosides on the absolute visual threshold. Ann Ottalmol Clin Ocul 1966; 92: 595-607 (in Italian).
6. Junemann G. On the effect of anthocyanosides on hemeralopia following quinine poisoning. Klin Monatsbl Augenheilkd 1967; 151: 891-6 (in German).
7. Urso G. Effect of Vaccinium myrtillus anthocyanosides associated with betacarotenes on light sensitivity. Ann Ottalmol Clin Ocul 1967; 93: 930-8 (in Italian).
8. Buffler. Further experiments in the study of the action of anthocyanosides in scotoptometry. Rev Corps Sante Armees Terre Mer Air 1970; 11: 831-42 (in French).
9. Buffler. Study of the rapid action of anthocyanosides by scotoptometry in a selectoon center. Rev Corps Sante Armees Terre Mer Air 1970; 11: 809-30 (in French).
10. Bronner MA, Hissler R, Franck H. Action of anthocyanosides and vitamin A on the electro-oculogram of normal subjects. Bull Soc Ophtalmol Fr 1976; 76: 157-61 (in French).
11. Politzer M. Experiences in the medical treatment of progressive myopia (author's transl). Klin Monatsbl Augenheilkd 1977; 171: 616-9 (in German).
12. Huismans H. Tapetoretinal dystrophy–a diagnosis involving obligation (author's transl). Klin Monatsbl Augenheilkd 1980; 177: 506-12 (in German).
13. Levy Y, Glovinsky Y. The effect of anthocyanosides on night vision. Eye 1998; 12: 967-9.
14. Zadok D, Levy Y, Glovinsky Y. The effect of anthocyanosides in a multiple oral dose on night vision. Eye 1999; 13: 734-6.
15. Muth ER, Laurent JM, Jasper P. The effect of bilberry nutritional supplementation on night visual

acuity and contrast sensitivity. Altern Med Rev 2000; 5: 164-73.
16. Nakaishi H, Matsumoto H, Tominaga S, et al. Effects of black current anthocyanoside intake on dark adaptation and VDT work-induced transient refractive alteration in healthy humans. Altern Med Rev 2000; 5: 553-62.
17. Pawlak DB, Ebbeling CB, Ludwig DS. Should obese patients be counselled to follow a low-glycaemic index diet? Yes. Obes Rev 2002; 3: 235-43.
18. Raben A. Should obese patients be counselled to follow a low-glycaemic index diet? No. Obes Rev 2002; 3: 245-56.
19. World cancer research fund, American institute for cancer research. Food, nutrition and the prevention of cancer: a global perspective. World cancer research fund, American institute for cancer research, 1997.
20. Canter PH, Ernst E. Anthocyanosides of Vaccinium myrtillus (bilberry) for night vision–a systematic review of placebo-controlled trials. Surv Ophthalmol 2004; 49: 38-50.
21. Gdalevich M, Mimouni D, David M, et al. Breastfeeding and the onset of atopic dermatitis in childhood: a systematic review and meta-analysis of prospective studies. J Am Acad Dermatol 2001; 45: 520-7.
22. Janicek M. Epidemiology: the logic of modern medicine. EPIMED International. Montreal, Canada, 1995.（邦訳：マイロス・ジェニセック．青木國雄 他 訳. 疫学-現代医学の論理. 六法出版社. 1998：1-362.）
23. Mizushima S, Cappuccio FP, Nichols R, et al. Dietary magnesium intake and blood pressure: a qualitative overview of the observational studies. J Human Hypertens 1998; 12: 447-53.

2. 栄養疫学を知る
To know nutritional epidemiology

CHAPTER 3

Introduction of epidemiology

疫学入門

このCHAPTERでは，疫学の概要を研究方法別に紹介する。そして，それぞれの研究方法を用いて行われた研究の結果を解釈する際に注意すべき事柄についても簡単に触れることにする。疫学研究を行ったり，その結果を解釈したりするためには，生物統計学の基本的な知識が必要である。これらはCHAPTER 4にまとめる。このCHAPTERでわからない統計用語や統計学の考え方が出てきたら，その都度，CHAPTER 4の該当部分を開いていただきたい。

01 疫学研究の目的

疫学研究の目的は，人がどのような状態にあり，人でどのようなことが起こるか，または，起こっているのかを明らかにすることである。

疫学と対立的な研究方法は，動物や細胞を用いる実験研究だろう。動物や細胞を用いる実験研究の目的は，メカニズムを明らかにすることにある。

たとえば，大豆に特異的に含まれるイソフラボンという物質は，その分子構造が女性ホルモンに似ていることが明らかにされている。すると，摂取されたイソフラボンが女性ホルモンのように働き，女性の体になんらかの影響を与えている可能性が考えられる。

一方，メスのラットから外科的に卵巣を摘出すると，人工的に閉経させたことになり，骨が弱くなる（骨密度が下がる）ことが知られている。そこで，卵巣を摘出したメスのラットにイソフラボンを食べさせて，その後に骨を取り出し，骨がどうなったかを顕微鏡で観察すると，イソフラボンの骨への効果が検討できる。

さらに，血液中の女性ホルモンや骨の生成，破壊に関連する物質を測定することによって，イソフラボンが骨に与える影響を細かく検討できるだろう。

この一連の実験によって，イソフラボンに骨を強くする働きがあることが明らかになったとしよう。では，この結果を根拠にして，「骨の健康のためにイソフラボンをたくさん食べよう」となるだろうか。答えは「否」である。

大切なことは，「人でもこのようなことが起こるか」ということと，「どれくらいイソフラボンを食べたら，どれくらい骨が強くなるのか」ということである。「ラットで起こることが人でも起こる」という保証はないし，それが保証されたとしても，「莫大な量のイソフラボンを食べて微々たる効果では現実的な意味はない」となってしまう。

疫学研究は，①それは人で起こるか（起こっているか），②それは現実的に意味があるか，の2つの疑問に答えを与える。逆に，いくら疫学研究を進めても，なぜそれは起こるか（そのメカニズムは何か）への答えを得ることはできない。にもかかわらず，「すべての医学研究や栄養学研

究は，疫学に始まり疫学に終わる」といっても過言ではないだろう。それは，ヒト集団を観察することによって疑問が生まれ，そこから研究が始まり，そして，さまざまな研究によって明らかにされた理論やメカニズムに基づいて考え出された治療方法や予防方法について，疫学研究によって実際の効果が検証され，確認されることによって，最終的な答えが得られるからである。

ところで，疫学は，1人の人ではなく，集団を対象とする。これは，人が個々人で少しずつ違っていて，そのために，結果も微妙に異なり，あまりにたくさんの要因がそこに絡むために，1人を調べた結果が，別の人やすべての人に当てはまるかどうかがわからないからである。もう1つの理由は，いかに精度の高い測定方法を用いても，測定誤差が存在するために，複数回測定するか，複数の人を測って精度を上げなければならないためである。そこで，たくさんの人を調べて，その平均値など，集団を代表する数値として結果を普遍化する。これは動物実験などでもいえることだが，遺伝子や生活環境をほぼ一致させて行うことができる動物実験では，このようなことが困難な疫学研究に比べると，必要となる人数（ではなくて，匹数）はずっと少なくて済むわけである。

●疫学研究の目的は，「それは人で起こるか」，「それは現実的に意味があるか」の2つの疑問に答えることに集約される。

02 疫学研究の方法

疫学研究は，観察研究（observation studies）と介入研究（intervention studies）に大別される（File 3‐01）。

観察研究には，多数の研究方法があり，記述疫学研究（descriptive epidemiology），生態学的研究（エコロジカル研究：ecological study），横断研究（断面研究：cross-sectional study），症例対照研究（ケース・コントロール研究：case-control study），コホート研究（cohort or longitudinal study）に分けられる。

生態学的研究からコホート研究までをまとめて分析疫学（analytical epidemiology）と呼ぶ。分析疫学の目的は，原因（と考えている要因）と結果（と考えている要因）との関連性を明らかにし，その関連性から因果関係を推理することにある。介入研究は，ランダム化割付比較試験（randomized controlled trial，略称RCT）と非ランダム化割付比較試験（non-randomized controlled trial）に大別される。

03 記述疫学研究

記述疫学研究は，事実を記述することを目的として行う。もう少し正確には，疾病の頻度と分布を人，場所，時間についての正確な記述から，①目的とする疾病の発生パターンの特徴を明らかにすることと，②目的とする疾病の発生要因に関する仮説（疾病発生との関連が疑われる要因）を提唱すること（証明することではない）を目的としている。

たとえば，「日本における2004年の死亡率」はその代表だろう。この記述疫学研究を継続して行うと，死亡数の経年変化，つまり，死亡数の推移を知ることができる。どの疾患の対策を優先させるべきか，どの疾患の予防を重要視すべきかなどを知るうえで不可欠の情報である。病気の状況だけでなく，日本人は朝食を食べなく

File 3 - 01

疫学研究の種類

研究方法			研究対象	時間的な視点	人為的な介入の有無
観察研究（observation study）：曝露要因と疾病との関連を人為的な操作を加えることなく観察のみによって頻度，分布，関連を明らかにする研究方法					無
	記述疫学（descriptive study）		集団	横断的・後ろ向き	
	分析疫学（analytical study）				
		生態学的研究（ecological study）	集団	横断的	
		横断研究（cross-sectional study）	個人	横断的（現在）	
		症例対照研究（case-control study）		後ろ向き（過去）	
		コホート研究（cohort study）		前向き（将来）	
介入研究（intervention study）：人為的に要因を加えたり，除いたりすることにより，その前後の疾病の発生や予後の変化を実験的に確かめる方法				前向き	有
	非ランダム化割付比較試験（non-randomized controlled trial）				
	ランダム化割付比較試験（randomized controlled trial）				

資料）岡本和士. 疫学研究を始める前に. 日本疫学会監修. はじめて学ぶやさしい疫学―疫学への招待. 南江堂, 2002: 28 を参考にして作成.

なっているかとか，喫煙率は職業によって異なるかなどといったことも記述疫学研究によって調べられ，明らかにされる。このように，記述疫学は，医学や栄養学（医療サービスや栄養改善サービス）の方向性を決めるための重要な情報を提供してくれる研究手法である。なお，記述疫学研究は，研究ではなく，調査と呼ばれることも多い。

記述疫学研究の例：死亡率の推移

一定期間内の死亡者数をその集団の人口で割った値を死亡率（mortality rate または mortality）と呼ぶ。後ほど紹介する年齢調整死亡率（age-standardized mortality）と区別するために，粗死亡率（crude mortality）と呼ぶこともある。File 3 - 02（左）は1955年から1999年までの粗死亡率の推移である[1]。1970年ごろから脳血管疾患（脳卒中）が減少に転じたものの，悪性新生物（がん）と心疾患（主な疾患は心筋梗塞）は，現在まで上昇し続けていることがわかる。なお，1993年から1995年にかけて心疾患と脳卒中の死亡率が急に変化しているのは，死因分類（どの病気を心疾患や脳卒中に分類するかの規則）が変わったために起きた見かけの変化であり，心疾患と脳卒中の死亡率がこの3年間で急に変わったわけではない。

ところで，生活習慣病は主に成人がかかる病気であり，年齢が上がるほどかかりやすくなる。そして死亡率も上昇する。File 3 - 03はがんの死亡率を年齢ごとにみたものだが，40歳過ぎから徐々に増え始め，60歳を超えると急に増えている[2]。これは，同じ生活をしていても，平均年齢が高い集団のほうで死亡率が高くなることを示している[3]。次に，File 3 - 04は1955年から1995

File 3 - 02

日本人の3大生活習慣病（悪性新生物［がん］，脳血管疾患［脳卒中］，心疾患）の死亡率（男女計）の推移（1955～99年）

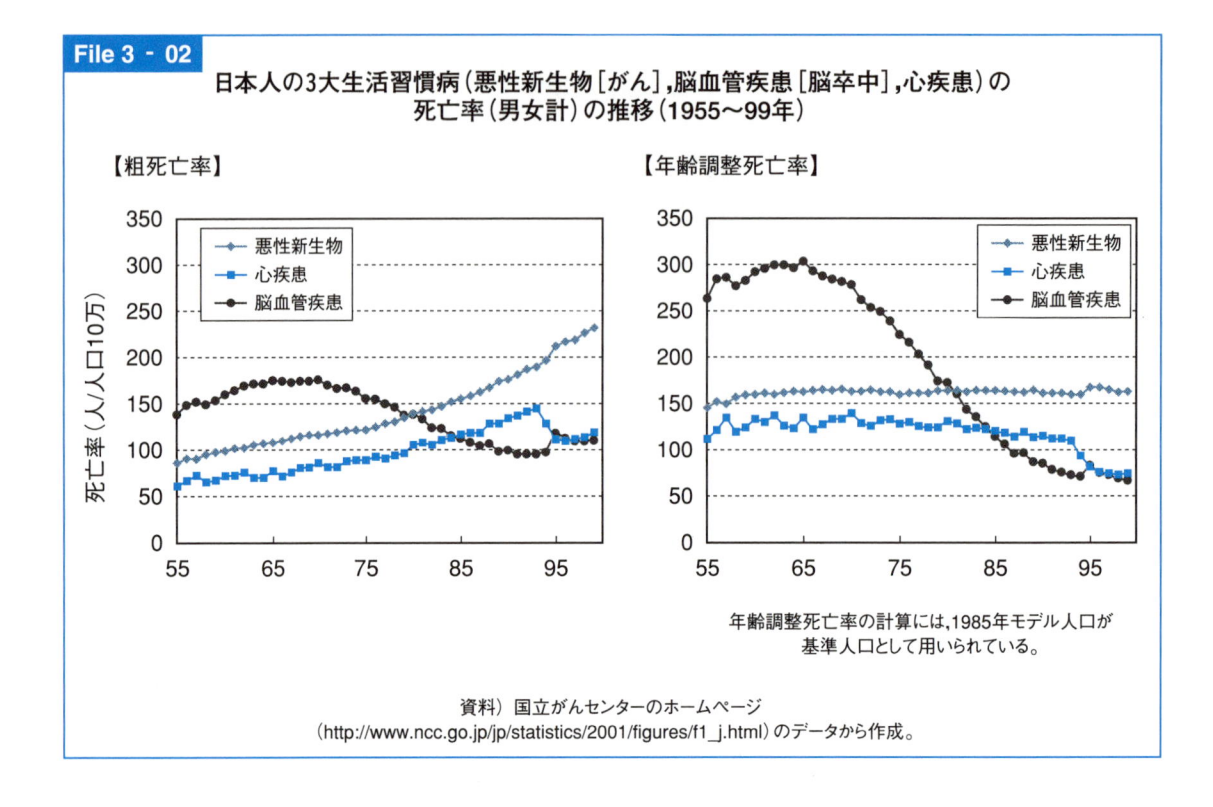

【粗死亡率】／【年齢調整死亡率】

凡例：悪性新生物／心疾患／脳血管疾患

年齢調整死亡率の計算には，1985年モデル人口が基準人口として用いられている。

資料）国立がんセンターのホームページ
（http://www.ncc.go.jp/jp/statistics/2001/figures/f1_j.html）のデータから作成。

File 3 - 03

年齢階級（歳）別にみた日本人のがん死亡率（1999年）

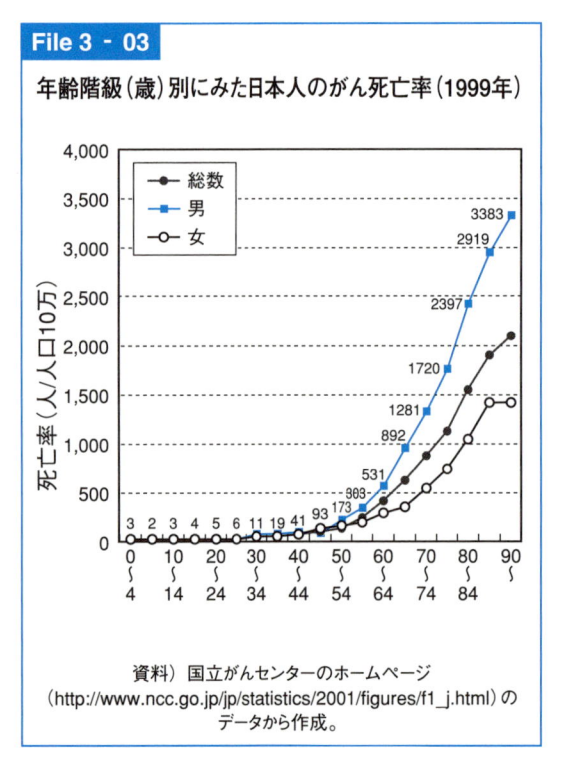

凡例：総数／男／女

男：3383, 2919, 2397, 1720, 1281, 892, 531, 173, 93, 41, 19, 11, 6, 5, 4, 3, 2, 3

資料）国立がんセンターのホームページ
（http://www.ncc.go.jp/jp/statistics/2001/figures/f1_j.html）のデータから作成。

File 3 - 04

日本人の平均年齢（歳）の推移（1955～95年）

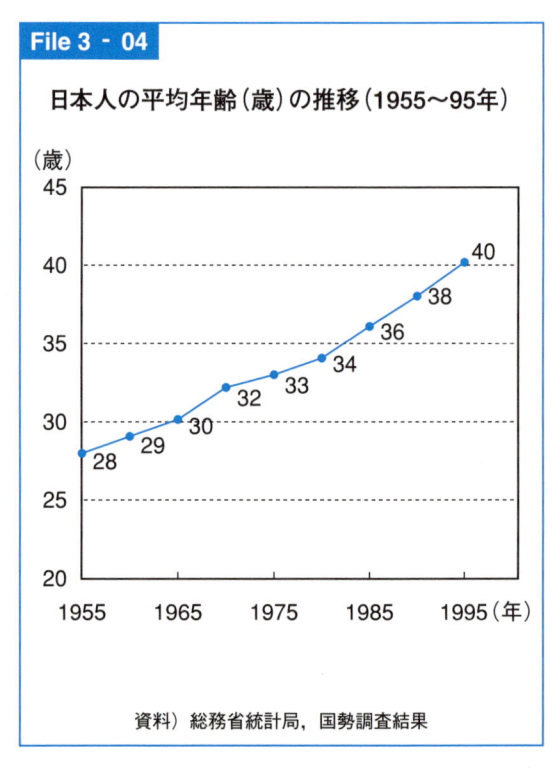

値：28, 29, 30, 32, 33, 34, 36, 38, 40

資料）総務省統計局，国勢調査結果

年までの日本人の平均年齢の推移で，一貫して上がり続けている。単純にいえば，40年間で日本人全体が12歳だけ歳をとった集団に変わったわけである。すると，File 3-02（左）の結果は，「平均年齢の上昇によって死亡率が上がった」と解釈することも可能ではないかと考えられる。

そこで，年齢構成の変化の影響を取り除いて死亡率の推移を評価することが必要となる。そのために役に立つのが年齢調整死亡率である（File 3-05）。「集団の年齢構成が変わらない」と仮定して，年齢ごとの死亡者数と人口から計算する。こうして得られたのが File 3-02（右）である。がんの死亡率はほとんど変わっておらず，脳卒中は激減，そして，心疾患は漸減となり，3つの疾患を合わせた全体の死亡率は，1965年をピークとして，それ以後，一貫して減少を続けていることがわかる。

粗死亡率も年齢調整死亡率も正しい記述疫学データである。大切なのは，どのように使い分けるかである。生活習慣病で亡くなる人の実数の変化を知りたい場合には，粗死亡率を用いる。「生活習慣病対策のために栄養士の数を増やすべきか否か」といった質問に答えるデータはこちらだろう。一方，「食事の欧米化に伴う栄養バランスの崩れと生活習慣病の増加」のように，何らかの生活習慣や環境の変化と生活習慣病との関連を考えたい場合には，粗死亡率ではなく，年齢調整死亡率を用いなくてはならない。なぜなら，粗死亡率には日本人全体の高齢化が大きく影響しているために，「食事の欧米化に伴う栄養バランスの崩れ」と死亡率の変化との関連を正しく評価できないからである。

また，1993年から1995年にかけてみられた心疾患と脳卒中の死亡率の急変化でわかるように，調査の方法や分類の基準が変わると結果も変わってしまう。これが本当の変化なのか，調査方法の変化なのかを見分ける知識も大切である。このように，記述疫学研究のデータを正しく解釈するのはけっして容易なことではない。

記述疫学研究の例：神経管欠損児の出生率の推移

File 3-06は，アメリカ（45州とワシントンD.C.）における神経管欠損児の出生率の推移である[4]。アメリカでは，葉酸欠乏に起因する神経管欠損児の出生を予防するために，穀類への葉酸添加を1996年から進め，1998年1月に完全に強制化した。この図は，添加以前から添加開始2年後までの神経管欠損児の出生率を示したものである。1991年上半期における出生率に比べて1998年下半期以後の3回のデータはおよそ19％出生率が低下し，それが有意であったことを示している。その一方で，葉酸の添加の効果はそ

File 3-05

年齢調整死亡率の計算方法

$$\text{年齢調整死亡率（旧訂正死亡率）} = \frac{\sum\{\text{観察集団の各年齢（年齢階級）の死亡率}\} \times \{\text{基準人口集団のその年齢（年齢階級）の人口}\}}{\text{基準人口集団の総人口}}$$

年齢構成が著しく異なる人口集団の間での死亡率や，特定の年齢層に偏在する死因別死亡率などについて，その年齢構成の差を取り除いて比較する場合に用いる。標準化死亡率という場合もある。普通，基準人口としては1985年モデル人口（1985年人口をベースにつくられた仮想人口モデル）を用いている。死因別死亡率は，通常人口10万人当たりで表現することが多い。

File 3 - 06

アメリカにおける神経管欠損児の出生率の推移（1990～99年）

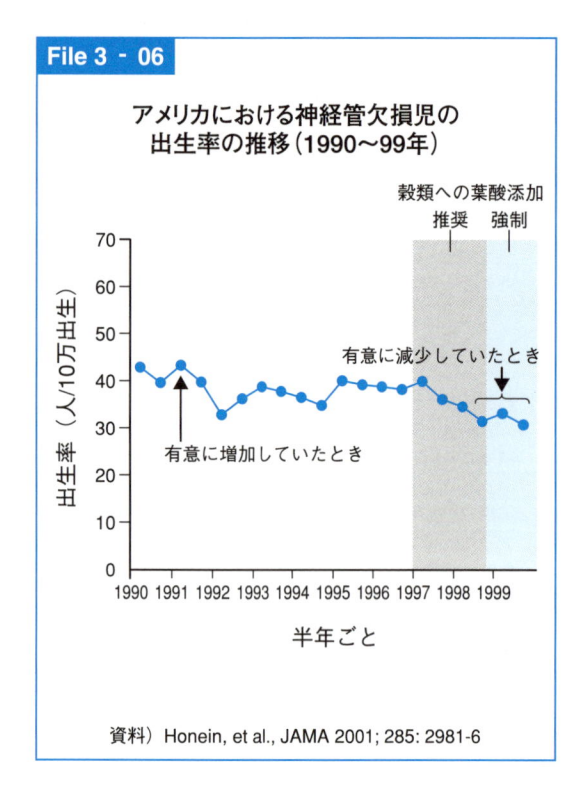

（グラフ：縦軸 出生率（人/10万出生）0～70、横軸 1990～1999 半年ごと。1997年の「穀類への葉酸添加 推奨」、1998年の「強制」の区分が示され、「有意に増加していたとき」「有意に減少していたとき」の矢印がある。）

資料）Honein, et al., JAMA 2001; 285: 2981-6

れほどめざましいものではなく，穀類への葉酸添加だけで解決できるほど単純な問題ではないことも理解される。

04 生態学的研究

集団を単位として行う疫学研究を生態学的研究と呼ぶ。たとえば，女性乳がんに女性ホルモンが関係していることが明らかになっていて，食品のなかでは大豆に特異的に含まれるイソフラボンの分子構造が女性ホルモンに似ていることも明らかになっている。この2つの事実から，大豆の摂取量と乳がんの危険との間に関連があるだろうという仮説が生まれる。

先ほど紹介した死亡率のデータ（File 3 - 02）は，がん全体だけでなく，乳がんについても統計がとられており，しかも都道府県別にもデータが存在する。また，大豆の摂取量に関するデータも，全国民を対象としたものではないものの，各都道府県から抽出された人を対象にして行われた食事調査のデータから得られる。すると，都道府県を単位として，大豆の摂取量と乳がんの死亡率の高低を比較すれば，大豆摂取量が多い都道府県ほど乳がん死亡率が低いといったことや，逆に，乳がん死亡率が高いといったことを明らかにできるだろうと予想できる。

生態学的研究でよく用いられる集団の単位には，都道府県だけでなく，市町村や国がある。新たに大規模な調査を行うことは少なく，既存の記述疫学のデータを利用して行われることが多いのが，生態学的研究の特徴の1つである。

注意したいのは，大豆摂取量を調べた調査対象者と乳がん死亡率の対象者が異なることである。都道府県別の乳がん死亡率と高い相関を示すものが，都道府県別の大豆摂取量以外にないことを示すのが難しいという問題もある。そのため，結果はやや説得力に欠けたものにならざるを得ないという短所がある。

たとえば，乳がんは出生児数が少ないとリスクが高くなることが数々の疫学研究で明らかにされている[5]。もしも，大豆摂取量の低い都道府県で出生児数が低い傾向があれば，単に，大豆摂取量と乳がん死亡率を都道府県別に比較するだけで，大豆と乳がんとを関連づけるのは早計といわざるを得ない。そのためには，大豆摂取量以外にも，都道府県別に女性1人当たり生涯出生児数など，関連が考えられるものをたくさん調べ，それらよりも，大豆摂取量のほうが乳がん死亡率に強く関連していることを示さなくてはならない。しかし，既存データを使って行われることが多い生態学的研究では，これら多岐にわたる要因について全国規模で調べたデータ

を収集・整理し，解析に含めるのは困難であり，これが生態学的研究の限界になることが多い。

一方，長所は，大規模な生命現象を扱った研究を比較的安価に行えることである。とくに，まれにしか発生しない疾患に関する研究では効果的な研究方法である。

時系列研究の例：果物摂取量と脳卒中死亡率

日本では1970年から30年間に脳卒中死亡率が減少し（File 3 - 02：右）[1]，同時期に，果物摂取量が減少した（File 1 - 05：左下）[6]。この相関はFile 3 - 07のようになっている。この図から，果物摂取量が減ると脳卒中が減る，逆にいえば，果物摂取量が増えると脳卒中が増える可能性があると推測される。

生態学的研究の多くは，ある一時期についてたくさんの集団を調べるが，たくさんの時期，ほとんどの場合は連続した一定期間について1つの集団を調べる研究方法もある。これをとくに時系列研究（time-series study）と呼ぶ。これも集団を単位として扱うため，生態学的研究の一種である。

ところで，この30年間は高度経済成長の時代で，果物だけではなく，さまざまな食品の摂取量が大きく変化した[6]。同時に，医療制度や健診受診率にも大きな変化があったかもしれない。つまり，たまたま注目した果物摂取量の変化を脳卒中死亡率の変化と関連づけるのは，少々短絡的すぎるかもしれない。

生態学的研究は，多くの場合，仮説を検証する（hypothesis-testing）ためではなく，仮説をつくり出す（hypothesis-generating）ために行われる。人間社会の壮大な実験としての生態学的研究はたくさんの洞察を科学者に与えてくれるものである。ゆえに，この例でわかるように，こ

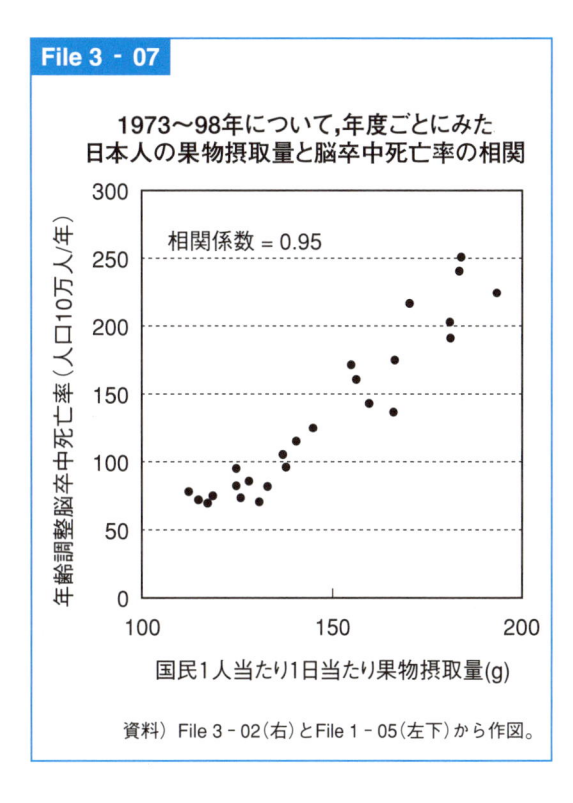

File 3 - 07

1973～98年について，年度ごとにみた日本人の果物摂取量と脳卒中死亡率の相関

相関係数 = 0.95

縦軸：年齢調整脳卒中死亡率（人口10万人/年）
横軸：国民1人当たり1日当たり果物摂取量(g)

資料）File 3 - 02（右）とFile 1 - 05（左下）から作図。

の研究だけで「果物の摂取は脳卒中の危険因子である」と結論づけるわけにはいかない。

生態学的研究の例：葉酸摂取量と心筋梗塞死亡率

CHAPTER 1のFile 1 - 15（左上）で，西ヨーロッパ15カ国における男性（45～74歳）の心筋梗塞死亡率[7]とその国のワイン消費量[8]の相関をみた。このグラフは，ワインと心筋梗塞の関連を示す根拠として一時あちこちで引用された。ところが，食品の消費データを使って，国民1人当たりの葉酸摂取量を計算して，男性の心筋梗塞死亡率との相関をみると，ワインに劣らず，強い負の相関があることがわかる（File 3 - 08）[9]。

このように，生態学的研究では，1つの要因と1つの結果因子との相関（関連）を検討することが多く，他の要因の可能性が考慮されることは少ない。File 1 - 15（左上）だけをみて，File

File 3 - 08

葉酸摂取量と男性心筋梗塞死亡率の相関

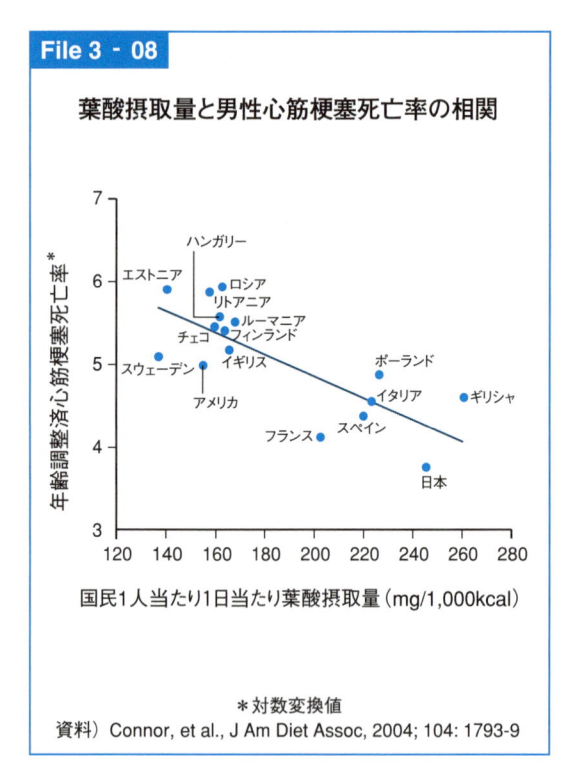

(グラフ：横軸 国民1人当たり1日当たり葉酸摂取量(mg/1,000kcal)，縦軸 年齢調整済心筋梗塞死亡率*)

＊対数変換値
資料) Connor, et al., J Am Diet Assoc, 2004; 104: 1793-9

3 - 08をみなかったら，ワインは心筋梗塞に予防的に働くと信じるだろう。一方，File 3 - 08だけをみたら，葉酸が予防的に働くと信じるだろう。両方みたらどうだろうか。両方ともそれなりに予防効果があると思うかもしれない。注意深い人なら，ひょっとしたら他にもあるかもしれないぞ，と感じるかもしれない。そして，疫学に詳しい人なら，一方が他方の代理因子（surrogate factor）になっているのかもしれない，と考えるだろう。

たとえば，葉酸が豊富な食品を好む人たちが同時にワインを好む傾向があり，ワインには心筋梗塞を予防する力が本当にあるとしよう。この場合，ワインを無視して，葉酸摂取量と心筋梗塞死亡率の関連をみても，この2つの間には関連があるという結果が得られる。このような場合，葉酸はワインの代理因子となっているわけ である。

●生態学的研究の主たる目的は仮説の提唱と設定である。仮説の証明ではない。

05 横断研究

横断研究とは，個人を単位として，原因（と考えている要因）と結果（と考えている要因）を同時に測定して両者の関連を検討する研究方法で，疫学研究のなかでもっとも広く行われている。結果は，相関係数や群間の平均値の差として表現される（⇒chap. 4 - 09, 10, 13, 14）。

たとえば，速食いは肥満の原因として広く知られているが，横断研究では，食べる速さと体重（肥満度）を同時に調べ，両者の関連，つまり，相関を検討するという方法を用いる。女子大学生1,695人について調べた結果はFile 3 - 09のとおりで，速食いと肥満度の間に強い関連があることを示している[10]。

横断研究の短所は，原因と結果を同時に調べるために，どちらが原因でどちらが結果なのかを明らかにできない点である。原因は結果よりも必ず時間的に先んじるはずだが，横断研究では，原因と結果のどちらが先に起こったかを特定できないからである。たとえば，上記の例では，「速食いだと太る」のか「太っている人は速食いになるのか」のどちらが正しいかを明らかにすることはできない。

そこで，横断研究では，他のタイプの研究，とくに，動物実験や生理学の基礎的な実験の結果に照らし，正しそうなほうの解釈を採用することが行われる。このような総合的な結果の解釈については，後述するHillの基準（⇒chap. 3 - 13) が参考になるだろう。

File 3 - 09

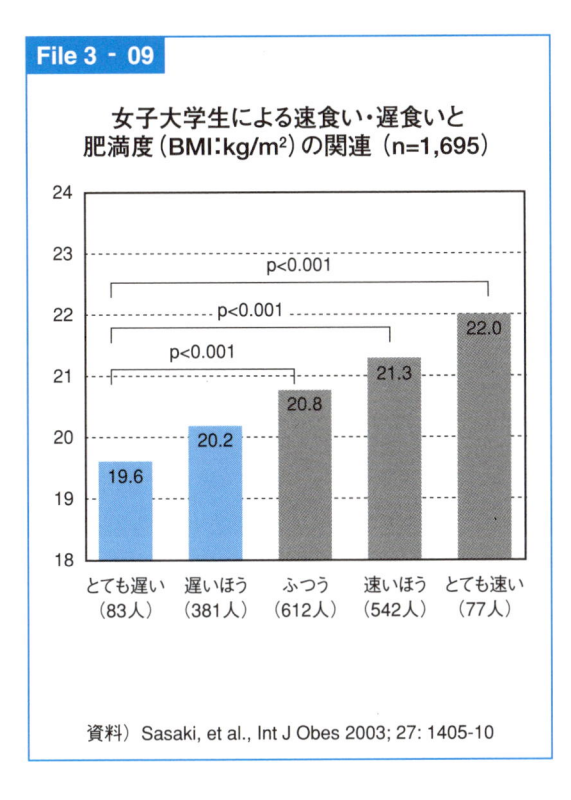

女子大学生による速食い・遅食いと肥満度（BMI：kg/m²）の関連（n=1,695）

とても遅い（83人）	遅いほう（381人）	ふつう（612人）	速いほう（542人）	とても速い（77人）
19.6	20.2	20.8	21.3	22.0

$p<0.001$（とても遅い vs 遅いほう）
$p<0.001$（とても遅い vs ふつう）
$p<0.001$（とても遅い vs とても速い）

資料）Sasaki, et al., Int J Obes 2003; 27: 1405-10

　ここで注意が必要である。たとえ嘘でも「速食いだと太る」と対象者が信じている場合はどうだろうか。この場合，太っている人は，本当は速食いではないにもかかわらず，自分が太っているのは速食いが原因だと考えて，速食いだと回答する傾向があるだろうと想像される。これを因果の逆転と呼ぶ。その結果，本当は速食いと太ることの間には何の関連もないのに，速食いと肥満度の間に関連がみられてしまう。

　このように，横断研究で得られた結果を正しく解釈するためには，横断研究に存在する問題に精通しなくてはならない。横断研究を実施したり，その結果を解釈したりする場合にとくに気をつけたい問題は，交絡因子と因果の逆転だろう。

● **ていねいに企画され，ていねいに実施された**

横断研究はたくさんの事実を教えてくれる。しかし，ていねいに企画されず，ていねいに実施されなかった横断研究も，また，たくさんのことを教えてくれる。世の中には後者がいかに多く，事実の顔をした虚がいかに多いかである。

06 因果の逆転

　食塩摂取量が多いと血圧が上昇することは広く知られている。ところが，実際に観察してみると，そうでない結果が得られることがある。File 3 - 10は，世界中の52地域（国内3地域を含む）で，それぞれ200人程度を対象として，24時間尿中ナトリウム排泄量と血圧を測定した研究の結果である[11]。食塩摂取量の測定に24時間尿中ナトリウム排泄量が使われた理由は，摂取されたナトリウムのほとんどすべてが吸収され，吸収されたナトリウムの8割程度が尿中に排泄されるため[12]，ナトリウムの摂取量を推定するための方法として有用であると考えられているからである（⇒chap. 5 - 09）。

　24時間尿中ナトリウム排泄量を横軸に，血圧値を縦軸にとり，回帰直線（⇒chap. 4 - 16）を引いた場合の回帰直線の傾き（回帰係数）がFile 3 - 10の中央にある数値である。回帰直線の傾きが正（プラス）のときはナトリウム排泄量が多いほど血圧が高いことを，負（マイナス）のときはナトリウム排泄量が多いほど血圧が低いことを意味する。興味深いのは大阪である[13]。大阪では，「ナトリウム排泄量が多いほど血圧が低く」なっている。しかも，収縮期血圧では統計学的に有意である。これはなぜか？

　この原因を考えるために，対象者を正常血圧者と高血圧者に分けて，減塩をしている人の割合を調べたのがFile 3 - 10の右端の数字である。

File 3 - 10

24時間尿中ナトリウム排泄量と血圧との関連を検討した横断研究でみられた因果の逆転の例

地域	人数	24時間尿中ナトリウム排泄量と血圧との関連（回帰係数）(mmHg/g食塩#)		減塩している人の割合(%)	
		収縮期血圧	拡張期血圧	正常血圧群	高血圧群##
大阪	197	-1.08*	-0.49	(12)	(43)
栃木	194	0.23	0.23	(27)	(38)
富山	200	0.45	0.03	(11)	(35)
全世界52地域	10,079	0.17**	0.01	—	—

\#年齢，BMI，K摂取量，アルコール摂取量で調整。
\##血圧治療中の者を含む。
*p<0.01，**p<0.001
資料）Hashimoto, et al., J Hum Hypertens, 1989; 3: 315-21

大阪では，高血圧者の43％が「減塩をしている」と答えているが，正常血圧者ではわずか12％である。そのため，正常血圧群よりも高血圧群のほうで食塩摂取量の平均値が低いという現象が生じたわけである。ところが，減塩によって血圧がすぐに大きく低下するわけではない。すると，血圧が高いことを知っている人たちが減塩に励み，食塩摂取量が低くなり，わずかな血圧の低下が期待されるものの，それでも正常血圧群の平均値よりは高いままであろうと考えられる。こうして，食塩摂取量と血圧値の間には負の関連が観察されることになる。

この場合，本来は結果であるはずの「血圧値」が原因となって減塩行動がひき起こされていることから，原因としての血圧と結果としての食塩摂取量との関連を観察したことになる。このように，はじめに想定した因果の向き（食塩→血圧）とは逆転した向き（血圧→食塩）を観察してしまう現象を因果の逆転（reverse of causation）と呼ぶ。

次の2つの条件がそろうと因果の逆転が起こりうる。

① 結果と考えている要因の測定値を対象者が測定前にある程度知っていること
② 原因と考えている要因が結果と考えている要因に関連していることが（その真偽は別として）広く知られていること

この例では，血圧は毎年，健診で測定され，その結果は本人に知らされるため，今回の測定を待つまでもなく，およその血圧値（高血圧かどうか）を対象者は知っているものと思われる。さらに，食塩と血圧との関係は日本人の間では広く知られている。このようにして，上記の2つの条件が満たされ，このような因果の逆転が観察されたものと思われる。日本人の場合，因果の逆転は，コレステロール摂取量と高脂血症，牛乳摂取量と骨密度の間にも観察されるかもしれない。

結局，この研究結果は，「大阪の人は（他の地域の人たちに比べて），血圧が正常なうちは減塩しないのに，高血圧とわかった途端に減塩する，なんと現金な人たちか」と解釈するのが正解のようである。「大阪人の身体は特殊で，食塩を食べると血圧が下がる」と解釈してはならない。

⮕交絡因子も因果の逆転もちょっと考えればあたりまえのことがほとんどだ。残念なのは，あたりまえのことに気付くのに必要な心のゆとりをわれわれが失いかけていることだ。

07 交絡因子

調査対象とする曝露因子以外の原因が，調査対象とする曝露因子と関連しているとき，これを交絡因子（confounding factor）と呼ぶ。

食塩摂取量と血圧の関連を調べるとする。日本人では年齢が高いほど血圧が高い傾向にある[14]。また，日本人では年齢が高いほど食塩摂取量が多い傾向にある[6]。このような場合，年齢を考えずに食塩摂取量と血圧の関連を観察しても，食塩摂取量と血圧の間に直接の関連があるのか，食塩摂取量が多い人は年齢が高く，そのため年齢が高い人に血圧が高めの人が多いのかはわからない。

たとえば，File 3-11（上）のように，食塩摂取量と血圧との間に正の相関があったとしよう。ところが，同じデータを同図右側のように年齢階級別（ここでは年齢を3つの階級に分けている）に見直すと，どの年齢階級でも両者に関連は認められないとする。この場合，「食塩摂取量と血圧との間には関連がない」が正しい結論である。ここでは年齢が交絡因子となっている。

File 3-11（下）では，食塩摂取量と血圧との間に意味のある関連はないが，同じデータを同図右側のように年齢階級別（ここでは年齢を3つの階級に分けている）に見直すと，どの年齢階級でも食塩摂取量と血圧の間に関連が認められる。この場合は，「食塩摂取量と血圧との間には関連がある」と考えるのが正しい。これは，食塩摂取量とは独立に，年齢が血圧と関連しているために，両者とも考慮して検討しなければ，正しい関連がみえてこないという例である。

次に，食塩摂取量と脳卒中発症率との関連を検討したい場合を考える。食塩摂取量と血圧に関連があり，血圧と脳卒中発症率との間にも関連がある場合，食塩の過剰摂取が高血圧を引き起こし，高血圧が脳卒中を引き起こすと考えると，血圧は中間因子（intermediate factor）となる。この場合，血圧の影響を除去してしまうと，食塩摂取量と脳卒中発症率との間の関連は正しく検討できなくなってしまう。したがって，この例における血圧は，厳密にいえば，交絡因子ではない。

交絡因子は，横断研究だけでなく，分析疫学研究全体で問題になるため，分析疫学研究の計画や実施，解釈の際にはつねにその存在の可能性を念頭においておかなくてはならない。

交絡因子の例：喫煙・果物摂取と肺がん

交絡因子は，横断研究だけで問題になるのではない。他のタイプの疫学研究でも問題になる。果物の摂取量によって全体を5つの群に分けて，

File 3-11
交絡因子の基本的なパターン（仮想データ）

年齢が交絡因子になっている例

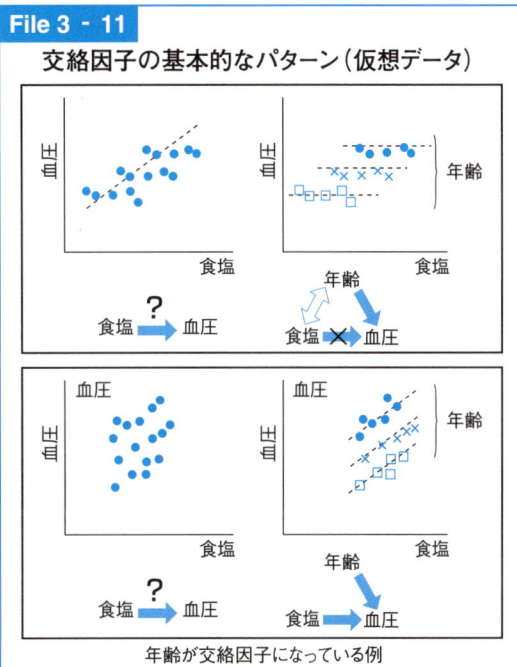

資料）佐々木敏．Evidence-based Nutrition: EBN 栄養調査・栄養指導の実際．医歯薬出版. 2001: 73-88を参考にして作成．

File 3 - 12

果物摂取量によって集団を5つに分けた場合の肺がん発生率の比較：8つのコホート研究のデータ（430,281人）をまとめたプールド・アナリシス

凡例：年齢だけ調整／喫煙などの影響も調整

相対危険と95％信頼区間：
- 1.00／1.00
- 0.63／0.82
- 0.51／0.78
- 0.51／0.83
- 0.43／0.77

横軸：少 → 多

摂取量が「もっとも少なかった」人に対する相対危険（上下線は95％信頼区間）
資料）Smith-Warner SA, et al., Int J Cancer, 2003; 107: 1001-11

喫煙歴別にみた平均果物摂取量

凡例：喫煙歴なし／禁煙／喫煙

平均摂取量（g/日）：
- 果物（男）：304／279／223
- 果物（女）：322／322／261

資料）ニューヨーク州コホート研究
Smith-Warner SA, et al., Int J Cancer, 2003；107：1001-11

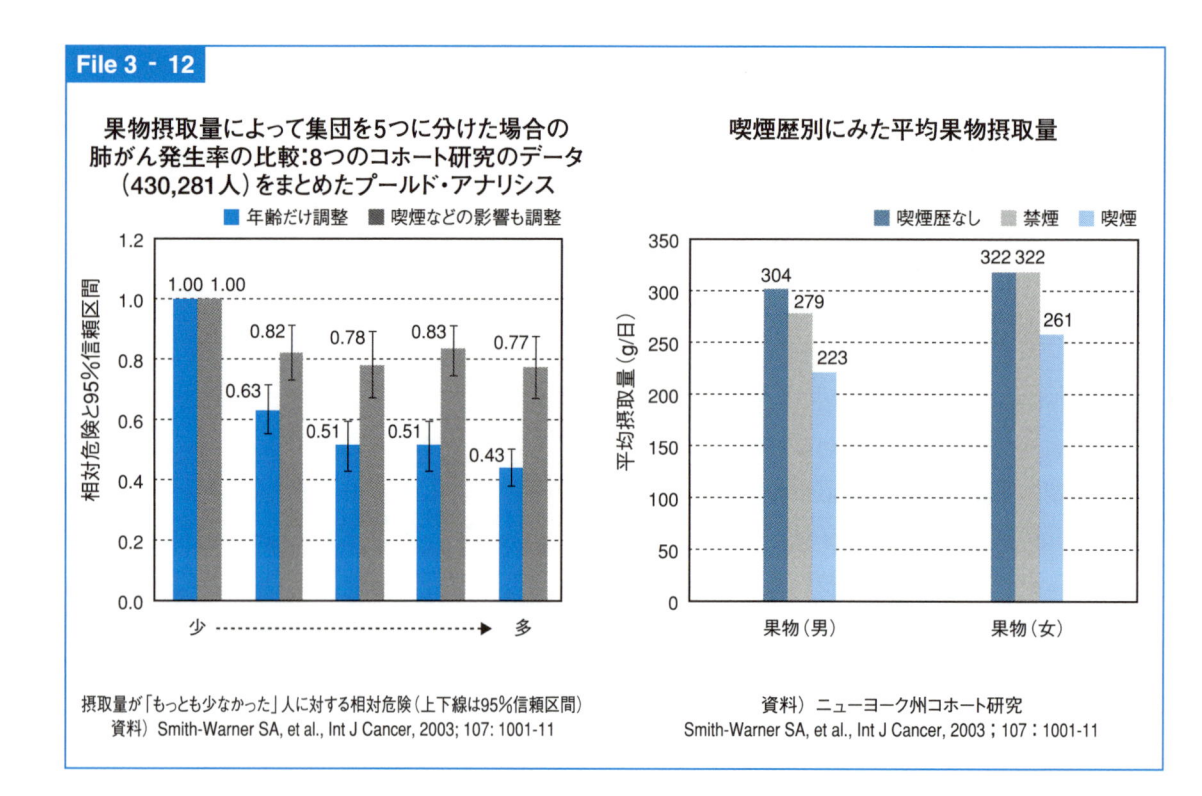

摂取量がもっとも少なかった群を基準にして、摂取量がもっとも多かった群における肺がんの発生率を検討したコホート研究のプールド・アナリシスの結果を2通り示してみよう（File 3 - 12：左）[15]。

1つは、年齢だけ調整した場合、もう1つは喫煙など他の要因も調整した場合である。肺がんは高齢者でとくに発生率が高いがんである。したがって、年齢の影響を取り除かないと、果物摂取量と肺がん発生率の関係を正しく評価することができない。

さらに、肺がんの発生に影響を与える要因として喫煙は無視できない。そこで、年齢に加えて喫煙の影響も取り除いた結果も添えた。どちらの結果も、果物の摂取量が多い人ほど肺がんの発生率が低かったことを示している。年齢の影響だけを取り除いた結果では、果物の効果はとても大きく、摂取量がもっとも少ない人たちに比べてもっとも多い人たちでは発生率が半分以下になっている。一方、喫煙の影響も取り除いた結果では発生率の減少は2割減程度にとどまっている。

この結果の違いを解釈するにはFile 3 - 12（右）が役立つ[16]。このメタ・アナリシスに含められた1つの研究における対象者の果物摂取量である。男女ともに、喫煙歴なし＞禁煙＞喫煙、の順に摂取量が少なくなっている。喫煙の影響を除かない解析では、果物の摂取量が少ないほうに喫煙者が偏り、肺がん発生率の関係が、実際よりも強く出てしまう。したがって、喫煙の影響を取り除いて解析することが必要なのである。File 3 - 12（右）でみたように、果物摂取量と喫煙習慣との間には強い関連が観察されるために、喫煙が交絡因子になっていて、その影響を除かな

いと，果物摂取量と肺がん発症率との関連を正しく評価できなかったわけである。

交絡因子の影響を取り除く方法

交絡因子を調整する，すなわち，好ましくない影響を可能な限り除去する方法は研究手法によって異なるが，大きく分けて，調査時に行う方法（そのための計画を調査前に立てるため，事前の処理とも呼ぶ）と，解析時に行う方法（調査後に行うため，事後の処理とも呼ぶ）がある。できる限り事前に行うのが望ましい。

事前に行う方法には，①限定（restriction），②ランダム（無作為）化（randomization），③マッチング（matching）がある。

「限定」とは，交絡因子に関して限定された集団を調べることである。つまり，年齢が交絡因子である場合には，特定の年齢階級（たとえば，40歳だけ）を選んで調査する場合がこれに相当する。「限定」は軽く考えられがちであるが，観察研究を行う場合には，もっとも基本的で，重要かつパワフルな方法である。どこまで正しく「限定」できるかは，疫学研究の結果を大きく左右する。介入研究でもランダム化の前に考えるべき基本的なことである。

「ランダム化」とは，2つの集団（群）を比較する場合，交絡因子に偏りが生じないように，対象者を2つの群に割り振ることである。これは，食事指導の効果を評価するような介入研究で用い，観察研究ではあまり用いない。たとえば，食事指導の効果を評価する場合，指導した群と指導しなかった群とを比較する方法がしばしば用いられるが，その際，片方の群で年齢が高いと，2つの群で差が観察されたとしても，その結果が指導の効果か，年齢に由来する差なのかを区別することができない。ランダム化はこのような場合に有効な方法である。

「マッチング」は，観察研究において，ある因子Xをもつ人たちともたない人たちの間で注目しているYの差を検討したい場合，因子Xの有無だけが異なり他の交絡因子が同じである組（ペア）を1つひとつつくって2つの群に分け，2群の間でYの差を検討する方法である。これは理想的な方法に近いが，残念ながら，性，年齢，居住地域…と，限定したい因子が多くなるとマッチングを行うのは容易ではない。

事後の処理には，①層別解析（stratified analysis）と②多変量解析（multivariate analysis）がある。「層別解析」とは，その影響を除去したい要因によって集団をいくつかの群（層）に分け，それぞれの群（層）ごとに別々に解析する方法である。それぞれの結果がほぼ一致すると，結果の信頼度は高いと考えられる。「多変量解析」は，集団をたくさんの層に分けて解析し，それを数学的に統合して結果を導く方法である。そのため，層別解析だけでなく，多変量解析でも対象者数が少ないと信頼度の高い結果は得られない。また，多変量解析を用いるには，実際には多数の前提条件が存在するため，その利用は必ずしも容易ではない。

人を対象とする際は，ほとんどの場合，1つや2つではなく，多数の原因（要因）が結果に関連している。除去すべき要因が正しく除去されているか否かは，研究結果を解釈するうえで重要なポイントとなる。たとえば，骨密度には，喫煙[17]，運動習慣[18]，閉経の有無[19,20]，体重[21]，骨折経験[22]など（他にもある）が，それぞれ独立に関連することが明らかにされているため，これら以外の要因（たとえば，カルシウム摂取量）の影響を検討したい場合には，これらの影響をどのように除去したのかが結果の信頼度を評価

する際のポイントとなる。

08 コホート研究

「原因は必ず結果に先んじる」という極めてあたりまえの問題に対しては，「先に原因を調べ，結果が出るのを待つ」という極めてあたりまえの方法を用いればよい。もちろん，同じ人たちに対してである。これをコホート研究（cohort study）または追跡研究（follow-up study）と呼ぶ。前向き研究（prospective study）と呼ぶこともある。この三者は微妙に異なるが，ほぼ同じものだと覚えておいても大きな問題はないだろう。

具体的には，次のように調査を行う（File 3-13）。まず，調査の対象としている疾患について，状態が同じ人たち（普通は，その疾患にかかっていない人たち）を選ぶ。交絡因子と考える因子がないか，その状態が同じ人たちが理想である。この人たちに対して，原因と考えている因子を調査する。これをベースライン調査（baseline survey）と呼ぶ。その後，時間（年月）が過ぎるのを待ち，注目している疾患にかかる様子を観察する。または，一定期間後に，ベースライン調査後にその疾患にかかったか否かを調べる。結果と考えている健康状態に関する調査を行うこともある。そして，はじめの調査結果（原因と考えている因子）と一定期間後に行った調査結果（結果と考えている因子）との間の関連を調べる。

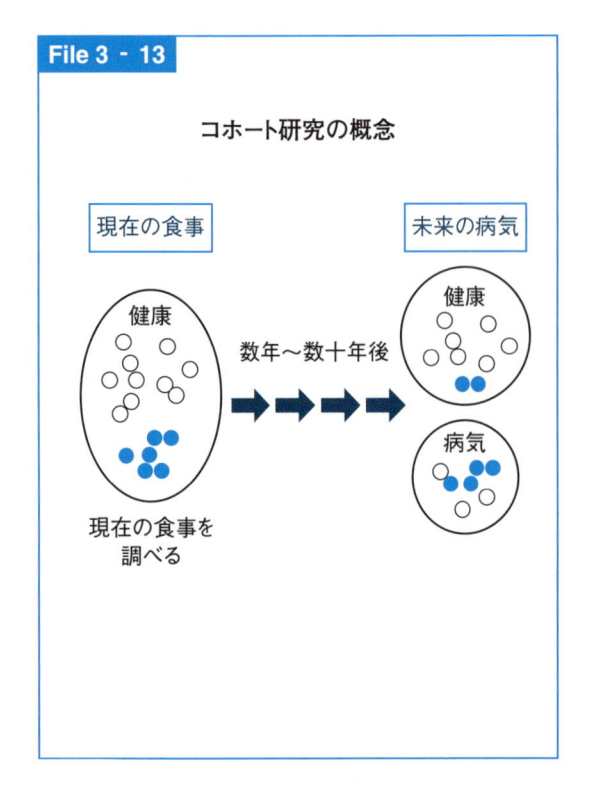

コホート研究の難しさはたくさんあるが，①最初に調査した人たち全員に，一定期間後に調査を行うことが難しいこと（5年後に調査を計画した場合には，5年間にわたって，全員に連絡がとれる体制をつくっておかなくてはならない），②発生率の低い疾患では，とてつもなくたくさんの人を調査しなくてはいけないこと（発症率が1万人に1人の疾患の場合，20人の患者を得るために20万人が必要になる）の2つに代表されるだろう。さらに，ベースライン調査時に収集した情報は，その前後で変化はなく，個々人を代表するものと仮定している。この仮定が成り立たない場合には，コホート研究を行う意味が乏しくなってしまう。

原因と結果の時間的前後関係が明確であり，因果の逆転といった問題が起こらないことは大きな魅力だが，時間もお金も労力もとてもかかる研究方法である。

相対危険と寄与危険

コホート研究の結果は，多くの場合，相対危険（relative risk）という統計量で示される。原因と考えている要因の量によって対象者をいく

File 3-13

コホート研究の概念

現在の食事 → 数年〜数十年後 → 未来の病気

健康 → 健康／病気

現在の食事を調べる

CHAPTER 3 ● 疫学入門

つか（多くは4つまたは5つ）の群に分けて，要因の量がもっとも低い人たちが病気にかかる確率に対する相対的な確率として表現する（File 3-14）。もっとも簡単には，要因を2つに分けて（朝食を食べる群と食べない群），一方の群における発症率をもう1つの群の発症率と比べる。つまり，「危険因子に曝露した群の罹患リスク」÷「曝露していない群の罹患リスク」として計算される。これは，「疾病罹患と危険因子曝露との関連の強さ」を示す指標として重要である。

コホート研究の結果を示すもう1つの統計量に寄与危険（attributable risk）がある（File 3-14）。「危険因子への曝露によって，罹患リスクがどれくらい増えたか」を示す指標である。「危険因子が集団に与える影響の大きさ」を示し，公衆衛生対策において重要な指標である。もっとも簡単には，「危険因子に曝露した群の罹患リス

File 3-14

コホート研究における相対危険と寄与危険のモデル

		罹患		
		あり	なし	合計
要因	曝露群	A	B	A+B
	非曝露群	C	D	C+D

危険因子に曝露した群の罹患リスク＝A÷(A+B)
危険因子に曝露していない群の罹患リスク＝C÷(C+D)

相対危険（度）＝［A÷(A+B)］÷［C÷(C+D)］
寄与危険（度）＝［A÷(A+B)］－［C÷(C+D)］

File 3-15

喫煙と病気の発症との関連を調べるためのコホート研究（仮想データ）

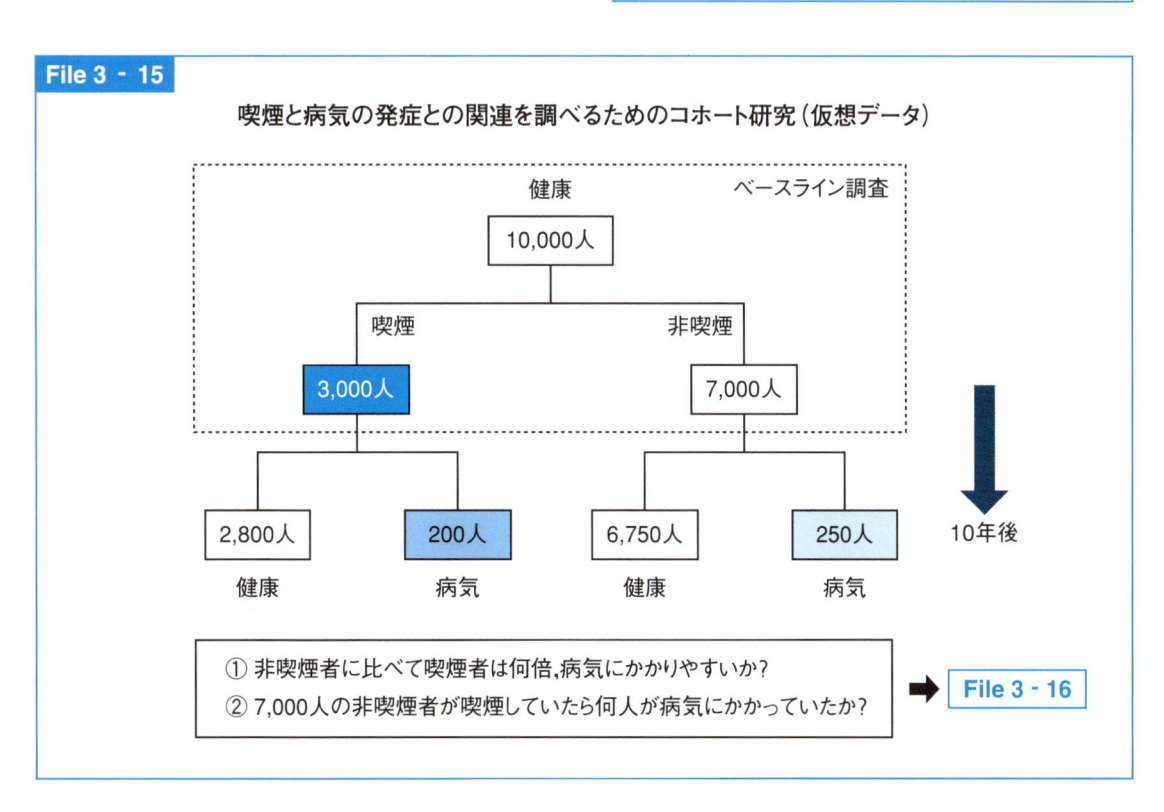

ベースライン調査
健康 10,000人
├ 喫煙 3,000人
│ ├ 2,800人 健康
│ └ 200人 病気
└ 非喫煙 7,000人
   ├ 6,750人 健康
   └ 250人 病気

10年後

① 非喫煙者に比べて喫煙者は何倍，病気にかかりやすいか？
② 7,000人の非喫煙者が喫煙していたら何人が病気にかかっていたか？

➡ File 3-16

File 3-16

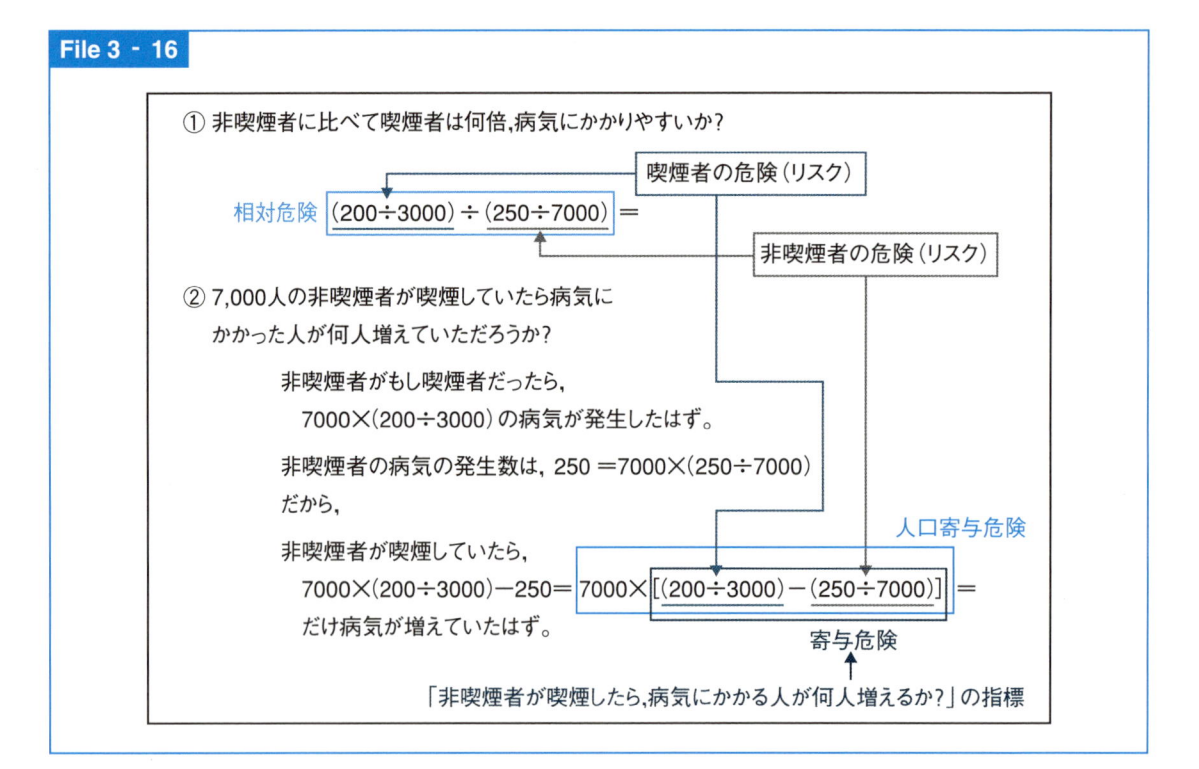

① 非喫煙者に比べて喫煙者は何倍，病気にかかりやすいか？

喫煙者の危険（リスク）
非喫煙者の危険（リスク）

相対危険 $(200 \div 3000) \div (250 \div 7000) =$

② 7,000人の非喫煙者が喫煙していたら病気にかかった人が何人増えていただろうか？

非喫煙者がもし喫煙者だったら，
$7000 \times (200 \div 3000)$ の病気が発生したはず。

非喫煙者の病気の発生数は，$250 = 7000 \times (250 \div 7000)$
だから，

非喫煙者が喫煙していたら，
$7000 \times (200 \div 3000) - 250 = 7000 \times [(200 \div 3000) - (250 \div 7000)] =$
だけ病気が増えていたはず。

人口寄与危険

寄与危険

「非喫煙者が喫煙したら，病気にかかる人が何人増えるか？」の指標

File 3-17

相対危険と寄与危険の例：肺がんと心筋梗塞のリスク（仮想データ）

	非喫煙者の死亡率（人口10万対）	喫煙者の死亡率（人口10万対）	相対危険	寄与危険
肺がん	0.07	2.27	32.4	2.20
心筋梗塞	7.32	9.93	1.4	2.61

相対危険は，心筋梗塞に比べて肺がんで著しく高いが，心筋梗塞は全体として死亡率が肺がんに比べて高いため，寄与危険は心筋梗塞のほうが肺がんよりも高い。

喫煙者が禁煙した場合のリスクの低下は，心筋梗塞よりも肺がんのほうが大きい。

一方，もし，集団全体が禁煙に成功したら，それが死亡リスクの改善に及ぼす効果は心筋梗塞のほうが肺がんよりも大きい。

ク」－「曝露していない群の罹患リスク」として計算される。好ましくない要因を除去したり，好ましい要因を取り入れたりした場合に得られる利益を考える際は，相対危険ではなく寄与危険を用いるのが正しい。File 3-15, 16 に例をあげた。

ところで，ある要因が2つの疾患に及ぼす影響を評価する場合，相対危険が大きいから寄与危険も大きいとは限らない。寄与危険は疾患の発生率の影響を受けるからである（File 3-17）。

コホート研究の例：
果物摂取頻度と脳梗塞死亡率との関連

広島と長崎に住む4万人を対象として簡単な食事調査を行い，その後18年間にわたり脳卒中による死亡を調べた結果，1,926人の死亡が確認された[23]。ベースラインの食事調査における果物

File 3 - 18

コホート研究の例：果物摂取頻度（週当たり）と
脳卒中死亡率との関連
相対危険と95％信頼区間

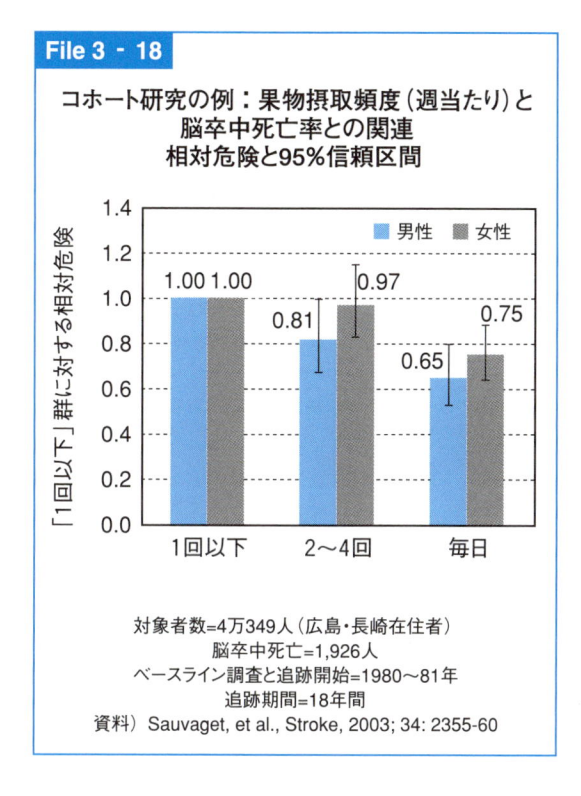

（グラフ：「1回以下」群に対する相対危険）

- 1回以下：男性 1.00、女性 1.00
- 2〜4回：男性 0.81、女性 0.97
- 毎日：男性 0.65、女性 0.75

対象者数＝4万349人（広島・長崎在住者）
脳卒中死亡＝1,926人
ベースライン調査と追跡開始＝1980〜81年
追跡期間＝18年間
資料）Sauvaget, et al., Stroke, 2003; 34: 2355-60

摂取頻度によって全体を3群に分け，もっとも摂取量が少なかった群に比べた相対危険を計算した（File 3 - 18）。File 3 - 07で示した時系列研究との違いをみていただきたい。どちらの結果を採用すべきかの判断は難しく，両方とも誤った結果である可能性も否定できないが，疫学研究の評価基準の代表であるHillの基準（⇒chap. 3 - 13）に照らせば，時系列研究よりもこちらのコホート研究のほうが信頼度は高いと判断される。

この研究では，4万人というたくさんの人たちを18年間という長い年月にわたって観察し続けた。単純に計算すると，年間死亡率は0.27％である。4万人と18年間ではなくて，4,000人と2年間だったら，予想死亡人数は21人である。これでは，生活習慣病のなかでも発生率の高い脳卒中でさえ，果物摂取頻度と死亡率の関連を検討できなかったであろう。いかに多くの人数が，コホート研究には必要かを理解できるだろう。

ところで，どのような果物がよいか，どれくらいの量を食べればよいかといった疑問にこの研究は答えてくれない。それは質問の内容が粗いからである。しかし，4万人に答えてもらうには，簡単な質問しかできないのが実情である。

➡ コホート研究だからといって信頼できるわけではない。質の高いコホート研究だけが信頼できる結果を提供してくれる。

09 症例対照研究

コホート研究は計画してから結果が得られるまでに長い期間が必要である。とくに生活習慣病では何十年もかかってしまうこともまれではない。また，まれな疾患では，非常にたくさんの人を追跡しなくてはならず，現実的でない。そこで，時間の流れを逆手にとった研究方法がある。

まず，患者を一定人数集める（症例群と呼ぶ）。そして，交絡因子が患者と同じ状態にある健康な人を同じ人数（人数が異なることもあるが）集める（対照群と呼ぶ）。そして，原因と考えている因子について，その疾患にかかる前の状態を両方の群で調べる（File 3 - 19）。本人に尋ねる場合もあるし，家族に尋ねる場合や，その他，何かの保存されている資料（たとえば，母子手帳や小学生のときの集団健診結果）を調べることもある。そして，原因と考えている因子について，症例群と対照群で比較する。このような研究方法を症例対照研究（case-control study）と呼ぶ。後ろ向き研究（retrospective study）と呼ぶこともある。正確には，症例対照研究は後ろ向き研究の一部である。「後ろ向き」とは，結果

File 3 - 19

症例対照研究の概念

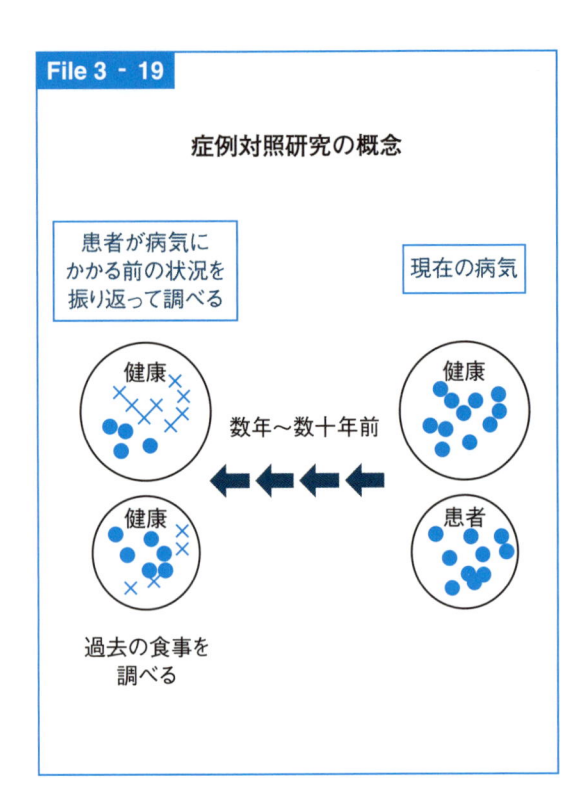

患者が病気にかかる前の状況を振り返って調べる　　現在の病気

健康　　　　健康

数年～数十年前　←←←

健康　　　　患者

過去の食事を調べる

File 3 - 20

症例対照研究で生じやすいバイアス（結果のゆがみ）

①選択バイアス	調査対象者の選び方が適当でないために起こる。
有病者・罹患者バイアス	死んだ人は調べられない。
入院バイアス	曝露が入院させやすいものだと起こる。
診断バイアス	医師が患者の曝露状況を知っていると起こる。
非協力者・積極協力者バイアス	曝露のある人は非協力，など。
②情報バイアス	
思い出しバイアス	思い出しかたが症例と対照で異なる場合。
質問者バイアス	症例に熱心に質問する場合，など。

と考えている因子を先に調べ，時間をさかのぼって原因となる因子を調べる，すなわち，時間の流れを後ろ向きに（過去に向かって）さかのぼるためにつけられた名前である。

　時間がかからないのが症例対照研究の魅力である。一方，①対照群を得るのが難しい，②信頼度の高い過去の情報を得るのは難しい，というように，この研究方法もそれほど容易に実施できるものではない。とくに，②に関連する問題だが，本人や家族に過去の生活習慣を尋ねる場合には，症例群か対照群かを知っているわけなので，因果の逆転が起こる可能性があり，この問題を回避するために，いろいろな工夫が必要になる。

　この問題でとくに注意したいのは「思い出しバイアス（recall bias）」だろう。喫煙習慣と喫煙本数を肺がん患者と同じ年齢の健康な人に尋ねたらどうだろうか。「たばこは肺がんの原因」ということを聞いたことがあったら，肺がん患者は昔ほんの少しだけ吸ったたばこでも思い出すかもしれない。一方，健康な人はそんなことは忘れてしまっているかもしれない。同様に，対照群よりも症例群のほうが質問にていねいに答えてくれるという傾向もある。

　この種の調査を行う場合，「肺がんの原因を明らかにして，このような病気にかかる人をなくしたいから」と説明することがあるが，このような説明に賛同して参加してくれるのは，対照群よりも症例群のほうに多い。このように，症例対照研究には，結果をゆがめるさまざまな問題（バイアス：bias）がある。代表的なバイアスをFile 3 - 20にまとめた。

　コホート研究のなかで行う症例対照研究をコホート内症例対照研究（nested case-control study）

と呼ぶ。これは，追跡期間中に目的とする疾患に罹患した群から症例群を選び，罹患しなかった群から対照群を選んで行う症例対照研究である。コホート研究の場合は，罹患群に比べて，非罹患群が極めて多いのが普通なので，通常の症例対照研究と同じように，先に症例群を選び，次に対応する対照群を選ぶ。

通常のコホート研究に比べてこの研究方法が優れている点は，交絡因子を対照群選択の段階で除去できるため，解析が単純で結果を解釈しやすいことと，非罹患群の一部しか解析に用いないため，調べる人数がかなり少なくて済むことである。とくに，後者は，ベースライン時に採取した血液中の物質と疾患発症との関連といった研究を行う場合に有効である。なぜなら，血液は何かを測定すれば，それだけ減ってしまうが，コホート研究では複数の疾患について研究を行うのが普通であるため，この種の試料の有効活用が大切だからである。コホート内症例対照研究では，わずかな量の血液を使って多くの研究ができるが，通常のコホート研究ではそのようなわけにはいかない。

通常の症例対照研究に比べた長所は，後ろ向き研究ではなく，前向き研究であり，通常の症例対照研究で発生するさまざまなバイアス，とくに思い出しバイアスが入らない点である。

オッズ比

症例対照研究の結果は，オッズ比（odds ratio）という統計量によって表現される。オッズ比はFile 3-21のように計算される。正しくは微妙に異なるが，コホート研究における相対危険とほぼ同じものと理解しても大きな問題はないだろう。症例対照研究でも，コホート研究の寄与危険に相当するものが計算できるが，難しいため

File 3-21

症例対照研究におけるオッズ比

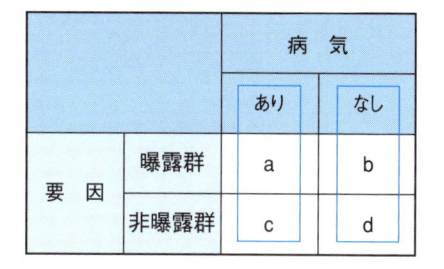

		病気	
		あり	なし
要因	曝露群	a	b
	非曝露群	c	d

症例群の曝露リスク＝a÷c
対照群の曝露リスク＝b÷d
オッズ比＝(a÷c)÷(b÷d)≒相対危険（に近似できる）
寄与危険＝計算は困難

ただし……

① 罹患率が低い場合（一般的には3％未満）
② 症例群，対照群が母集団を代表しうる場合

ここでは省略する。

症例対照研究の例：後縦靱帯骨化症と食事の関連

後縦靱帯骨化症は，後縦靱帯という背骨の後ろにある靱帯がカルシウム化して骨のようになってしまう難病である。難病とはその発症原因も治療方法もわかっていない疾患のことである。欧米人に比較して，日本人を含むアジア人に後縦靱帯骨化症が多く，日本人における罹患率は2～4％程度と推定されている[24]。

北海道にある9病院の協力を得て，この疾患で通院している患者69人を対象として症例対照研究が行われた（File 3-22）[25]。一方，北海道内のある町の住民健康診断の受診者のなかから，患者1人に対して，性と年齢（±3歳以内）が同じで，背骨付近に病気のなかった人を2人ずつ（合計138人）選んだ。全員に，身長，体重，病

File 3-22　症例対照研究の例：後縦靱帯骨化症と食事の関連

食品	摂取頻度	症例群（人）	対照群（人）	オッズ比（95％信頼区間）	調整済みオッズ比*（95％信頼区間）
米	毎日	38	64	—	—
	毎日ではない	62	36	3.9（3.1〜4.7）	3.0（2.4〜3.7）
塩辛い物	週に4回未満	58	72	—	—
	週に4回以上	42	28	1.9（1.0〜3.5）	1.6（1.1〜2.2）
野菜	週に3回未満	33	28	—	—
	週に3回以上	67	72	1.4（0.8〜2.7）	1.2（0.6〜1.9）
魚介類	週に3回未満	48	50	—	—
	週に3回以上	52	50	1.1（0.6〜1.9）	1.1（0.4〜1.6）
鶏肉	週に3回未満	64	47	—	—
	週に3回以上	36	53	0.5（0.3〜0.9）	0.5（0.3〜0.8）
肉	週に3回未満	75	81	—	—
	週に3回以上	25	19	1.4（0.7〜2.4）	1.1（0.5〜1.8）
加工肉	週に3回未満	47	62	—	—
	週に3回以上	53	38	0.5（0.3〜1.0）	0.5（0.4〜1.1）
牛乳	週に3回未満	48	46	—	—
	週に3回以上	52	54	0.9（0.6〜1.5）	0.9（0.5〜1.1）
大豆製品	週に3回未満	73	48	—	—
	週に3回以上	27	52	0.3（0.2〜0.6）	0.4（0.2〜0.7）

＊糖尿病歴，BMI，身体の硬さで調整。
資料）Okamoto, et al., J Bone Miner Metab 2004; 22: 612-7

歴，そして，症例群にはこの疾患にかかる前5年間の生活習慣を尋ね，対照群には症例群と同じ質問票を用いて，過去5年間の生活習慣を尋ねた。このなかには，塩辛い食品，魚介類，鶏肉，といった食品の摂取頻度も含んだ。

その結果，リスクを上げる（オッズ比が1.0より大きい）食品として，米，塩辛い物，野菜，魚介類，肉が，リスクを下げる（オッズ比が1.0より小さい）食品として，鶏肉，加工肉，牛乳，大豆製品があることが明らかになった。しかし，オッズ比の95％信頼区間をみると，野菜，魚介類，鶏肉，肉，牛乳は1.0をまたいでいるため，このリスクの上昇や減少は偶然の結果と考えるべきであり，オッズ比の95％信頼区間が1.0をまたいでいない残りの食品が，理由はわからないものの，この疾患の発症に関連している可能性があることが示された。

しかし，この疾患は，肥満者，糖尿病の既往歴のある人，身体の硬い人のほうが発症しやすいことが，今までの研究で明らかにされている。そして，この研究でも同じ結果が出ている。たとえば，糖尿病にかかっている人と，そうでない人では食事は違うだろう。すると，これらの影響を除いてオッズ比を計算しなくてはならない。これには難しい計算が必要であるが，このようなことを行って計算したオッズ比が，右端の調整済みオッズ比である。その結果，米と塩辛い物がリスクを上げ，大豆製品と鶏肉がリスクを下げる可能性のあることが明らかになった。

これらの食品が本当にこの疾患の発症に関与しているか否かは，他の疫学研究の結果や，動物実験を含む基礎研究の結果を参考にして，慎重に解釈しなくてはならず，この研究結果だけから「米と塩辛い物を避けて大豆製品と鶏肉を

食べれば，後縦靱帯骨化症は予防できる」と判断してはならない。

症例対照研究の特徴は，あくまでも，対照群を基準として症例群がどうかということである。したがって，基準として使えないような特性をもった対照群を選ぶと，症例対照研究の結果の信頼度は著しくそこなわれてしまう。この例では，「北海道内のある町の住民健康診断の受診者」を対照群としている。症例群が「北海道」だから対照群も「北海道」であることが大切である。しかし，「住民健康診断の受診者」が「普通の」住民かというと，そうではないかもしれない。「住民健康診断受診者」は「未受診者」よりも健康に気をつけている人だろうと想像される。──と考えると，対照群の設定は果てしなく難しくなる。症例対照研究の難しさは，じつは，症例群ではなく，対照群のほうにある。

●**症例対照研究の難しさは，症例群ではなく，対照群のほうにある。**

10 介入研究

対象者に対して，だれかが何らかの処置を施し，その効果をみる研究方法を介入研究（intervention study）と呼ぶ。「何らかの処置」とは，手術でも投薬でも食事指導でもパンフレットの配布でも何でもかまわない。このような行為を介入と呼ぶ。「だれか」とは，病院の医師でも看護師でも栄養士でも学校の先生でも，場合によっては，研究者でもかまわない。家族の場合もテレビ番組の場合もある。

介入研究は，分析疫学で因果関係が示唆された要因を意図的に加えたり，除いたりすることによって，要因と結果（多くの場合，疾病）と

の関連性を検討することを目的とする研究手法である（File 3‐23）。観察研究における原因と考えている因子が，介入研究では介入する内容になる。

注意したいのは，観察研究で問題になる交絡因子の状態が，介入の前後で変わらないという条件が必要なことである。しかし，介入の前後で交絡因子の状態が変わらないというのはなかなか実現できることではない。

たとえば，高脂血症患者に野菜と果物を増やすという食事指導を4カ月間行って血清コレステロール値の低下を観察する介入研究を考えよう。この研究を12月に開始して3月に終了したらどうだろうか。介入前と介入後の調査を11月と4月に行うことになる。11月といえば，果物や野菜の豊富な季節で，4月は野菜，果物ともに端境期である。このような季節の違いが結果にどれ

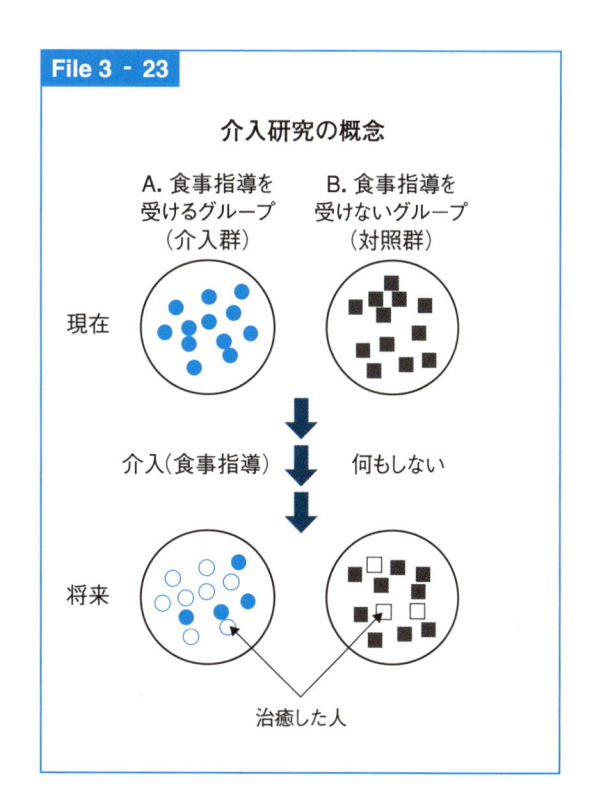

File 3‐23

介入研究の概念

A. 食事指導を受けるグループ（介入群）
B. 食事指導を受けないグループ（対照群）

現在 → 介入（食事指導） / 何もしない → 将来

治癒した人

くらい影響を与えるかはわからないが，少なくとも，結果が芳しくなかったときに，その原因の1つに季節の影響があるかもしれず，そのために介入の効果を正しく検討できなかったかもしれないと考えなくてはならない。したがって，可能な限りこのような影響がありそうにない季節を選ぶべきであろう。そして，それが無理な場合には，介入をしない群（対照群またはコントロール群：control groupと呼ぶ）を設けて，対照群の血清コレステロール値の変化と，介入群の血清コレステロール値の変化を比較する方法をとる。これを比較試験（controlled trial）と呼び，介入研究において交絡因子を除いて結果を検討するためのもっとも基本的な方法である。

● 介入研究は人体実験である。ちょっとやってみよう，などという軽々しい気持ちで行うべきものではない。しかしながら，この種の人体実験はもっと行われ，たくさんの事実が蓄積されることによって次世代への遺産となる「正の遺産」である。

ランダム化割付比較試験

比較試験の弱点は，介入群と対照群で，結果に与えるさまざまな因子の状態が異なる可能性があることである。たとえば，上記の野菜と果物の介入研究で，介入群は高脂血症の患者たち（平均年齢60歳），対照群は健康な女子大学生（平均年齢20歳）というのでは話にならない。比較する群の間で，少なくとも，性（または男女比），平均年齢，介入前における結果因子（この研究では，血清コレステロール値）の平均値は合わせておきたい。

さらに，もう少し信頼度の高い結果を得たい

と考えるならば，血清コレステロール値に影響を与える他の因子，たとえば，肥満度，運動習慣，喫煙習慣，食事に関する知識ややる気などもほぼ同じにしておきたい。こうなると，介入群に見合う対照群を探すのは至難の業となる。そこで，行われるのが，ランダム化割付（無作為割付：random allocation）である。ランダム化とは，1つの集団をランダム（でたらめ）に2つ（またはそれ以上）の集団に分けることをいう。そして，一方の群を介入群，他方を対照群とする。このような方法で行う介入研究をランダム化割付比較試験（無作為割付比較試験：randomized controlled trial：RCT）と呼ぶ。

ランダム化割付によって，男女比，平均年齢，介入前における結果因子（この研究では血清コレステロール値）の平均値，肥満度，運動習慣，喫煙習慣，食事に関する知識までは両群でほぼ同じにできる。しかし，「やる気」はそうでもない。なぜなら，対照群は何もされず，介入の前後の時期に検査（調査）だけが行われるわけだから，研究への興味が薄れ，介入前の調査には参加してくれても，介入後（対照群は介入されていないから，実際には，ある一定期間後の再調査）への参加率は悪くならざるをえないだろう。質問への回答の質も悪くなるかもしれない。

これらの問題を回避するために用いられるのが，交差試験（クロスオーバー試験：crossover trial）である。交差試験とは，介入の時期を2つ設けて，2つの群がそれぞれ片方の時期に介入群になり，他方の時期に対照群となるものである。これによって，前か後ろかの違いはあるものの，全員が介入群と対照群になることになり，「やる気」の違いを少なくすることができる。それでも，前期に介入群になった群と後期に介入群になった群の心理状態が完全に同じであるかとい

えば，そうではないだろう。

　このように，比較試験は実際にはとても難しいものである。基本的には，介入群だけの試験＜ランダム化されていない比較試験＜ランダム化されていない比較交差試験＜ランダム化割付比較試験＝ランダム化割付比較交差試験，の順に研究の質が向上すると考えてよいだろう。

　薬やサプリメントの効果を調べる場合には，対照群には偽薬（プラシーボ：placebo）を与えるのが普通である。これを盲検化（blinding）と呼ぶ。こうすると，参加者は，自分が介入群なのか対照群なのかがわからないため，「やる気」に違いが出るという問題を避けることができる。さらに，薬やサプリメントを参加者に渡す人も偽薬か否かわからないようにする場合があり，これを二重盲検（double blind）と呼ぶ。

　また，交差試験では，前期の効果が後期まで続いてしまうと，後期の試験結果の信頼度は落ちてしまう。そのため，前期と後期の間に，洗い出し期間（washout period）を設けることがある。両方の群に何もしないで，前期の効果を洗い出してなくしてしまうための期間である。しかし，そんな簡単に消えてしまうような指導だったら意味は乏しいという解釈もあり，食事指導の効果を検討するための介入研究では洗い出し期間に関する解釈は難解である。さらに，盲検化もできないため，栄養指導の効果判定に関する介入研究は，あらゆる種類の介入研究のなかでも難しい分野に属するのである。安易に実施すべきではない。

　どの種類の疫学研究でも同じだが，介入研究でも，結果は方法に依存する（File 3-24）。この表は，効果のある介入方法や効果のない方法を，よい評価方法や悪い評価方法で評価したら，それぞれの場合でどのような評価結果が出てく

File 3-24

評価研究において考えられる本当の効果と期待される効果との関係（概念）*

本当はこのような介入効果をもつ介入方法を	このような評価方法で評価すると	このような評価結果が期待される（このような評価結果がありうる）
効果のある介入	正しい評価方法	効果あり
効果のある介入	誤った評価方法	よくわからない（効果あり，効果なし）
効果のない介入	正しい評価方法	効果なし
効果のない介入	誤った評価方法	よくわからない（効果あり，効果なし）

*正しい評価方法を用いた場合だけ，真実が明らかになる点に注意。

るかを考えてみたものである。期待される評価結果が，本当の効果ではなく，評価方法の良し悪しに依存していることに注意したい。もう1つ注意したいのは，評価方法が不適切な場合，本当は効果がある介入方法なのに「効果なし」という結果になってしまうことがあり，逆に，本当は効果がない介入方法なのに，「効果あり」という結果になることもあることである。とくに厄介なのは後者である。

介入試験の例：
ベータカロテンサプリメントの肺がん予防効果

　緑黄色野菜に豊富に含まれる色素であるベータカロテンをたくさん摂取している人たちの肺がん発症率が，摂取量の少ない人たちより低いことがいくつかの観察研究で明らかにされていた[26]。そこで，この効果を介入研究で証明する

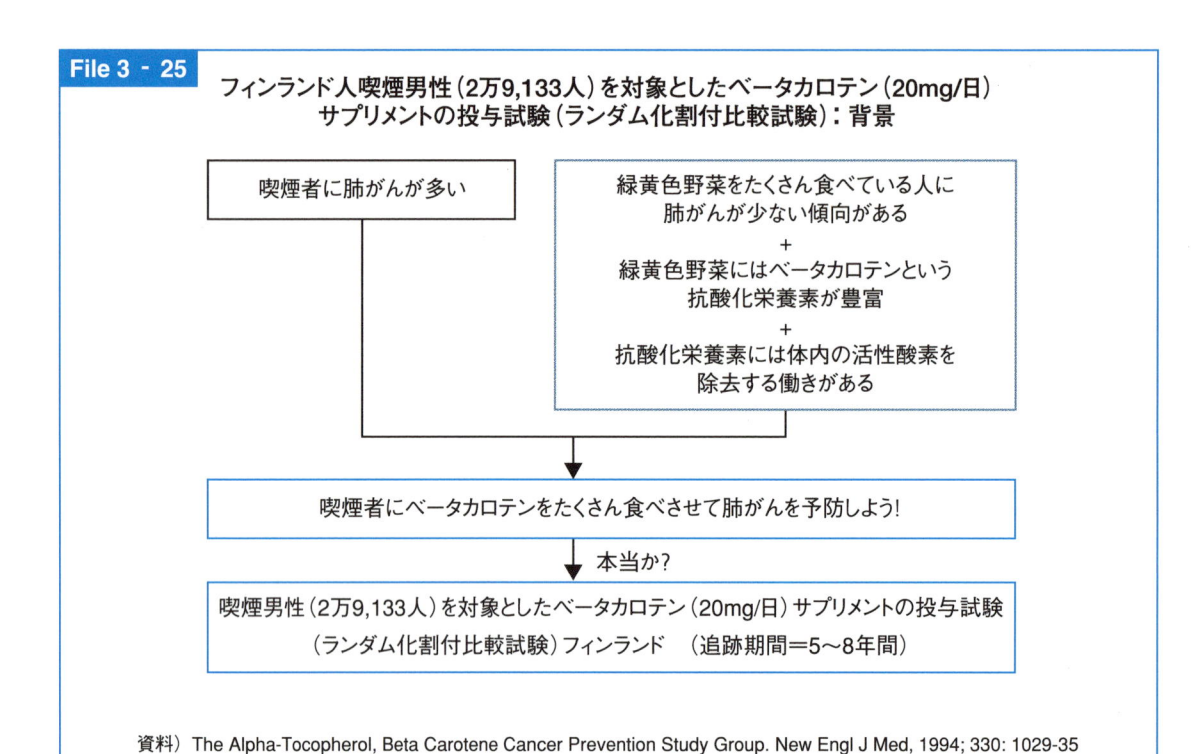

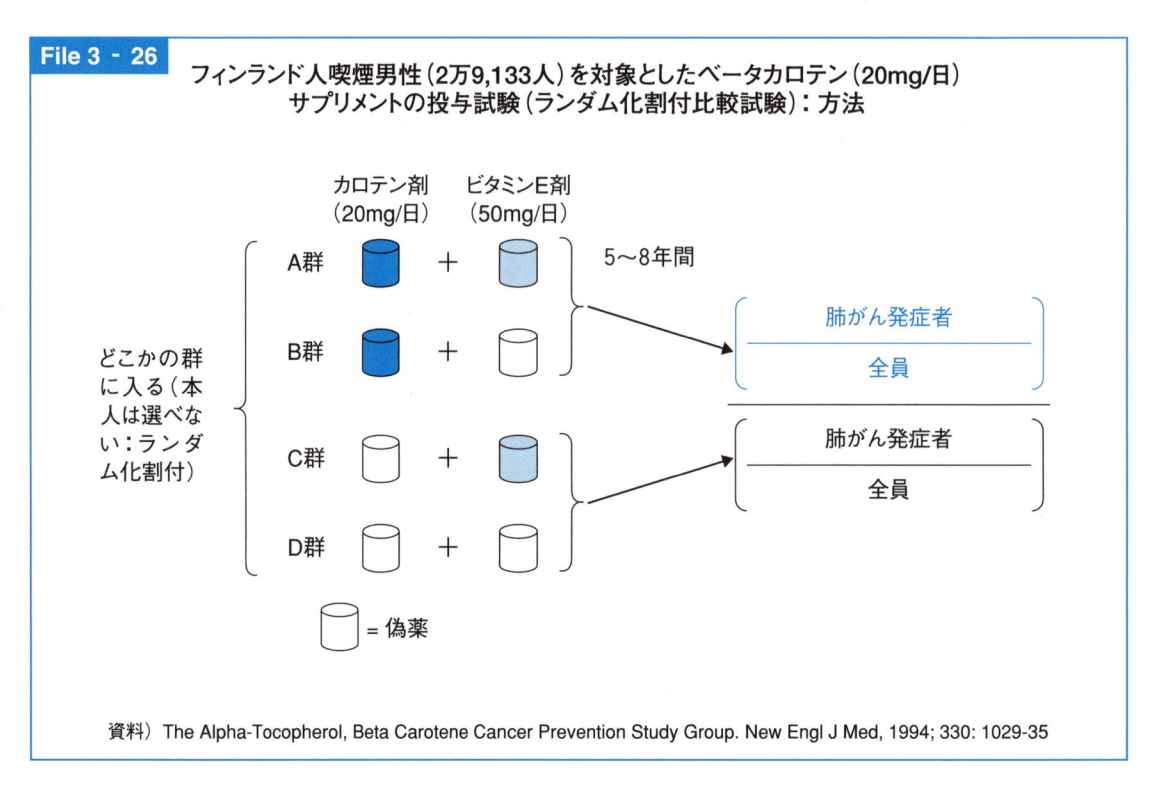

File 3 - 25

フィンランド人喫煙男性（2万9,133人）を対象としたベータカロテン（20mg/日）
サプリメントの投与試験（ランダム化割付比較試験）：背景

- 喫煙者に肺がんが多い
- 緑黄色野菜をたくさん食べている人に肺がんが少ない傾向がある
  ＋
  緑黄色野菜にはベータカロテンという抗酸化栄養素が豊富
  ＋
  抗酸化栄養素には体内の活性酸素を除去する働きがある

↓

喫煙者にベータカロテンをたくさん食べさせて肺がんを予防しよう！

↓ 本当か？

喫煙男性（2万9,133人）を対象としたベータカロテン（20mg/日）サプリメントの投与試験（ランダム化割付比較試験）フィンランド　（追跡期間＝5～8年間）

資料）The Alpha-Tocopherol, Beta Carotene Cancer Prevention Study Group. New Engl J Med, 1994; 330: 1029-35

File 3 - 26

フィンランド人喫煙男性（2万9,133人）を対象としたベータカロテン（20mg/日）
サプリメントの投与試験（ランダム化割付比較試験）：方法

どこかの群に入る（本人は選べない：ランダム化割付）

	カロテン剤（20mg/日）	ビタミンE剤（50mg/日）
A群	●	＋ ○
B群	●	＋ □
C群	○	＋ ○
D群	□	＋ □

5～8年間 → 肺がん発症者／全員（A群・B群）
　　　　 → 肺がん発症者／全員（C群・D群）

□ ＝ 偽薬

資料）The Alpha-Tocopherol, Beta Carotene Cancer Prevention Study Group. New Engl J Med, 1994; 330: 1029-35

File 3 - 27

フィンランド人喫煙男性（2万9,133人）を対象としたベータカロテン（20mg/日）サプリメントの投与試験（ランダム化割付比較試験：追跡期間＝5〜8年間）：結果

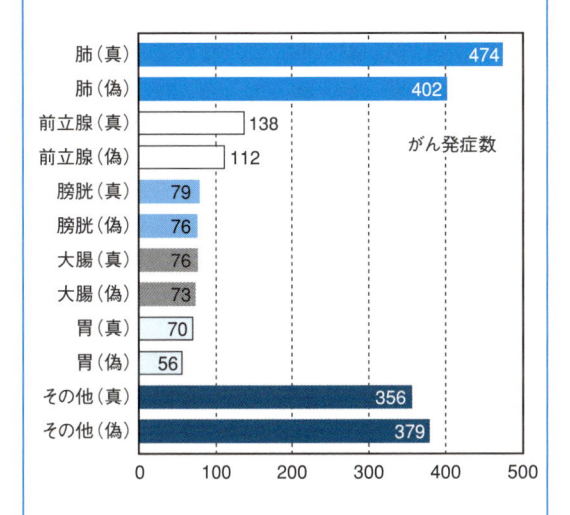

がん発症数

- 肺（真）: 474
- 肺（偽）: 402
- 前立腺（真）: 138
- 前立腺（偽）: 112
- 膀胱（真）: 79
- 膀胱（偽）: 76
- 大腸（真）: 76
- 大腸（偽）: 73
- 胃（真）: 70
- 胃（偽）: 56
- その他（真）: 356
- その他（偽）: 379

資料）The Alpha-Tocopherol, Beta Carotene Cancer Prevention Study Group. New Engl J Med, 1994; 330: 1029-35

ために，ベータカロテンのサプリメントを用いた8年間に及ぶ介入試験が，喫煙男性3万人を対象としてフィンランドで行われた（File 3 - 25）[27]。この研究では，ビタミンEの効果も同時に検討できるような研究方法が用いられた（File 3 - 26）。参加者が少しずつこの研究に入ったため，介入期間は参加者によって異なり，5〜8年である。介入期間の間に発生した肺がん数を示したのがFile 3 - 27である。驚いたことに，偽薬を飲んでいた人たちよりもベータカロテンのサプリメントを飲んでいた人たちのほうからたくさん肺がんが発生していた。主要な他のがんでも同じであった。

これは巨大な人体実験である。その結果，明らかになったことは，「喫煙男性では，ベータカロテンのサプリメントは肺がんの発生を増やす」であり，観察研究と介入研究の結果はまったく逆であった。

この理由にはさまざまなことが考えられるが，2つの研究方法の間でもっとも大きく異なっていたのはベータカロテンの摂取量であった。この介入試験で与えられたベータカロテンが20 mg/日であったのに対して，食品からの平均摂取量は2.1mg/日程度である[28]。緑黄色野菜を相当たくさん食べる人でも5 mg/日を超える人はまれだと思われる。つまり，この介入研究は，観察研究とは異なる摂取レベルのベータカロテンの効果を調べていたわけである。このように，研究の結果が異なる場合にはそれなりの理由がある。その理由を正しく理解することが結果を正しく用いることにつながる。

なお，大規模コホート研究の結果をまとめた最近のメタ・アナリシスによると，食物からの摂取でも，ベータカロテン単独の肺がん予防効果は小さく，一方，その他のカロテノイドでも小さいながらそれぞれ少しずつ予防効果をもっており，これらの総合作用として肺がん予防に役に立っているのではないかと報告されている（File 7 - 26）[29]。また，この介入研究の対象者を用いて，食事からのカロテノイド摂取量と肺がん発症率との関連を検討したコホート研究でも，同様の結果が得られている[30]。

平均への回帰

健診受診者のなかから血圧が高かった人たちを選んで減塩指導をし，指導終了後に再度，血圧を測ると（非常に高い確率で）血圧は下がる。かなりいい加減な指導をしても，である。それどころか指導などしなくても下がる。つまり，健診受診者のなかから血圧が高かった人たちを選んで，再度血圧を測ると，その人たちの平均血圧は下がる。逆に，健診受診者のなかから血

圧が低かった人たちを選んで，再度血圧を測ると，その人たちの平均血圧は上がる。そして，健診受診者のなかから血圧が中程度だった人たちを選んで，再度血圧を測ると，その人たちの平均血圧は変わらない。この現象を「平均への回帰（regression to the mean）」と呼ぶ。1回目の測定結果によって集団を分け，再度測定すると，それぞれの集団の平均値は元の集団全体の平均値（the がついているのはこのためである）に近づく（回帰する）という現象である。

この理由は，File 3-28のように説明される。血圧を測定して血圧が高めの人たちを選ぶとしよう。1回目の測定で血圧が高めの人たちのなかには，①いつも高い人たちと，②いつもは正常だがその日にたまたま高かった人たちの2種類の人が混ざっている。①の人たちは2回目の測定値もやはり高めであろう。一方，②の人たちの2回目の測定値は確率的には正常になるはずである。すると，1回目の測定値が高めだった人たちの2回目の測定値の平均値は，1回目の平均値よりも低くなるはずである。これが平均への回帰である。平均への回帰は，個人のなかで値が揺れているために起こる現象である。血圧や血清コレステロールだけでなく，骨密度でも起こるし，体重ですら日々変動している。ほとんどすべての測定値について，程度の違いはあるが，平均への回帰は起こる。

平均への回帰は介入研究の結果を撹乱させてしまう有名な要因の1つで，何か問題がある人たちを選び出して介入を行い，選び出した因子の変化で介入の効果を評価する場合に起こる現象のため，なかなかの厄介者である。平均への回帰の影響を除いて，真の介入効果を検討するためには，選び出した人たちを対象としたランダ

File 3-28　平均への回帰を理解するための理論

	1回目測定結果 （ここで，スクリーニング）		2回目測定で期待される結果
いつも高い人たち	高値		高値
いつもは正常域だが,1回目測定時にたまたま高かった人たち	高値	平均は下がる	正常
いつもは高いのだが,1回目測定時にたまたま正常域だった人たち	正常		高値
いつも正常域の人たち	正常	平均は不変	正常
いつもは低いのだが,1回目測定時にたまたま正常域だった人たち	正常		低値
いつもは正常域だが,1回目測定時にたまたま低かった人たち	低値	平均は上がる	正常
いつも低い人たち	低値		低値

全体としては，平均値も分布（標準偏差）も変わらない

CHAPTER 3 ● 疫学入門

ム化割付比較試験を行わねばならない。

　File 3-29は，企業の集団健診のデータを用いて，1年の間隔をおいて血清コレステロール値を2回測定したものである[31]。1回目の測定で観察集団を5つの群に分け，各群の2回目の測定値で平均値を観察している。1回目の測定値がもっとも高かった群の平均値は，253 mg/dLから237 mg/dLへと16 mg/dLだけ低下し，もっとも低かった群の平均値は，161 mg/dLから165 mg/dLへと4 mg/dLだけ上昇している。このように，5つの群におけるそれぞれの平均値は集団全体の平均値に近づいていることがわかる。そして，集団全体の平均値は2回の測定の間でほとんど変わっていない。

　平均への回帰は，質問への回答でも起こる。File 3-30は，成人240人に，「過去1カ月間に食べた緑の濃い葉野菜の頻度」について，質問票

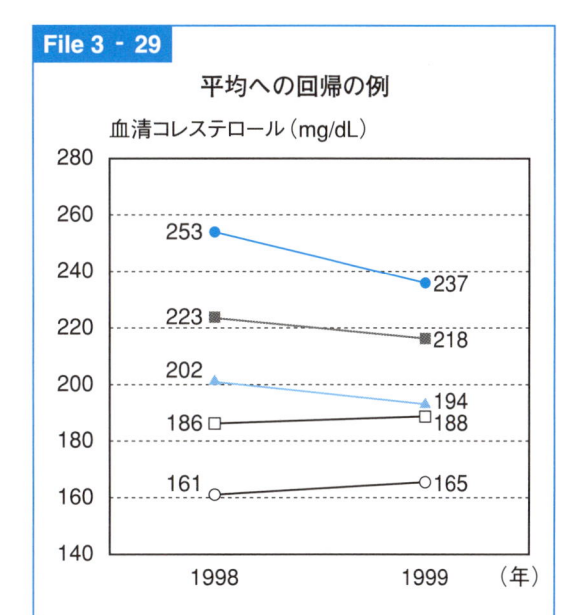

File 3-29

平均への回帰の例

血清コレステロール（mg/dL）

（1998年→1999年）
- 253 → 237
- 223 → 218
- 202 → 194
- 186 → 188
- 161 → 165

1998年時の測定結果に基づいて5つの群に分け，それぞれの群の平均値が1999年時の測定でどのように変化したかを示したもの。
全体の平均±標準偏差：1998年は205±33，1999年は201±34。
資料）Takashima, et al., J Epidemiol, 2001; 11: 61-9

File 3-30

食事摂取頻度を1年間の間隔をおいて繰り返し尋ねた場合の変化（緑の濃い葉野菜）

（人）

	摂取頻度	1回目 毎日2回以上	毎日1回	週4〜6回	週2〜3回	週1回	週1回未満	合計
翌年	毎日2回以上	2	4	0	0	0	0	6
	毎日1回	3	13	8	2	2	0	28
	週4〜6回	2	15	24	20	4	1	66
	週2〜3回	1	13	25	51	11	3	104
	週1回	0	2	5	10	12	3	32
	週1回未満	0	0	0	1	3	0	4
	合計	8	47	62	84	32	7	240

1回目の回答が2回目にどのように変化したかを観察すると，「毎日2回以上」「毎日1回」「週4〜6回」は頻度分布の山が減少する方向に移動し，「週2〜3回」「週1回」「週1回未満」は頻度分布の山が増加する方向に移動している。

資料）佐々木敏　未公開データ

File 3 - 31

食事指導の有無による血清コレステロール値（mg/dL）の集団平均値の変化

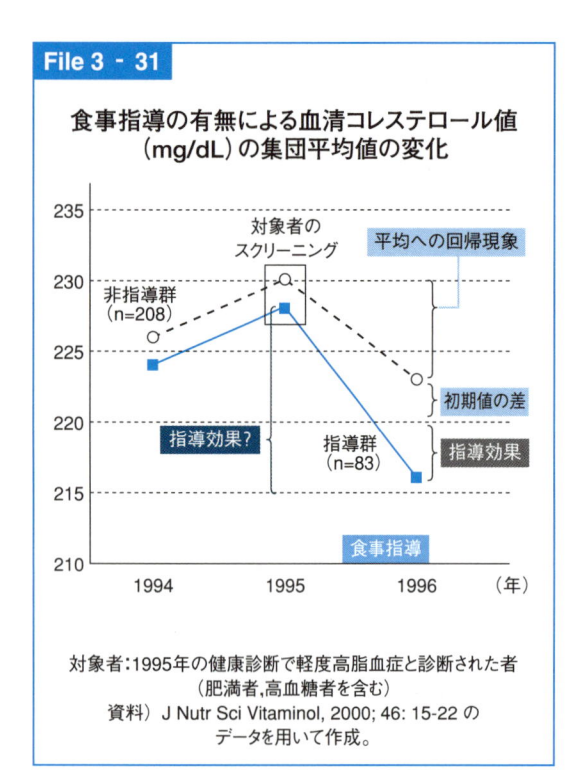

対象者：1995年の健康診断で軽度高脂血症と診断された者（肥満者，高血糖者を含む）
資料）J Nutr Sci Vitaminol, 2000; 46: 15-22 のデータを用いて作成。

を用いて，1年間の間隔をおいて2回尋ねた結果である。ここでも平均への回帰が起こっていることがわかる。つまり，野菜の食べ方の少ない人を選んで，指導をすれば（指導したつもりになっていれば），指導効果がなくても指導後の野菜摂取頻度は増加する。

File 3 - 31は，ある企業従業員の健診で血清コレステロール値が高かった人たちを対象として，食事指導を行い，血清コレステロール値の変化を図示したものである[32]。この研究は，ランダム化割付ではなく，食事指導教室に参加した人と参加しなかった人たちに分けて血清コレステロール値の変化をみている。この場合，食事指導教室への参加の有無とは無関係に，両方の群に平均への回帰が起こるため，食事指導教室への参加者で観察された血清コレステロール値の変化から参加しなかった人たちで観察された血清コ

レステロール値の変化を引くことで，平均への回帰の影響を除いて食事指導教室の効果を検討することができる。参加しなかった人たちで観察された血清コレステロール値の変化のすべてが平均への回帰だとはいえないが，食事指導教室の効果に比較して，参加しなかった人たちで観察された血清コレステロール値の変化が無視できないほど大きいことから，平均への回帰は無視できないほど大きなものであることがわかる。

●タレント10人を集めて，血液どろどろ度を測る。そのなかから血液がどろどろの5人を選んで，おまじないをかけてからもう一度測れば，確率的には100％，少しだけさらさらになる。テレビ局の人に教えてあげよう。

介入研究の質と結果の利用可能性

食事指導の効果を評価する場合，通常の指導では設定しないような環境を設定しなければならないことが多い。たとえば，「対照群をおく」や「介入群と対照群に対象者をランダムに割り付ける」というのはその典型である。病状の改善が目的である場合でも，栄養指導の効果を判定するためには，病状だけではなく，詳細な栄養調査を行い，栄養摂取状態の改善を評価することが必要となる場合が多い。この場合，指導の前後で詳細な栄養調査を必要とするが，これも実施困難なことが多い。

さらに，栄養指導の効果を正しく判定するためには，栄養指導以外で結果（病状の改善など）に影響を及ぼす可能性がある要因を測定しておかなければならないことも多い。高脂血症や糖尿病における運動習慣（身体活動レベル）が，その代表としてあげられる。

File 3 - 32

現場からみた評価研究の利用度

	評価研究としてのレベル	特　徴	長　所	短　所
評価を目的とした研究	高	研究のために新たに設定された集団や研究デザインを用いる。	結果の信頼度が高い。	1) 得られる結果を現場に適用しにくい。 2) 実施が困難。
通常の栄養指導の場を用いた評価研究	中	既存の栄養指導を研究のために改変し、必要な調査を追加する。	ある程度、結果を現場に適用しやすい。	1) 評価方法の信頼度にある程度の難があることが多い。 2) 実施がやや困難。
通常の栄養指導で得られる情報だけを用いた評価	低	既存の栄養指導で得られる情報だけを用いて評価を行う。	1) 結果を現場に適用しやすい。 2) 実施が容易。	評価方法の信頼度に大きな難があることが多い。

　また，通常の指導で測定している項目でも，高いレベルの信頼度と標準化を必要とする場合が多い。複数の看護師が自分の経験に応じて測定している血圧の測定方法を廃し，国際的に認められている正確な測定方法のトレーニングを行い，看護師全員が同じレベルの測定技術をもつようにするといった場合がこれに相当する。

　このような環境は，理想的な指導を行うための環境というよりも，理想的な評価を行うための環境（理想的な評価環境）というべきであろう。このような環境を通常の栄養指導の現場に設定することは必ずしも好ましいことではなく，指導を受ける人に通常の栄養指導では必要でない検査や調査への協力を依頼しなければならないことが多い。

　そこで，栄養指導の評価のレベルとその長所・短所をまとめるとFile 3 - 32のようになる。

　評価を目的とした研究では，そのために専用のプロトコール（実施手順書）が作成され，それに従って研究が遂行される。結果の信頼度は高いものの，その結果をそのまま現場に適用できるかというと必ずしもそうではない。

　この種の研究では，協力度の高い人たちだけが参加し，栄養指導で問題となりやすい協力度の低い人たちが対象から除外されることがある。このような場合，評価された栄養指導法が協力度の低い人たちに使用可能かどうかは評価されていないことになる。また，研究ではスタッフも高い能力を有する者が選ばれ，専門の教育を受けてから行われることが多い。さらに，指導前に詳細な栄養調査を実施すると，それ自身が指導効果を有する可能性を否定できず，そこで評価された指導法を利用する際に，その詳細な栄養調査を行わないと期待された指導効果が得

られないかもしれない。この問題は，評価環境が実際に指導を行う現場の環境から異なるほど，大きくなる。

　しかし，この種の十分に科学的な方法に基づいた評価研究は，栄養指導の効果を評価するうえで不可欠であり，わが国に不足している研究領域である。実施困難性や対象者への侵襲の度合いを考えると，このレベルの評価研究はすべての指導現場で行うべきものではなく，評価環境の整備が可能な特定の研究グループによって実施されることが望ましい。日常業務として栄養指導にあたる者は，これらの結果を正しく解釈するための知識や技術を身につけておくことが，この種の評価研究を実施するために努力することよりも大切である。

　通常の栄養指導の場を用い，若干の必要な調査を追加することによって行う評価研究は，「自分たちが行っている栄養指導法の効果はどうか」，「指導効果が確かめられている指導法を自分の患者や健康教室参加者に使用した場合の効果はどうか」など，自らが行っている業務内容の評価や指導内容のレベルアップを目ざす場合に有用な評価方法である。しかし，通常よりも詳細な栄養調査を行うなど，通常業務内ではできないことが多いため，実施可能性を十分に考慮して，評価デザインを組み，準備を進めなければならない。

　このような評価研究では，質の高い評価方法を用いることが困難な場合がほとんどであるために，どの部分が評価できないか，どこまでなら評価できるか，その信頼度は理論的にはどの程度かなど，限界をわきまえて結果を解釈することが重要である。指導の現場において，さらなる導入が期待される評価方法である。

　最後は，日常業務で得られる情報のみを用いて行う評価研究である。この場合は評価研究に必要な評価環境を設けることはしないため，ほとんどの場合，質の高い評価方法を用いるのは困難である。また，評価に必要な情報が十分にそろわないことも多く，結果の解釈は困難であることが多い。その一方，患者や対象者に，採血や詳しい質問など，評価を目的とした新たな調査で負担を加えることなく，実際に行っている栄養指導を評価できるという長所がある。したがって，入手可能な情報だけでどこまでの評価が可能かを考え，その範囲内でこの種の評価をしておくことは重要である。

●質の高い介入研究の結果の信頼度は高い。だからといって，その情報だけが役に立つわけでもない。質の低い研究もまた役に立つ。ただし，使い方が異なる。大切なことは，その区別をつけることである。質が低いことを批判してはならない。

11 集団特性

　すでに気がついていると思うが，疫学研究では，「どのような人たち（集団）を対象としたのか」はとても重要なことである。これを集団特性（population characteristics，または，subjects' characteristics）と呼ぶ。基本的な集団特性として，性（男女比），年齢，体格（身長，体重，肥満度）がある。これに続くのが健康状態だろう。血圧（高血圧の有無や高血圧者の割合），高脂血症や糖尿病（患者の割合），服薬状況などがこれに当たる。そして，生活習慣がある。基本的なものとしては，喫煙習慣，飲酒習慣，運動習慣があげられる。それぞれの研究の目的からみて，とくに知っておきたい情報も存在する。たとえ

ば，高脂血症患者に野菜と果物を食べるよう指導したときの効果を検討したい場合には，指導（介入）前の野菜と果物の摂取量を知っておくことは必須だろうし，血清コレステロール値だけでなく，高脂血症の治療の有無や治療の内容も必要であろう。

このように，疫学研究は，集団特性を明らかにして，はじめて研究といえる。集団特性をていねいに記述することは，疫学研究の最低限の作法である。

「最近の若い子は朝ごはんを食べない」という結果を報告した記述疫学研究に，もしも，「最近の若い子」の特性，つまり，平均年齢，男女比，調査地域や属する集団名（学校名など）などが書かれていなければ，この結果に興味があるか否かの前に，この調査結果を読む価値は乏しいと考えるべきである。なぜなら，15歳の中学生が想像する「最近の若い子」と，50歳の女性が想像する「最近の若い子」の平均年齢は違うかもしれないからである。

12 集団代表性

疫学研究は，つねにある特性をもった集団を対象に行うが，その集団全員を調べることはできず，そのなかの一部の人たちだけを調べることが多い。その場合に問題となるのが集団代表性（population representativeness）である。

調査ができた集団の特性が，調査をしたいと考えていた全体集団の特性と同じ（または近似している）場合に，調査ができた集団は「集団代表性がある」という。したがって，興味をもっている集団から一部を抽出して調査を行う場合には，集団代表性の有無と程度を知るために，調査を行った集団だけでなく，興味をもった集団（調べなかった人たちも含めた全員！）の集団特性も必要なのである。

なぜ，集団代表性の有無を知る必要があるのだろうか。それは，調査を行った集団から得られる結果を，興味をもっている集団の結果と拡大解釈してもよいか否かを決める重要な情報だからである。集団代表性があれば，（それでも慎重であるべきだが）拡大解釈が可能である。集団代表性がなければ，拡大解釈は慎むべきであり，あくまでも調査をした集団から得られた結果としての解釈に留めるべきである。

では，集団代表性が確保されていない研究は価値がないかというと，そうではない。問題は，得られた結果の使い方にある。

限られた，または，特殊な集団特性をもつ集団を対象として行われた研究から得られた結果は，一般化（generalization）しにくいという問題をもっている。東京都内の小学校で行われた栄養教育が効果的だと評価された場合，それを全国の小学校に広めてよいかというと，疑問が残る。都会の小学生と地方の小学生では，生活環境，とくに食環境が異なることが予想され，東京で行われた方法を地方で使って栄養教育を行ったとしても，東京ほどの効果は得られないかもしれないからである。しかし，アメリカで開発され，効果的だと実証された方法を導入するよりはましだろうとも想像される。理想的には，日本全国で使うのならば，全国で効果判定がなされ，全国で効果的であることが実証されなくてはならない。しかし，それは無理である。つまり，集団代表性とは，その研究で得られた結果をどこまで広げて使うことができるか，一般化できるか，といった判断を可能にするために，読者（その結果の使い手）に与える情報である。したがって，疫学研究において集団代表

性を確保する必要は必ずしもないが，集団特性を記述しておくことは必須なのである。

●疫学研究において集団代表性の確保は必ずしも必要ではないが，集団特性の記述は必須である。ていねいであれば，ていねいであるほどよい。

13 Hillの基準

疫学は典型的な実学である。世の中の役に立つために行う学問である。「真理を明らかにする」ことよりも，「社会の役に立つ」のが疫学の務めである。したがって，得られた結果は，実際に活用しなくてはならない。問題は，結果を信頼して活用してもよいか，である。得られた結果は単なる偶然かもしれない。偶然でなくても，成人で得られた結果を子どもに使ってよいかどうかはわからないし，アメリカ人で得られた結果を日本人に使ってよいかどうかも疑問に感じるところである。

得られた結果をどのように信頼し（または信頼せず），どのように解釈すべきかの基本をまとめたものとして，Hillの基準（File 3-33）が知られている[33]。はじめに述べたように，記述疫学ではもちろん，分析疫学研究でも，因果関係を直接に証明することはできない。しかし，ここにあげられている6つがそろうと因果関係の成立可能性は高く，結果の利用可能性も高いと考えられる。しかし，すべてが成立しないといけない，というわけでもない。シロかクロかの判定ではなく，どの程度の信頼度かのレベルづけに便利な基準である。

このなかでとくに注目したいのは，生物学的妥当性（biological plausibility）である。これは，

File 3-33

Hillの基準

基 準	説 明
関連の強さ （strength of association）	相対危険やオッズ比が大きいこと。
量－反応関係 （dose-response relationship）	原因が増えると結果も増えること。生物学的勾配（biological gradient）ともいう。
一致性 （consistency）	異なった地域,集団,時間など,いろいろな状況で,異なった要因や特性との組み合わせでも同様の結論に達すること。
関連の時間依存性 （temporally correct association）	原因となる要因が結果よりも時間的に先立っていること。
関連の特異性 （specificity of association）	1つの原因が1つの結果を生じ,別の原因では生じないこと（これは満たされない場合も多い）。
生物学的妥当性 （biological plausibility）	得られた結果が現在知られている生物学および疾患発生プロセスと矛盾しないこと。蓋然性ともいう。

記述疫学ではもちろん,分析疫学研究でも,因果関係を直接に証明することはできない。上の6つがそろうと因果関係の成立可能性は高いと考えられる。しかし,すべてが成立しないといけない,というわけでもない。

生物学の基礎的な事実や疾病発生プロセスといったメカニズムと矛盾しない場合，疫学研究で得られた結果の信憑性は高いとする考え方である．これは，「利用のための栄養学」を目的とした研究を行う研究者であっても，「メカニズムのための栄養学」の知識が必要であることを示している．その意味で，疫学者や栄養疫学者は疫学だけにとどまらない，広く，深い知識を有する研究者であることが求められるわけである．

●Hillの基準にはあたりまえのことしか書いていない．しかし，これを最初に言ったHillさんは偉いと思う．

14 まとめ

EBNは疫学研究によってつくられる．疫学の考え方や疫学研究の方法を理解することは，EBNを正しく理解し，活用するための必要条件である．この章はあくまで「入門」である．疫学に興味のある読者は専門書に読み進んでいただきたい．同時に，疫学は実践の学問である．難しい専門書を読むよりも実際に疫学研究を行って，失敗してみるほうが疫学を正しく理解するためには早道だろう．このあたりはCHAPTER 6で簡単な解説を試みたい．その前に，疫学研究の結果を読んだり，実際に行ったりするうえで不可欠の学問である統計学について，次のCHAPTERで簡単な紹介をしておきたい．また，疫学のなかで栄養に特化した部分はCHAPTER 5でまとめることにする．

【参考文献】
1. 厚生労働省大臣官房統計情報部. 人口動態統計.
2. がんの統計編集委員会編集. がんの統計〈2001年版〉. 財団法人がん研究振興財団. 2001.
3. 総務省統計局. 国勢調査結果.
4. Honein MA, Paulozzi LJ, Mathews TJ, et al. Impact of folic acid fortification of the US food supply on the occurrence of neural tube defects. JAMA 2001; 285: 2981-6.
5. Kvale G, Heuch I, Eide GE. A prospective study of reproductive factors and breast cancer: I. Parity. Am J Epidemiol 1987; 126: 831-41.
6. 厚生省保健医療局健康増進課. 国民栄養の現状：国民栄養調査成績. 第一出版. 1975-2001.
7. World Health Statistics Annual (1975-1991). World Health Organization of the United Nations, Rome.
8. Sasaki S, Kesteloot H. Wine and non-wine alcohol: differential effect on all-cause and cause-specific mortality. Nutr Metab Cardiovasc Dis 1994; 4: 177-82.
9. Connor SL, Ojeda LS, Sexton G, et al. Diets lower in folic acid and carotenoids are associated with the coronary disease epidemic in Central and Eastern Europe. J Am Diet Assoc 2004; 104: 1793-9.
10. Sasaki S, Katagiri A, Tsuji T, et al. Self-reported rate of eating correlates with body mass index in 18-y-old Japanese women. Int J Obes Relat Metab Disord 2003; 27: 1405-10.
11. Intersalt Cooperative Research Group. Intersalt: an international study of electrolyte excretion and blood pressure. Results for 24 hour urinary sodium and potassium excretion. BMJ 1988; 297: 319-28.
12. Holbrook JT, Patterson KY, Bodner JE, et al. Sodium and potassium intake and balance in adults consuming self-selected diets. Am J Clin Nutr 1984; 40: 786-93.
13. Hashimoto T, Fujita Y, Ueshima H, et al. Urinary

sodium and potassium excretion, body mass index, alcohol intake and blood pressure in three Japanese populations. J Hum Hypertens 1989; 3: 315-21.

14. 厚生労働省健康局. 第5次循環器疾患基礎調査報告（平成12年）. 厚生労働省健康局. 2000.

15. 佐々木敏. 第6章 調査・解析の質とはなにか. Evidence-based Nutrition: EBN 栄養調査・栄養指導の実際. 医歯薬出版, 2001: 73-88.

16. Smith-Warner SA, Spiegelman D, Yuan SS, et al. Fruits, vegetables and lung cancer: a pooled analysis of cohort studies. Int J Cancer 2003; 107: 1001-11.

17. Ward KD, Klesges RC. A meta-analysis of the effects of cigarette smoking on bone mineral density. Calcif Tissue Int 2001; 68: 259-70.

18. Kelley GA. Exercise and regional bone mineral density in postmenopausal women: a meta-analytic review of randomized trials. Am J Phys Med Rehabil 1998; 77: 76-87.

19. Zhang HC, Kushida K, Atsumi K, et al. Effects of age and menopause on spinal bone mineral density in Japanese women: a ten-year prospective study. Calcif Tissue Int 2002; 70: 153-7.

20. Douchi T, Yamamoto S, Yoshimitsu N, et al. Relative contribution of aging and menopause to changes in lean and fat mass in segmental regions. Maturitas 2002; 42: 301-6.

21. Douchi T, Kuwahata R, Matsuo T, et al. Relative contribution of lean and fat mass component to bone mineral density in males. J Bone Miner Metab 2003; 21: 17-21.

22. Khaw KT, Reeve J, Luben R, et al. Prediction of total and hip fracture risk in men and women by quantitative ultrasound of the calcaneus: EPIC-Norfolk prospective population study. Lancet 2004; 363: 197-202.

23. Sauvaget C, Nagano J, Allen N, et al. Vegetable and fruit intake and stroke mortality in the Hiroshima/Nagasaki Life Span Study. Stroke 2003; 34: 2355-60.

24. Matsunaga S, Satou T. Epidemioilogy of the posterior longitudinal ligament. In: Yonenobu K, Satou T, Ono K (eds.) Ossification of posterior longitudinal ligament. Springer-Verlag, Tokyo, Berlin, Heidelberg, New York, 1997: 11-7.

25. Okamoto K, Kobashi G, Washio M, et al. Dietary habits and risk of ossification of the posterior longitudinal ligaments of the spine (OPLL); findings from a case-control study in Japan. J Bone Miner Metab 2004; 22: 612-7.

26. Peto R, Doll R, Buckley JD, et al. Can dietary beta-carotene materially reduce human cancer rates? Nature 1981; 290: 210-8.

27. The Alpha-tocopherol, Beta carotene Cancer Prevention Study Group. The effect of vitamin E and beta carotene on the incidence of lung cancer and other cancers in male smokers. N Engl J Med 1994; 330: 1029-35.

28. Knekt P, Jaervinen R, Seppaepen R, et al. Dietary flavonoids and the risk of lung cancer and other malignant neoplasms. Am J Epidemiol 1997; 146: 223-30.

29. Mannisto S, Smith-Warner SA, Spiegelman D, et al. Dietary carotenoids and risk of lung cancer in a pooled analysis of seven cohort studies. Cancer Epidemiol Biomakers Prev 2004; 13: 40-8.

30. Wright ME, Mayne ST, Stolzenberg-Solomon RZ, et al. Development of a comprehensive dietary antioxidant index and application to lung cancer risk in a cohort of male smokers. Am J Epidemiol

2004; 160: 68-76.
31. Takashima Y, Sumiya Y, Kokaze A, et al. Magnitude of the regression to the mean within one-year intra-individual changes in serum lipid levels among Japanese male workers. J Epidemiol 2001; 11: 61-9.
32. Sasaki S, Ishikawa T, Yanagibori R, et al. Change and 1-year maintenance of nutrient and food group intakes at a 12-week worksite dietary intervention trial for men at high-risk of coronary heart disease. J Nutr Sci Vitaminol 2000; 46: 15-22.
33. Hill AB. Principals of medical statistics. 9th ed. Oxford University Press, New York, 1971.

CHAPTER 4

Introduction of statistics for epidemiology

疫学のための統計学入門

このCHAPTERでは，疫学研究を行ったり，その結果を解釈したりする場合に必要となる統計学（statistics）の基本的な知識を紹介する．統計学では，その感覚を養い，どのような目的で，どのような場面で用いるものかを理解することが大切である．統計学の専門家を目ざす人でない限り，数式や計算方法を覚える必要はあまりないであろう．

01 文字としての数字，文法としての数学（統計学）

　数字は，事実を正しく伝えたい，事実を正しく理解したいという人たちのためにつくられた文字だと思う．

　たとえば，「背の高い人」といっても，人によって想像する背の高さは違うだろう．そこで，話が食い違わないように，身長＝182 cmと書くわけである．では，「日本人の食塩摂取量は1日に13.2 gである」という文章は正しいだろうか．これだと，「日本人全員が毎日13.2 gの食塩を食べているのだ」という解釈も成り立つ．1億2,000万人以上の人がみんな同じ量の食塩を食べている，しかも，毎日，同じ量を食べていることはありえない．「日本人の食塩の平均摂取量は，1日当たり13.2 gである」が正しい文章である．「調査をしたある日本人集団の食塩の平均摂取量は1日当たり13.2 gであった」のほうがより正しい．なぜなら，「日本人の食塩の平均摂取量」を知るためには，日本人全員（！）を調べなくてはならないからである．

　このように，事実を正しく理解したり，伝えたりするために，数字という文字と数学（この本では統計学）という文法を使うわけである．ところで，「平均」という用語が先ほど出てきた．平均とは何か．平均を計算するための数式を覚えるよりも，平均とは何かを感じる感覚を養うほうが大切である．それは，語学でも数学でも同じことだと思う．

◗ 統計学では，数式を覚えることよりも，センスを養うことが大切．

02 分　布

　統計学の基本に，分布（distribution）がある．そして，その根本には，人はいろいろ，人生はいろいろ，という考え方がある．しかも，そのいろいろさは，ばらばらではなく，一定の特徴があると考える．それが分布である．分布の特徴を何か1つの言葉や数字にしないと分布の様子を簡単に伝えることはできない．それが，平均（mean, average），標準偏差（standard deviation），中央値（メディアン：median），最小値（mini-

File 4 - 01

分布形のいろいろ

食品摂取量でしばしばみられる分布形。量的な統計計算が困難。

二峰性の分布

分布の基本形。統計計算はこの分布形として仮定して行うことが多い。

正規分布

栄養素摂取量,食品群摂取量に多い分布形。対数をとること(対数変換)によって対称形の分布に近づけることができることがある。

正方向に歪んだ分布

負方向に歪んだ分布

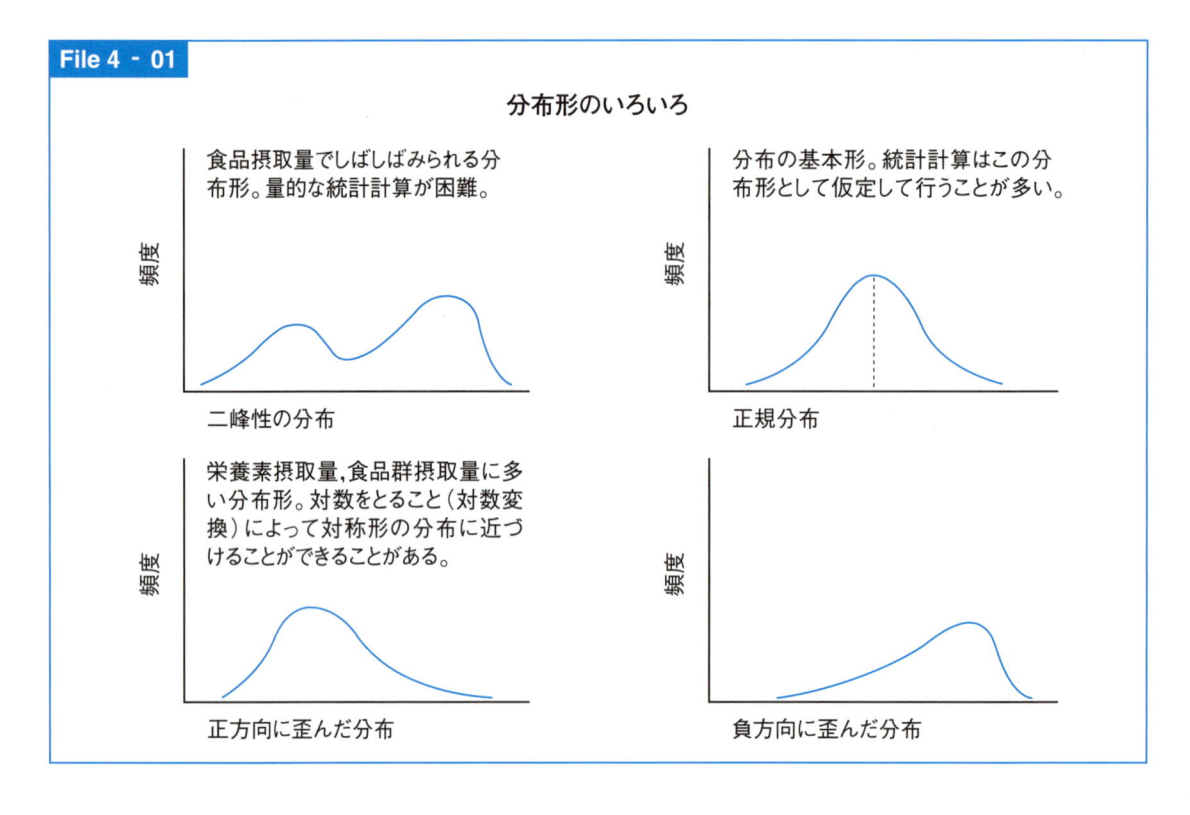

mum),最大値(maximum),範囲(range),といった数字(統計量)である。これらを記述統計量(descriptive statistics)と呼ぶ。事実を記述することを目的とした疫学研究を記述疫学と呼んだように,分布の様子を記述することを目的とした統計量といった意味である。

ところで,疫学のデータや研究結果は,平均や標準偏差といった統計量で表現されることが多い。そのため,個人を無視,または軽視した冷たい学問だと思われることがあるが,事実はまったく反対である。人はいろいろだという「個の存在」を前提にしているからこそ,このような統計量が必要なのだということを理解していただきたい。

File 4 - 01に示したように,分布にはさまざまな形がある。基本となる分布が正規分布(standard distribution)である(File 4 - 01：右上)。

多くの統計計算は,分布が正規分布であるという仮定を設けて行う。しかし,実際の分布は正規分布ではない。とくに,食べることに関するデータの多くが正規分布からは程遠い形の分布形をとる傾向にある。一方,正規分布に近い分布形だと仮定すると,いろいろな統計計算がやりやすく,また,結果も解釈しやすいため,実際には,正規分布と仮定して統計計算を行っている。このあたりについてあまり厳しく考えると,統計計算をする意味が乏しくなったり,結果の解釈がとても難しくなったりするため,大雑把に考えるほうが現実的であろう。

それでも,どのような分布形をしているのだろうか,と考える習慣はつけておきたい。File 4 - 02は,摂取量における分布形の例である[1]。カリウムとリンが左右対称形に比較的近く,ナトリウム,カルシウム,マグネシウム,鉄,マ

File 4 - 02

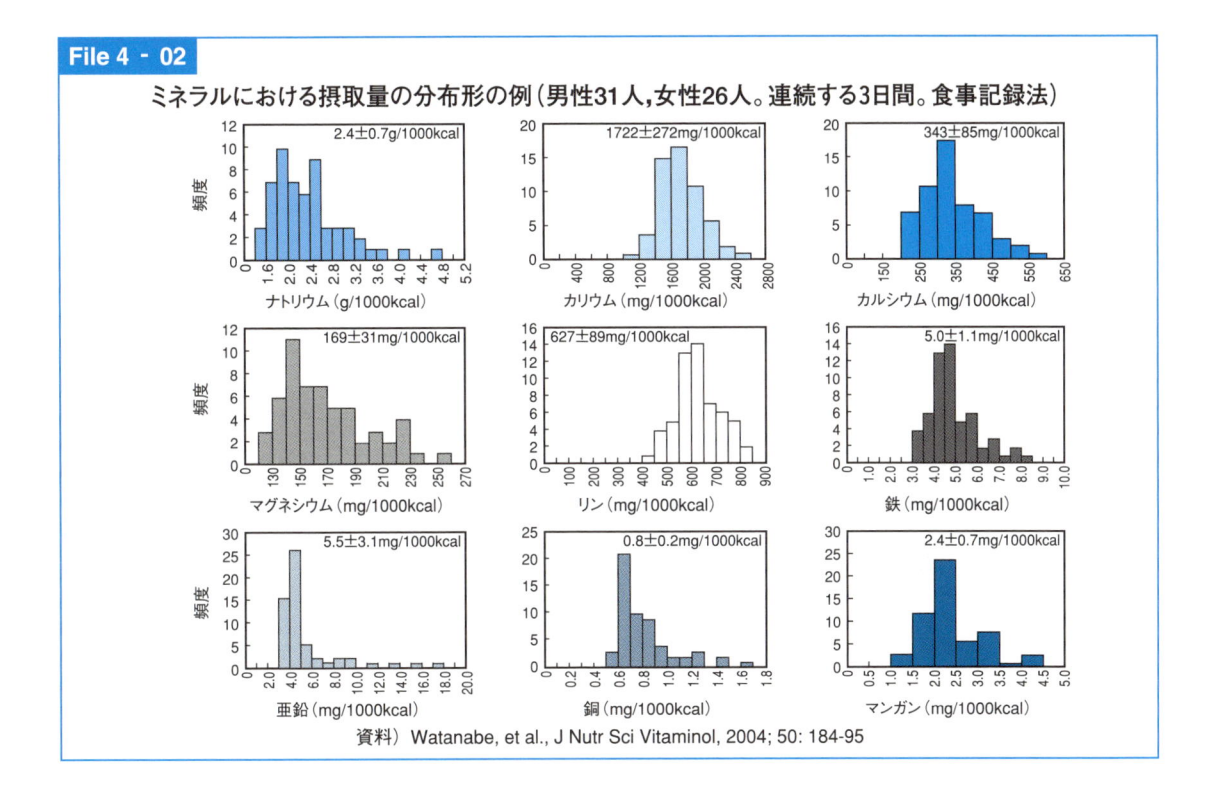

ミネラルにおける摂取量の分布形の例（男性31人，女性26人。連続する3日間。食事記録法）

［ナトリウム (g/1000kcal) 2.4±0.7g/1000kcal］
［カリウム (mg/1000kcal) 1722±272mg/1000kcal］
［カルシウム (mg/1000kcal) 343±85mg/1000kcal］
［マグネシウム (mg/1000kcal) 169±31mg/1000kcal］
［リン (mg/1000kcal) 627±89mg/1000kcal］
［鉄 (mg/1000kcal) 5.0±1.1mg/1000kcal］
［亜鉛 (mg/1000kcal) 5.5±3.1mg/1000kcal］
［銅 (mg/1000kcal) 0.8±0.2mg/1000kcal］
［マンガン (mg/1000kcal) 2.4±0.7mg/1000kcal］

資料）Watanabe, et al., J Nutr Sci Vitaminol, 2004; 50: 184-95

ンガンが正方向に歪んだ分布形で，亜鉛と銅が著しく正方向に歪んだ分布形であることがわかる。そして，負方向に歪んだ分布形を示した栄養素はこのなかでは見当たらない。この調査では対象者数が57人と少ないため，少しいびつな分布を示している栄養素もあるが，栄養素摂取量の分布は，正方向に歪んだ分布形が多いことが確認できる。

File 4 - 03は，ある食事調査で得られた脂質摂取量（g/日），カロテン摂取量（μg/日），菓子類摂取量（g/日）の分布形である[2]。脂質摂取量はなんとなく正規分布に近い分布形であることがわかるが，カロテン摂取量はかなり歪んでいる。しかし，測定値の対数をとって分布を描くと，少し正規分布に近づくことがわかる。このような分布を対数正規分布と呼ぶ。生物を対象として何かを測定すると，しばしば対数正規分布が観察される。このような場合には，測定値の対数をとり（対数変換〈log-transformation〉と呼ぶ），正規分布に近づけたうえで，平均値をとるなどの統計計算を行うことがある。しかし，このような変換を行うと単位が意味のないものになってしまうため，その乱用は避けたい。また，栄養素の摂取量の分布形には，1を加えたうえで対数変換を行うと，正規分布に近づくものがしばしばある。

菓子類摂取量は，食べなかった人たちの大きなピークとかなり歪んだ分布形の足し算のようにみえる複雑な分布形であることがわかる。

このように，正規分布ではない分布形を示す場合には，平均値を計算する目的と意味は何だろうか，と考えなくてはいけない。正規分布でない場合の集団を代表する統計量としては，量まで考えた代表値である平均値ではなく，順序

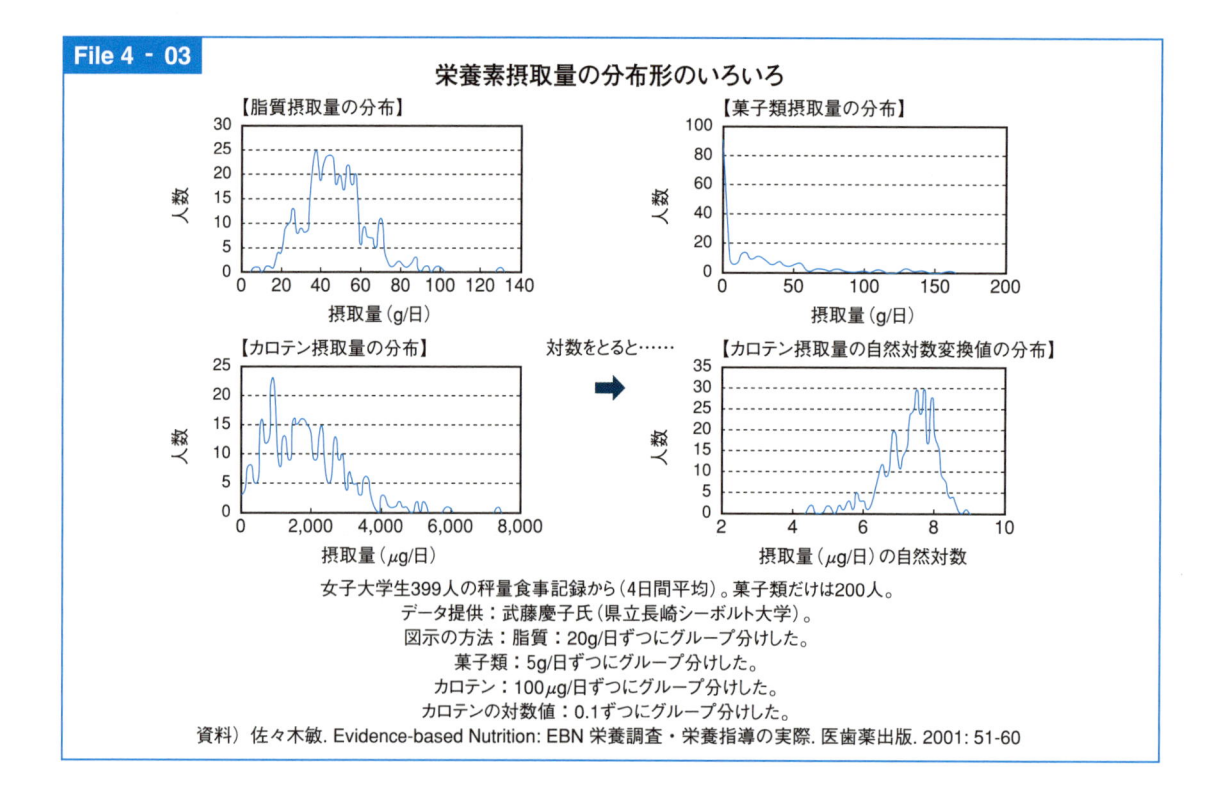

File 4 - 03

栄養素摂取量の分布形のいろいろ

【脂質摂取量の分布】

【菓子類摂取量の分布】

【カロテン摂取量の分布】　対数をとると……➡　【カロテン摂取量の自然対数変換値の分布】

女子大学生399人の秤量食事記録から（4日間平均）。菓子類だけは200人。
データ提供：武藤慶子氏（県立長崎シーボルト大学）。
図示の方法：脂質：20g/日ずつにグループ分けした。
　　　　　　菓子類：5g/日ずつにグループ分けした。
　　　　　　カロテン：100μg/日ずつにグループ分けした。
　　　　　　カロテンの対数値：0.1ずつにグループ分けした。
資料）佐々木敏. Evidence-based Nutrition: EBN 栄養調査・栄養指導の実際. 医歯薬出版. 2001: 51-60

だけを考慮した代表値である中央値がよく用いられる。そして，分布の広がりを表す統計量としては，標準偏差ではなく，パーセンタイル（とくに，25パーセンタイルと75パーセンタイル）が用いられる。分布形がどのくらい正規分布から離れると平均値よりも中央値のほうが好ましいのかを判断するのは難しいが，大雑把にいえば，平均＜2×標準偏差の関係になっていれば，かなり正規分布からはずれた分布をしていると判断し，分布を図にしてみて，その特徴を確認し，対策，たとえば，対数変換して対数の平均をとる，平均値の代わりに中央値を使うなどを考えることがすすめられる。

➡ 分布が頭に浮かぶ⇒統計学のセンスあり。
　 分布が頭に浮かばない⇒統計学のセンスなし。

03 測定誤差

なぜ，人によって測定値がばらつき，分布が生まれるのかを考えることは大切である。

測定値＝真の値＋測定誤差というように，測定値は，真の値と測定誤差（measurement error）からできている。人によって測定値が異なり，分布が生まれるのは，人によってその人の値が異なるだけでなく，測定ごとに測定誤差も異なるからである。容易に想像されるように，真の値に対して測定誤差が大きいような測定条件では，測定値の信頼度が低く，逆に，真の値に対して測定誤差が小さい測定条件で測定された測定値は信頼度が高いといえる。つまり，測定誤差は，測定値の信頼度を左右する重要な要因である。

さらに，測定誤差＝偶然誤差＋系統誤差というように，測定誤差は2種類の誤差からできてい

CHAPTER 4 ● 疫学のための統計学入門

File 4 - 04　偶然誤差と系統誤差

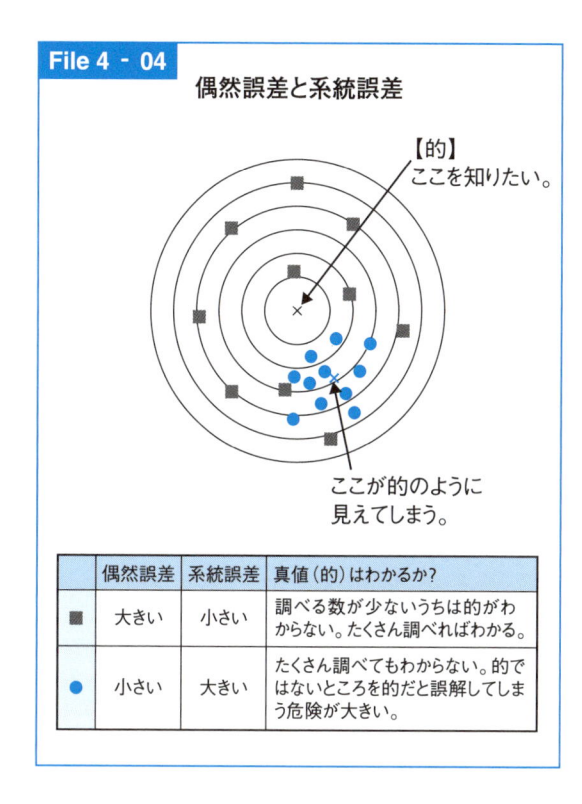

【的】ここを知りたい。

ここが的のように見えてしまう。

	偶然誤差	系統誤差	真値(的)はわかるか?
■	大きい	小さい	調べる数が少ないうちは的がわからない。たくさん調べればわかる。
●	小さい	大きい	たくさん調べてもわからない。的ではないところを的だと誤解してしまう危険が大きい。

る（File 4 - 04）。

　偶然誤差（ランダム誤差とも呼ぶ：random error）は文字どおり偶然に起こる誤差で，何回も測定を繰り返せば，その合計はゼロになる。偶然誤差は，測定の繰り返し回数が少ない場合や，測定人数が少ない場合に問題になる誤差である。

　一方，系統誤差（systematic error）は，一定の方向に一定の値だけずれて測定されてしまうような誤差である。ゼロ点がずれた体重計を使う場合を考えるとわかりやすいであろう。

　体重計の場合は，何ものせないときの目盛りを読めば系統誤差をある程度は知ることができるが，多くの場合，系統誤差はその存在も，そしてその程度もわからない。これが系統誤差の怖さである。まして，太りすぎを気にしている人が自分で体重計にのったときに生じるような

系統誤差では，体重計がもつ系統誤差に加えて，肥満への考え方という系統誤差も加わり，どの程度の系統誤差が生じるのか，その量を推定するのは極めて困難となる。

　そして，たくさんの人を測定して，その平均値を求める場合には，

　　測定値の平均＝真の値の平均＋測定誤差の平均
　　　　　　　　＝真の値の平均＋偶然誤差の平均＋系統
　　誤差の平均≒真の値の平均＋系統誤差の平均

と考えられる。この式からわかるように，系統誤差は，測定回数を増やしても消すことができない。それどころか，観察数が多くなればなるほど，系統誤差が有意性検定（⇒chap. 4 - 07）に与える影響は大きくなる。これが系統誤差のもう1つの怖さである。つまり，測定誤差の問題に疎いままで，対象者数を増やして測定する行為は，系統誤差を測定して，それを真の値だと誤解する原因となる。測定にあたっては，系統誤差の存在をつねに念頭においておくことが大切である。

● **測定誤差は避けられないが，偶然誤差か系統誤差かがわかれば，少しは対処の仕方がある。**

04 標準化

　たとえば，A町の住民とB町の住民でどちらの体重が重いかを知りたいとしよう。もしも，A町で使っている体重計が古くて精度が悪く，B町の体重計は精度のよい新しいものであったらどうだろう。2つの町の住民の体重の違いが小さい場合は，どちらが重いかを知ることは難しくなってしまうだろう。A町の住民とB町の住民のどちらで朝食の欠食が多いかを知りたいとしよう。A町では「朝食は毎日食べますか」と尋ね，B町で

は「朝食を食べない日はありますか」と尋ねたとしたらどうだろう。または，2つの町ともに，「朝食を食べない日はありますか」と尋ねたとしても，A町の栄養士は「主食を食べない食事は食事とはいえない」といい，B町の栄養士は「牛乳でも果物ジュースでも健康によいと考えられている食品であれば食事といえる」と考え，聞き取りを行ったとしたらどうだろう。A町とB町で1日間食事記録法（⇒chap. 5 - 03）を使って食事調査をしたとしよう。A町では記録用紙を集めてそのまま栄養価計算を行い，B町では，内容をチェックし，内容に不信な点があれば，対象者に問い合わせ，正しい情報を得たとしたらどうだろう。

このように，集団を比較するためには，「同じように調べる」ことがとても大切である。対象者を「同じように調べる」ことを標準化（standardization）と呼ぶ。いかに徹底して標準化できるかは，いかに信頼できる結果が得られるかのカギを握っている。これは，すべてのタイプの疫学研究にいえる。

また，欠損をいかに少なくするかも結果を左右するとても大切なことである。では，欠損を可能な限り少なくするように努力することは必須なのだろうか。答えは「否」である。A町とB町を比較したいのであれば，A町とB町の欠損の程度や内容が同じであればよく，必ずしも少なくする必要はない。A町とB町がそれぞれ，欠損をなくすように努力し，その結果として，A町の欠損がB町よりもかなり少なくなったら，A町は無駄な努力をしたことになる。正しいのは，A町はちょっと手を抜いて，B町と同じ数だけの欠損の程度にすることである。標準化とは，ぎりぎりまでていねいに測定したり，調査したりすることではなく，同じレベル（質）のデータができるように，測定や調査にかかわる者がうまく手を抜くことであるといってよいかもしれない。

ところで，食事指導の介入研究では，介入群と対照群のどちらに属するかを調査者に対して盲検化することは困難であることが多い。調査者には，よい結果を得たいという心が働き，介入群をていねいに調査し，対照群は適当に，という現象がしばしば起こる。すると，介入群と対照群を正しく比較することができなくなってしまう。よい結果を得たいという心が，研究の質を落としてしまうという悲しい現象を引き起こす。このように，標準化の甘さのために，質が悪くなってしまった疫学研究は意外に多い。

05 欠　損

たくさんの人を対象にして，質問をしたり，何かを測定したりすると，どうしても，質問に答えてもらえない，変な回答をする，うまく測れないなど，さまざまな理由によってデータの欠損（missing）が生じる。

ところで，実際の疫学研究では，原因と考えている因子1つと，結果と考えている因子1つの合計2つについて調査することはまずありえない。それは，交絡因子についても調査をしなくてはならないのと，疫学研究（調査）はどうしても大がかりになるために，1回の調査からたくさんの結果を得なくてはならないことが多いからである。

たとえば，1つの結果因子にどの原因がもっとも深く関連しているかを知るために，10個の原因を仮定した調査を考えると，11個の因子を調べることになる。さらに，集団特性を明らかにしておくために，年齢・性別・身長・体重・居住地域・職業も必要だと考えると，因子数は合計17個になり，さらに，交絡因子として，喫

煙・サプリメント利用の有無，運動習慣の有無を想定したとすると，調べる因子は全部で20個にものぼる。このうちのどの1つが欠けても，研究の目的を正しく果たすことはできない。

たとえば，1つの因子の測定や質問に失敗する確率を5％（20回に1回）とし，それぞれがばらばら（独立）に起こると仮定すると，データが全部そろう確率は，$0.95^{20} = 0.46$（46％）となる。つまり，20個の因子すべての情報がある人数は，調べることができた人の46％でしかない。そのため，疫学研究の多くが，統計以前に，欠損の多さのために，その科学性を失っているか，解析をあきらめているのが現状である。

栄養疫学の分野では，しばしば，食事調査で得られるデータを用いて栄養価計算を行い，栄養素摂取量を求める。たとえば，食物摂取頻度質問票や食事歴法質問票（⇒chap. 5 - 08）は，食事に関するたくさんの質問をして，それらを統合して，エネルギーや各栄養素の摂取量を計算する。この場合，たくさんのなかの1つの質問に欠損があると，その質問が解析から除外されるのではなく，全体（すべての栄養素の摂取量）のデータの質がわずかに下がる。欠損が増えても，計算される栄養素の数は減らないが，その信頼度が低くなるわけである。たとえば，100個の質問からなる食物摂取頻度質問票で，40個に答えて，残りの60個が欠損であったら，この人について，栄養素摂取量を計算することはほとんど無意味であろう。4割だけ答えたのだから，4割の栄養素（たとえば，10種類の栄養素のなかの4種類だけ）について正確な摂取量が得られるというものではない。そのため，食事記録だけでなく，食物摂取頻度質問票や食事歴法質問票を用いる場合でも，欠損を減らすためにとても

File 4 - 05　欠損を少なくするための方法

	調査者向け	参加者向け
事　前	①調査者が測定や聞き取りを忘れないように，周知，訓練をしておく。 ②一度にたくさんの測定や聞き取りを受ける場合には，測定，聞き取りが終わったらチェックを入れる用紙（チェックリスト）を活用する。 ③調査項目を重要なものに限る。	①この研究・調査がいかに大切かを理解してもらう。説明会を開催する，研究・調査内容紹介用パンフレットなどを活用する，など。⇒動機づけ。 ②個人結果を返却する。とくに，参加者個人の役に立つものであるとよい。⇒動機づけ。 ③一度にたくさんの種類の測定や聞き取りをする場合には，測定，聞き取りが終わったらチェックを入れる用紙（チェックリスト）を活用する。 ④調査項目を重要なものに限る。 ⑤質問票調査では，答えやすい質問文，選択肢を作成する。質問と選択肢はできるだけ構造的にする（同じような構造の質問文と選択肢〈選択数も〉から構成する）。 ⑥質問票調査では，回答者の回答への負担をできるだけ軽くする。自由回答形式よりも選択肢形式のほうがよい，年齢や氏名を複数の場所に書かせることは避けたい（2種類以上の質問票を用いる場合に注意），など。 ⑦質問票調査の質問文は，短くて，明確にする。ただし，短くて不明確よりも，少し長くても明確なほうがよい。 ⑧質問票調査の選択肢は，必ずどれかが選択できるものであるようにする。 ⑨質問票調査の質問票は，きれいに印刷する。
調査中	欠損に対する再調査，再測定を行う。	
事　後	集計・解析が行えるように，欠損値の処理を行う。 　　欠損のままに放置する。 　　「0」や「最低頻度（食べなかった，など）」，「調査集団における最頻値または平均値」を代入する。	

神経を使うのである．

　しかしながら，欠損は必ず起こる．欠損をできるだけ少なくするために，事前になすべきことと，欠損が出てしまった後，事後になすべきことをFile 4-05にまとめておく．

　ところで，介入研究でしばしば（というか，ほとんどの場合）起こる問題は，脱落（dropout）である．脱落とは，介入の途中で対象者が研究から抜けてしまい，介入後の調査ができないことである（対照群も同じ）．介入効果を検討できるのは，介入の前後でデータがそろっている人たちだけである．しかし，食事指導など，教育効果を検討する介入研究では，脱落した人への効果は，脱落しなかった人への効果よりも小さいかもしれないと考えられる．すると，脱落しなかった人たち（データがそろっている人たち）だけを使った解析から得られる効果は，脱落者も含めた全員における効果よりも大きくなることが考えられる．これは，効果を過大に評価することになり，正しい評価とはいえない．したがって，脱落者も含めて解析したいところであるが，脱落者には介入後のデータがない．そこで，「脱落者は介入前と変わらなかった」と仮定した解析を行うことがある．これをITT解析（intention-to-treatment analysis）と呼ぶ．この解析で計算される効果は，真の介入効果よりも小さくなることが予想される．それは，途中脱落者は脱落するまでの間は介入されていたわけで，少しは介入効果があったのではないかと予想されるからである．したがって，真の介入効果は，脱落者を除いた通常の解析から得られる結果と，ITT解析で得られる結果の間のどこかにあると想像される．

　脱落者には介入後のデータはないわけだから，真の介入効果を知ることはできないが，ITT解析は脱落という現実を認めたうえで，どうすれば，真の介入効果に近づくことができるかを工夫した解析方法といえるだろう．もちろん，脱落を1人でも減らす努力をすることが先決であることはいうまでもない．

●疫学研究で大切なことは，高度な統計学を駆使することではない．ややこしい統計学など使わなくても結果がわかるようなきれいなデータを集めることである．

06 標準偏差・標準誤差・信頼区間

　File 4-06は，仮想的な血圧（収縮期血圧）の分布である．縦軸の単位が書かれていないが，人数，または，全体の人数に占める割合と考えていただきたい．この例では，125 mmHgに平均があり，ほぼ左右対称に分布している．68.26％と書いてある矢印（⟵⟶）は，全体の人の68.26％がこの間に入ることを示している．この幅の半分，つまり，137－125＝12 mmHg，または，125－113＝12 mmHgを標準偏差と呼ぶ．標準偏差は分布の広がりを示す代表的な統計量で，正規分布の場合，平均±標準偏差の範囲に全体の68.26％の者が，平均±2×標準偏差の範囲に全体の95.44％の者が入る．同様に，平均±1.96×標準偏差の範囲には全体の95％の者が，平均±2.576×標準偏差の範囲には全体の99％の者が入る．つまり，標準偏差は，分布の広がりを示す基準となる統計量である．

　ところで，ある集団のなかから，ある一定数の人たちを選び出して何かを測定した場合，測定値の平均値と，元の集団の平均値（これは測定されていない）とは微妙に異なる．これが同じになるのは，元の集団全員を測定した場合だ

File 4 - 06

仮想的な血圧（収縮期血圧）の分布

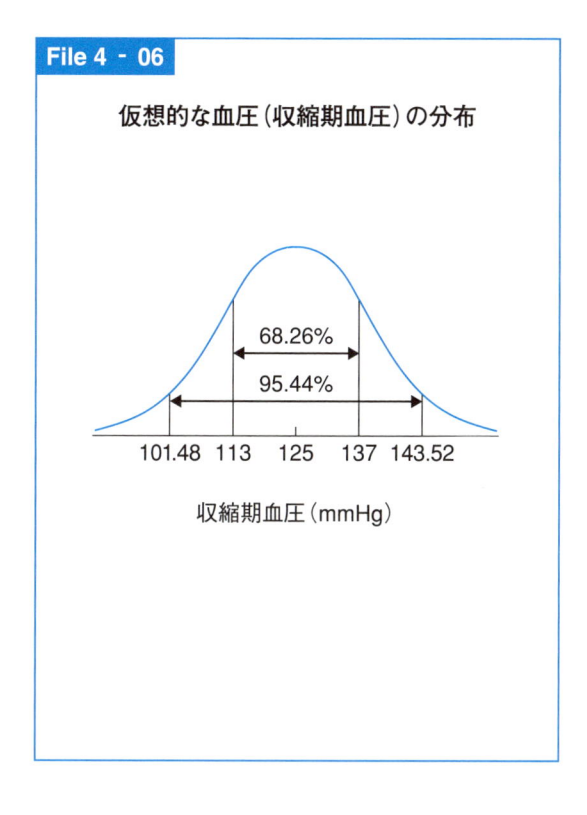

68.26%
95.44%
101.48 113 125 137 143.52
収縮期血圧（mmHg）

けである。元の集団を統計学では母集団と呼ぶ。そして測定ができた集団を観察集団と呼ぶ。実際には，観察集団からしか平均値は得られず，ここから母集団の平均値を推定するしかない。母集団からランダム（無作為）に観察集団を選んで測定すれば，観察集団の平均値＝母集団の平均値となることが期待できる。しかし，実際には微妙にずれる。そこで，母集団の平均値がどの範囲にあるかを観察集団の平均値から推定することが必要となる。そのための基準となる統計量が標準誤差（standard error）である。標準誤差は，標準偏差÷√（人数）として得られる。そして，母集団の平均値が，観察集団の平均値±標準誤差の範囲に入る確率は68％と推定できる。同様に，観察集団の平均値±1.96×標準誤差の範囲に母集団の平均値が95％の確率で入り，観察集団の平均値±2.576×標準誤差の範囲

に母集団の平均値が約99％の確率で入ると期待できる。そのため，前者を95％信頼区間（95％ confidence interval），後者を99％信頼区間と呼ぶ。信頼区間は，平均値だけでなく，相対危険やオッズ比など，観察された測定値から得られるあらゆる値について算出される。母集団とか，信頼区間という考え方がなぜ必要なのかは，後ほど徐々にわかってくるだろう。

07 有意性検定

分析疫学研究（⇒chap. 3 - 02）では，「栄養素Xの摂取量は疾患Yの発症率と相関する」，「栄養素Xの摂取量は集団Aと集団Bで異なる」といった仮説を立て，その検証を行う。その検証のこと，そのために行う統計計算のことを検定（test）と呼んでいる。

医療分野では，5％を偶然性の有無を判断する基準と考えることが多い。これを有意水準（significance level）と呼ぶ。つまり，偶然に起こる確率が5％未満であれば（危険率5％未満で），調査法が誤っている可能性も含め，何らかの必然性がある結果と考え，これを有意（significant）と呼ぶ（$p < 0.05$）。逆に，偶然に起こる確率が5％以上の場合は偶然であると考え，有意でない（not significant），と呼ぶ。さらに，得られた結果が偶然に起こる確率が1％未満（$p < 0.01$），0.1％未満（$p < 0.001$）と小さくなるにしたがって，何らかの必然である確率は高くなると考える。このように有意か否かを調べる検定を有意性検定（significance test）と呼ぶ。

なお，偶然に起こる確率のことをP-値と呼び，上記のように，「$p < 0.05$」，「$p < 0.01$」，「$p < 0.001$」と書くことが多い。

●差があるとか関連があるとかを口にするのは難しい。適切な検定が必要だからだ。しかし，差がないとか関連がないと言い切るのはもっと難しい。適切な検定方法がほとんどないからだ。ほとんどの場合の正しい日本語は，「差があるとはいえない」「関連があるとはいえない」である。

08 変数の種類と検定の種類

変数には種類がある。まず，量的変数（quantitative values）と質的変数（qualitative values）に大別される。

量的変数とは，量として測定される変数のことで，連続した数字として表現される。体重や血圧は量的変数である。

質的変数とは，不連続な数字として表現される変数や，文字で表現される変数である。体重の変化を「太った」，「変わらない」，「やせた」の3つのカテゴリーで表現した場合，居住地を「東京都」，「神奈川県」，「埼玉県」，…と表現した場合などがある。さらに，質的変数は，順序がつけられる場合と，つけられない場合に細分される。体重のカテゴリーは前者で，居住地は後者である。順序がつけられる場合には，さらに，順序の間が等間隔の場合と，その保証がない場合に分かれる。多くは後者である。

ほぼ等間隔の順序からなると考えられる質的変数は，適当な数字（たとえば，太った＝＋1，変わらない＝0，やせた＝－1）を与えて量的変数に変換して集計や統計計算を行っても致命的な問題は生じないと考えられ，しばしば，この方法が使われる。しかし，この場合でも，分布形を想像すると，単に3本の棒が立っているだけの変な分布形であることがわかる。したがって，平均値を求めても，その解釈が難しいことがわ

File 4 - 07

量的データと質的データ（順序データ）における記述統計量と検定方法の比較

		量的データ	質的データ（順序データ）
記述統計		平均	中央値（メディアン）
		標準偏差	25パーセンタイル，75パーセンタイル
2群間の比較	（対応のない）t-検定		Wilcoxon検定
	（対応のある）t-検定		Mann-Whitney検定
3群以上間の比較	（対応のない）分散分析		Friedman検定
	（対応のある）分散分析		Kriskal-Wolis検定

かるだろう。等間隔が保証されない順序変数では，正規分布を仮定した統計解析を行う意味はさらに乏しく，あくまでも順位に関する検定を行い，順序づけができない質的変数は，あくまでもカテゴリーに関する検定を行うのが正しい。

変数の種類によって検定の方法も異なる。複数の群の平均値を比較する場合のもっとも基本的な分類をFile 4 - 07に示す。検定方法を選ぶ際に大切なことは，①比較する群の数，②群間での対応の有無，③量的データ（量的変数）か質的データ（質的変数）か，の3点である。

群間での対応とは，群AのなかのデータA_iと群BのデータB_iが1つずつ対応するか否かである。この対応がある場合は対応ありとなる。たとえば，1つの集団について，何かの測定を2回行い，2回の測定値の平均値に差があるか否かを検定するような場合である。それに対して，対

応がない場合は，2つの集団に対してある測定を1回ずつ行い，集団間で平均値に差があるか否かを検定するような場合である．基本的な検定方法について次で紹介するが，さらに詳しく知りたい人は統計学の専門書を読むようにしていただきたい．

09 t-検定──対応のない場合

File 4-08は，閉経の有無が骨密度に影響しているか否かを検討するために，閉経の有無によって対象者を2つの群に分け，それぞれの群について，骨密度の平均値を計算した例である[3]．閉経前群のほうが閉経後群よりも骨密度が高いことがわかる．ところが，この結果をもって，「閉経前群と閉経後群では骨密度の平均値が異なる」と結論してはならない．「ひょっとしたら偶然の結果かもしれない」と考えるのが正しい．これが偶然の結果なのか，それとも何か意味のある必然的な結果なのかを調べるのがt-検定である．この場合は，閉経前群のデータと閉経後群のデータの間に対応がないから，対応のないt-検定である．

t-検定は理論的には次のように考える（File 4-09）．まず，2つの群は1つの仮想的な母集団から無作為に抽出されたものであると仮定する．もし，この仮定が正しいならば，2つのそれぞれの群から母集団の平均値を推定すれば，それは等しいはずである．しかし，観察集団から母集団の平均値をぴったりと推定することはできず，範囲として推定される．そこで，たとえば，それぞれの群から推定される母集団の95％信頼区間に重なっている部分があれば，2つの群は1つの母集団から抽出されるものである（2つの別々

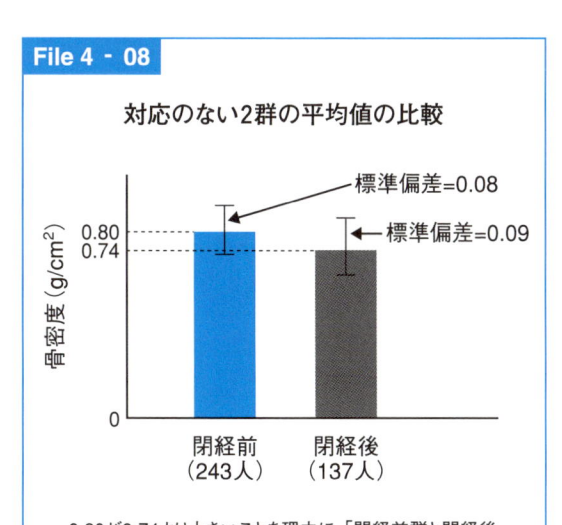

File 4-08

対応のない2群の平均値の比較

（骨密度のグラフ：閉経前（243人）0.80 g/cm²，標準偏差=0.08；閉経後（137人）0.74 g/cm²，標準偏差=0.09）

0.80が0.74より大きいことを理由に，「閉経前群と閉経後群の骨密度は異なる（または，閉経前群のほうが骨密度が高い）」といってはならない．t-検定を行い，両群に有意な差を認めて，はじめて，差があるといえる（この場合は，p<0.01）．それでも，「その理由は閉経の有無である」とはいえない．単に，「閉経前群と閉経後群の骨密度の平均値は異なる」としかいえない．

資料）Sasaki, et al., J Nutr Sci Vitaminol, 2001; 47: 289-94

File 4-09

2群の平均値の比較に関する理論

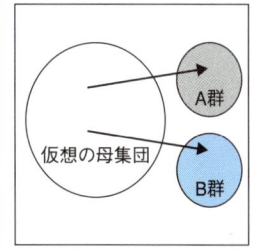

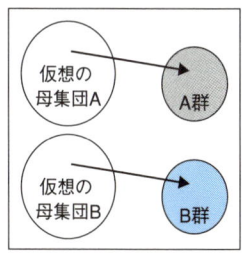

1つの仮想母集団から抽出されたものである（左図）ことを否定できれば，異なる母集団から抽出されたものである（右図）ことが証明できる．

左図の場合，A群から計算される平均値の信頼区間と，B群から計算される平均値の信頼区間には，重なりがある．重なりがないなら，右図の場合といえる．

の集団から抽出された可能性も否定できないが）と考える．逆に，それぞれの群から推定される母集団の95％信頼区間に重なっている部分がなければ，2つの群は別々の2つの母集団からそれぞれ抽出されたものであると考える．そして，95％の確率で母集団の平均値が含まれる範囲を考えて比較したため，平均値の95％信頼区間に重なりがない場合に，それらが異なる母集団から抽出されたものであると結論した場合に，それが誤りである確率は5％未満である．このような場合，5％未満の危険率で2つの平均値は異なると結論される．同様に，99％信頼区間を使えば，1％未満危険率で2つの平均値が異なるか否かが検証される．

　数学的，統計学的な理論を無視していえば，2つの群のデータからt-値と呼ばれる値が計算され，それに対応するp-値が得られる．最近の統計計算用のパソコン・ソフトを使えば，データを入力するだけで，t-値とp-値が得られる．

　さて，File 4 - 08の例から，閉経前群と閉経後群の平均値の信頼区間をそれぞれ計算すると，95％信頼はそれぞれ0.790〜0.810，0.725〜0.755となり，互いに重なりがない．さらに，99％信頼区間でもそれぞれ0.787〜0.813，0.720〜0.765となり，互いに重なりがない．この結果より，危険率5％未満で有意に2群の平均値は異なるといえる．

　しかしながら，系統的な測定誤差や交絡因子の影響などを考慮していないため，「閉経の有無が骨密度に影響している」とはいえない．なぜなら，この2群の平均値の差の原因が，閉経の有無であって，他の何物でもないことを検証していないからである．せいぜい「閉経の有無は骨密度に影響しているかもしれない」程度であろう．

10 t-検定——対応のある場合

　対応のある2つの群について，平均値が異なるか否かを調べるための検定方法である．危険率5％未満で有意に異なるとは，対応のある組ごとの差の平均値の95％信頼区間がゼロ（0）をまたいでいないことを意味する．File 4 - 10は，10人に1年の間隔をおいて2回調査した鉄摂取量の平均値（初回が6.15 mg/日，1年後が7.08 mg/日）が有意に異なるか否かを調べた結果である．対ごとに差を計算したところ，その平均値は0.93 mg/日となり，やや増加していた．しかし，95％信頼区間を求めると−0.05〜1.91 mg/日であり，95％信頼区間がゼロ（0）をまたいでいたため，2つの平均値は危険率5％未満で有意に異なるとはいえない（摂取量が変化したとはいえない）と結論される．

File 4 - 10

**2群の平均値の比較に関する理論：
10人について1年の間隔をおいて
2回調査したときの鉄の摂取量[mg/日]（仮想データ）**

	初 回	2回目	差
A	6.84	6.99	0.15
B	3.75	4.81	1.06
C	6.42	7.36	0.94
D	3.81	6.42	2.61
E	6.88	7.24	0.36
F	7.39	8.08	0.69
G	4.64	6.41	1.77
H	4.17	8.14	3.97
I	8.90	7.99	−0.91
J	8.68	7.34	−1.34
平均	6.15	7.08	0.93

差の平均値の95％信頼区間＝ −0.046〜1.906
t-値 = 1.34, p-値 = 0.0947

対応のある t-検定でも，対応のない t-検定と同様に，数学的，統計学的な理論を無視していえば，2つの群のデータから t-値と呼ばれる値が計算され，それに対応する p-値が得られる。最近の統計計算用のパソコン・ソフトを使えば，データを入力するだけで p-値が得られる。前述の例では，p-値は 0.0947 と計算される。

結果の解釈についても，対応のない t-検定と同様で，2つの群の平均値が有意に異なることがわかったとしても，その原因を特定することはできない。

11 順位の差の検定

t-検定は平均値の差の検定である。平均値が意味をもつのは分布が正規分布に近い場合である。分布が正規分布から著しく異なる場合には，平均値を算出する意味は乏しくなってしまい，その結果として，t-検定を行う意味も乏しくなってしまう。このような場合に平均値の代わりに集団代表値として用いられるのが中央値であり，これは順位の真ん中である。中央値に差があるか否かを調べる検定方法が，Wilcoxon の順位和検定（Wilcoxon rank sum test）であり，t-検定（対応のない場合）に対応するものである。Mann-Whitney U-test と呼ばれることもあるが，両者は同じものである。t-検定（対応のある場合）に対応するものとしては，Wilcoxon の符号付き順位検定（Wilcoxon signed rank test）がある。

12 比較基準・内部比較・外部比較

たとえば，A群の平均値とB群の平均値を比べる場合，t-検定で得られる結果は「両群の間に有意な差がある（または，ない）」であるが，それを，「A群を基準として，それよりもB群が高い」と解釈するのと，「B群を基準として，それよりもA群が低い」と解釈するのとでは結論が違ってくる。比較を行う場合には，どちらの（どの）群を基準とするかという比較基準をあらかじめ決めておかなくてはならない。

しかし，この問題は内部比較（internal comparison）の場合はそれほど大きな問題ではない。内部比較とは，得られたデータを2つ（またはそれ以上）の群に分けて，群間差を検討することである。これに対比されるのが，外部比較（external comparison）である。これは，今回の研究で得られたデータを他の研究で得られたデータと比較する場合である。この場合，研究方法や調査方法が異なるために，調査方法による差が，群間差に混入してしまう。つまり，今回の研究で得られた平均値と他の研究で得られた平均値が有意に異なる場合，その理由の1つとして，「研究方法・調査方法の違い」の可能性を否定できないわけである。

外部比較を行った結果を考察する際には，この問題を信頼性の限界（limitation）として必ずあげておかなくてはならない。

外部比較を行い，その比較基準が測定値ではなく理論値の場合には問題はさらに大きい。理論値とは文字どおり，理論的な数値であり，測定誤差が存在しないからである。たとえば，食事摂取基準（旧称：栄養所要量）におけるある値（たとえば，ビタミンCの推定平均必要量）と，ある調査研究で得られたビタミンC摂取量の平均値を比較するような場合である。もしも，その調査研究の食事調査の質が低く，無視できないくらいの調査誤差，たとえば，過小申告（⇒ chap. 5 - 05）があったら，理論値である推奨量と比較する意味はあまりないだろう。場合によ

っては，誤った結果になり，誤った結論を導いてしまうかもしれない。そのため，理論的な数値との比較は，危険であり，あまりすすめられない。どうしても比較したい場合だけにとどめるのが賢明であり，それを行った場合には，どのような問題がありうるかを必ず考えなくてはならない。なお，食事摂取基準と摂取量との比較については，CHAPTER 8でその具体的な方法を述べる。

◯科学の基本は，「測る」と「比べる」である。何と比べるかによって答えは変わる。何を比べるかよりも，何と比べるかはしばしば大きな問題となる。

13 分散分析

t-値は2つの群には使えるが，3つ以上の群には使えない。群の数が3つ以上の場合に平均値を比較する方法が一元配置分散分析（one-way analysis of variance：one-way ANOVA）である。これは分散分析（analysis of variance：ANOVA）という検定方法のもっとも単純なものである。

問題は，3つの群には平均値が3つあることである（あたりまえ！）。この場合，「差がある」という結果は何を示しているのか。A群，B群，C群とし，それぞれの平均値をAm，Bm，Cmとすると，AmがBmやCmと異なるということだろうか。それでは，BmとCmの関係はどうなるのだろうか。それとも，AmとBmとCmは互いに異なるということだろうか。

一元配置分散分析で計算されるp-値では，「Am，Bm，Cmのなかに，有意に異なる2つの群の組み合わせが少なくとも1つ以上存在するか否か」がわかる。どの組み合わせかはわからない。AmはCmよりも…，といいたい場合には，もっと難しい検定を行わなくてはならない。

では，3つ以上の群のなかの特定の2群の比較にt-検定を使ってはいけないのだろうか。一元配置分散分析を用いて検定した結果，危険率5％未満で平均値に有意な差が観察されなかった7群を考えよう。ここから2群を選ぶ組み合わせは21通りある。次のこの21種類の組み合わせそれぞれについてt-検定を行ったとする。危険率5％未満でどこかの組み合わせの平均値が有意に異なる組み合わせは，確率的には，1つ以上存在するかもしれない。なぜなら，「危険率5％」とは，20回に1回は誤った結果を出してしまうかもしれないというのと同義であるから，でたらめを20回繰り返せば，1回くらいは有意という誤った結果になるかもしれないからである。つまり，3群以上の群のなかの特定の2群の比較にt-検定を使うと，本当よりも甘く出る（有意という結果が出やすい）ことになる。したがって，この場合にt-検定を使うことは適切ではない。

3群以上の比較でよく用いられる方法としては，比較基準となる群を決めて（たとえば，Am），その群に比べて他の群がそれぞれ有意に異なるか否かを検定するダネット検定（Dunnett's test）がある。

このように，3群以上の比較は2群の比較よりはるかに難しい。したがって，とくに3群以上にする必要が見当たらない場合は，2群にしておくのが無難である。これは，研究計画を立てる（たとえば質問を作成する）ときに注意すべきことである。また，3群以上の質問をして得られた回答を解析時に2群にまとめて解析する場合もある。

File 4-11は自己申告による食べる速さ別にみた食物繊維摂取量の平均値である。一元配置分散分析の結果は，$p < 0.001$である。これで群間

File 4-11

5つの群の平均値の比較の例:女子大学生による速食い・遅食いと食物繊維摂取量（g/1,000kcal）（n=1,695）

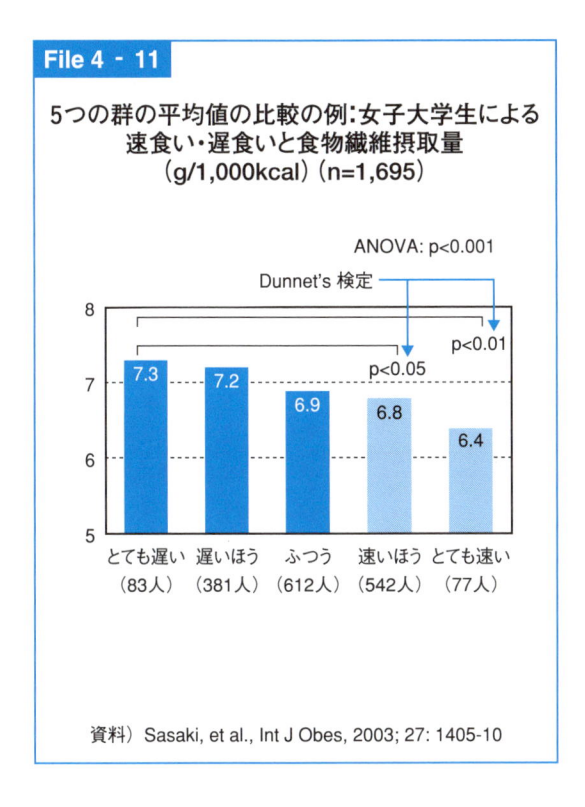

ANOVA: p<0.001
Dunnet's 検定
p<0.01
p<0.05

とても遅い	遅いほう	ふつう	速いほう	とても速い
7.3	7.2	6.9	6.8	6.4
（83人）	（381人）	（612人）	（542人）	（77人）

資料）Sasaki, et al., Int J Obes, 2003; 27: 1405-10

File 4-12

強い相関の例:たんぱく質摂取量とリン摂取量

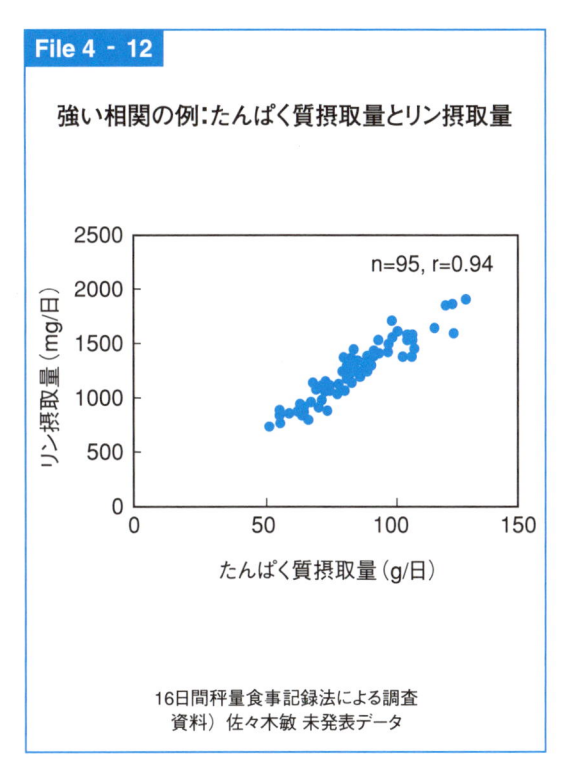

n=95, r=0.94

横軸: たんぱく質摂取量（g/日）
縦軸: リン摂取量（mg/日）

16日間秤量食事記録法による調査
資料）佐々木敏 未発表データ

差が有意であることがわかる。続いて，「とても遅い」群を比較基準として，ダネット検定を行った結果，「とても速い」群で$p<0.01$，「速いほう」群で$p<0.05$と，それぞれの2群の間に有意な差があることがわかった。

●**カテゴリーは2つにすればよかったと検定するときになってから後悔する。3つならまだしも5つもつくるなんて。そのうえ，複数選択可だなんて頭が狂いそうだ。多分，この質問をつくったとき，私の頭は狂っていたのだろう。**

14 相関分析

原因と考えている因子と結果と考えている因子が，ともに連続変数の場合には，両者の関連は相関（correlation）として表現できる。たとえば，体重と血圧との間に関連があるか，などである。

相関があるとは，変数Xが増えれば変数Yが増えるとか，変数Xが増えれば変数Yが減るとかの関係にある場合をいう。前者を正の相関，後者を負の相関と呼ぶ。そして，相関の強さは，相関係数（correlation coefficient）という統計量で表現される。変数Xと変数Yの間が完全な直線関係にある場合は，相関係数は＋1，または，－1となり，それ以外の場合は－1から＋1の間の数値をとる。File 4-12は，男性95人について，たんぱく質とリンの摂取量を調べ，その相関を図示したものである。男性の相関係数は0.94であり，視覚的にわかるように，2つの栄養素の摂取量には強い相関がある。

ところで，相関がある，相関がない，ということが多いが，相関係数がいくつ以上の場合に

File 4 - 13

観察数，相関係数，p-値の関係

人数	p=0.05	p=0.01	p=0.001
3	0.9969	0.9999	1.0000
10	0.5324	0.6614	0.8010
25	0.3673	0.4705	0.5790
50	0.2681	0.3477	0.4355
75	0.2213	0.2882	0.3633
100	0.1927	0.2515	0.3181
150	0.1582	0.2070	0.2626

注）観察した相関係数を表す場合には，小数点以下2桁を表示するのが普通だが，ここでは，人数とp-値の設定によって，相関係数の有意性が異なることを見せるために，小数点以下4桁まで表示している。

File 4 - 14

はずれ値のあるデータによる相関の例（23人，仮想データ）

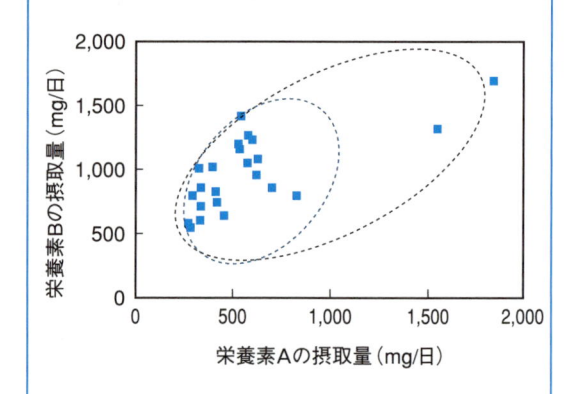

全員を含めた場合：積率相関係数＝0.70，順位相関係数＝0.65
はずれ値（2人）を除いた場合：積率相関係数＝0.49，順位相関係数＝0.60
はずれ値も含めて評価したい場合は順位相関係数を，はずれ値を除いて評価したい場合は積率相関係数を用いるのが正しい。

相関があるといえるのかは難しい問題であり，特定の判断基準は存在しない。そして，相関係数の有意性は，相関係数と観察数によって決まる（File 4 - 13）。逆にいうと，同じ相関係数でも観察数が少ないと有意になりにくく，観察数が多いほど有意になりやすい。そのため，「高い相関が観察された」と書いてある論文や研究報告があったら，観察数をチェックしなくてはいけない。たとえば，10人を測定した場合だと，相関係数が0.50であっても，p-値は0.05以上であり，これは偶然の結果だろうと結論されるからである。File 4 - 12の例のp-値をFile 4 - 13から推定すると0.001よりはるかに小さく，たんぱく質摂取量とリン摂取量との間には，なんらかの関連があることはほぼ間違いがないと結論される。

理論的には，変数Xと変数Yの間に相関がまったくない点のばらつきを想定し，それを母集団と考える。相関が有意（5％危険率で有意）とは，観察集団がこの母集団から抽出されたものではないと結論した場合に，それが誤りである確率が5％未満であるという意味である。

ところで，相関係数には，積率相関係数（Pearson's correlation coefficient）と順位相関係数（Spearman's correlation coefficient）がある。呼び方からわかるように，量的な相関を検討したい場合には前者を，順位に関する相関を検討したい場合には後者を用いる。Xの分布とYの分布の両方が正規分布に近い場合には前者を，そうでない場合には後者を使うことが好ましいと考えられる。分布形が左右対称から著しくはずれている場合，とくに，はずれ値が存在する場合に積率相関係数を用いると，真の相関よりも高い係数が計算されてしまうため，要注意である（File 4 - 14）。

➡相関係数はコンピュータが出してくれる。しかし，その意味は人間しか理解できない。

15 はずれ値と分布の歪み

　分布から大きくはずれた値をはずれ値（outliers）と呼ぶ。相関分析に限らず，平均値の差の検定でも回帰分析でも，はずれ値を含めるか除くかによって結果が大きく異なることはよく経験する。はずれ値は結果を左右する。ここまでで明らかなように，はずれ値を除けば分布は正規分布に近づき，検定はやりやすくなる。問題は，「はずれ値を除くべきか否か，除くとすればいつ除くか」である。原則は，「解析対象は，解析の前に決める」である。つまり，検定結果をみてからはずれ値を除いたり含めたりしてはならない。はずれ値は，検定を行う前に，はずれ値となった原因をよく吟味し，また，分布形をよく観察し，これらに基づいて除くか，除かないかを決めなくてはならない。

　「はずれ値を除けば有意だが，含めれば有意でない」とか，「はずれ値を含めれば有意だが，除けば有意でない」という場合に，「除きたい」とか「含めたい」という衝動にかられる。このようにして導かれた結果は，客観的な結果ではなく，恣意的なものに過ぎない。そして，これは研究者バイアスの1つであり，しばしば発表バイアスにつながる。

　これは，分布が大きく歪んでいる場合も同様である。このような場合には，量的データよりも質的データ（順序データ）として扱うほうが真実を正しく表現し，評価できる。具体的な統計量や検定方法はFile 4-07に示したとおりである。なお，対数をとるなどして分布を正規形に近づけられる場合は，このような数値処理を行ってから，統計量の計算や検定を行うこともある。

16 回帰分析

　結果と考えている因子を，原因と考えている因子でどの程度予測できるかを調べる方法が回帰分析（regression analysis）である。結果は，回帰直線（regression line）として表現される（File 4-15：左）。正しくは回帰曲線であるが，理解しやすく，また，ほとんどの研究で回帰直線が使われているため，ここでは回帰直線に限って説明する。

　回帰直線とは，中学校の数学で習った$y = a \times x + b$という1次直線である。この式からわかるように，基本的にはXもYも量的変数を想定している。数学の1次直線では，aを傾き，bをy切片と呼んでいたが，回帰直線では，aを回帰係数，bを定数と呼ぶ。そして，欧米では，$y = b \times x + a$と，aとbを逆に使う傾向があり，さらに，bをβと書く習慣もある。というわけで，$y = \beta \times x + a$が一般形となる。xが1だけ増えると，yがβだけ増える関係にある。さらに，aがわかっていれば，あるxについて，$\beta \times x + a$として，yを推定することができる。このように，xからyを予測する式をつくるために，変数（x）と変数（y）のばらつきからβとaを探し出すのが回帰分析である。xからyを推定するため，回帰分析では，xを独立変数（independent variable），yを従属変数（dependent variable）と呼ぶ。たとえば，体重が1kg増えると血圧が何mmHg上がるのだろうか，といったような疑問に答えてくれるため，回帰分析は利用価値の高い統計手法である。

　ところで，File 4-15（右）の2つの図は，点のばらつきが異なるが，βとaはほぼ同じである。このような場合，βは両方とも同じでも，その

File 4 - 15

回帰分析

$y = \beta \times x + a$

この距離の2乗の和が最小になるような直線を選択する。

回帰直線は同じだが，点のばらつきが異なる。上の直線のほうが，下の直線よりも信頼度が高い。

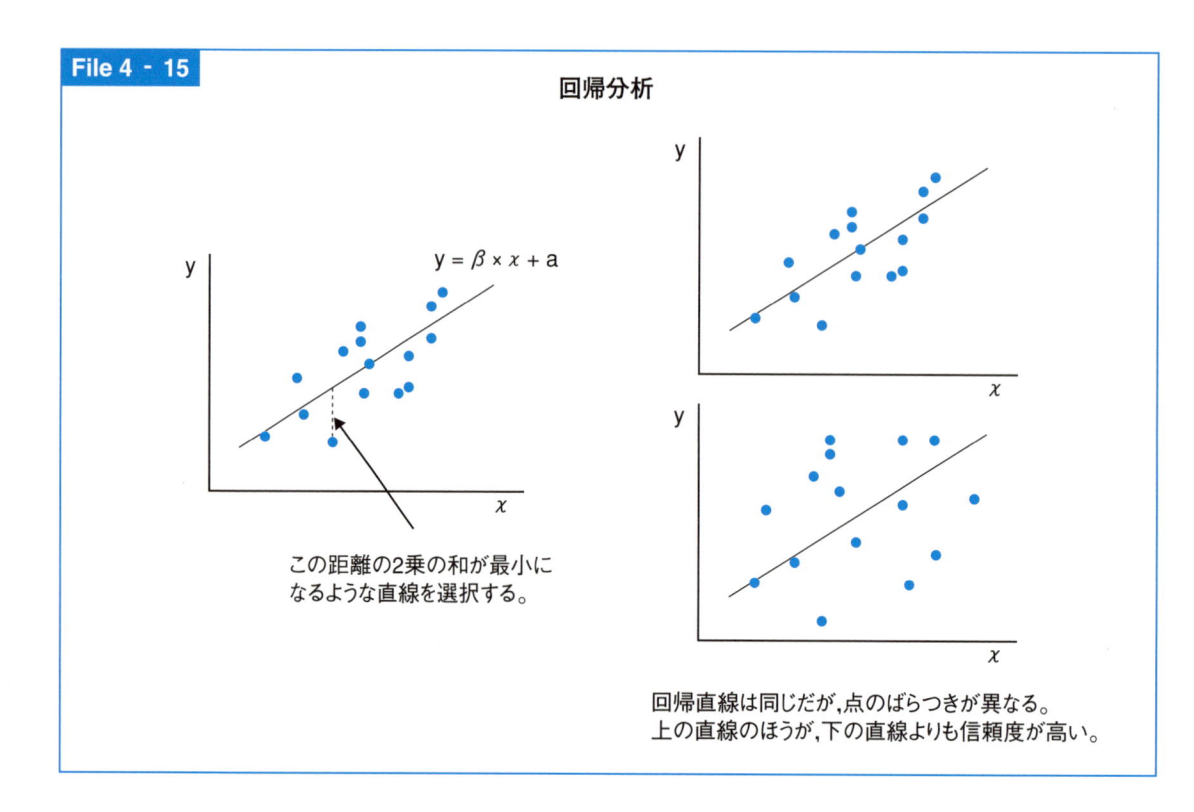

信頼度が異なる（右下図よりも右上図のほうが信頼度が高い）。aも同様である。つまり，βにもaにも有意性検定が必要であり，回帰直線（βとaの値）を示す意味があるのは，βとaがともに有意な場合だけである。なお，βが有意（5％危険率で）とは，βの95％信頼区間がゼロ（0）をまたいでいないことを意味している。同様に，aが有意（5％危険率で）とは，aの95％信頼区間がゼロ（0）をまたいでいないことを意味している。

17 カイ2乗検定

原因と考えている因子と結果と考えている2つの因子がともにカテゴリーで，2つの因子の間に意味のある関連があるか否かを調べるための検定方法がカイ2乗検定である。具体的には，喫煙習慣（はい/いいえ）と肺がんの家族歴（はい/いいえ）といった場合である。この場合には，2つ×2つ＝4つのマスに数字が入り，それらからカイ2乗値（χ-square value）が計算される。そのカイ2乗値からp-値がわかり，2つの因子の間に何か意味のある関連があるか否かを知ることができる。たとえば，100人を調べた結果がFile 4 - 16（上）のようになったとすると，このような人数の配置になることが偶然に起こるか否かについて検定を行う。計算すると，カイ2乗値＝4.04，p-値＜0.05となり，このような人数の配置は偶然には起こりにくいと結論される。

カテゴリーが3つ以上の場合でもその関連性について検定は行える。File 4 - 16（下）は，基礎代謝量（BMR）に比べた申告エネルギー摂取量（EI）の比とスポーツクラブへの参加の有無との関連を検討した結果である[4]。ここでは，EI/

File 4-16

肺がん家族歴と喫煙歴の関連（仮想データ）

		肺がん家族歴		
		あり	なし	合　計
喫煙歴	あり	6	54	60
	なし	11	29	40
	合計	17	83	100

基礎代謝量に対する申告エネルギー摂取量の比（EI・BMR）とスポーツクラブ参加状況との関連

		EI/BMR				
		1群	2群	3群	4群	5群
スポーツクラブ参加	あり*	90	89	90	85	85
	なし*	10	11	10	15	15

*各群中の割合（％）
カイ2乗検定の結果：p=0.052。
資料）Okubo, et al., Public Health Nutr, 2004; 7: 911-7

BMRの比によって全体を5群に分けている。結果はわずかに関連がありそうだが，有意ではない。また，どの群とどの群を比較した結果であるかはわからず，その解釈は，t-検定に対する一元配置分散分析のように，2群の場合よりも難しくなる。

18 多変量解析

多変量解析（multivariate analysis）は，原因となる因子が2つ以上あり，それぞれが結果因子に影響を与えている場合に，原因となる因子と結果となる因子の関連を，他の原因となる因子と結果となる因子の関連を除いて検討する方法である。回帰分析に対する多変量回帰分析（multiple regression analysis），そのときの回帰係数に対する偏回帰係数（partial regression coefficient），相関係数に対する偏相関係数（partial correlation coefficient），カイ2乗検定に対するMantel-Haenszel法，一元配置分散分析に対する多元配置分散分析などがある。多変量解析は，①交絡因子と考えている変数が従属変数に与えている影響を除いて，原因と考えている独立変数が結果と考えている従属変数に与える影響を検討する場合，②複数の独立変数が従属変数に与えるそれぞれの影響を，互いの影響を除いて検討したい場合に用いられる。

しかし，多変量解析の用い方やその解釈は難しく，相当の知識と経験が要求される。その典型例は，多重共線性（muticolinearity）であろう。多重共線性とは，2つの独立変数どうしの相関が非常に高く，これらを同時に多変量解析に投入しても互いの影響が互いの結果に及んでしまい，従属変数に対するそれぞれの影響を正しく評価できない状態のことをさす。たとえば，たんぱく質摂取量とリン摂取量はともに骨密度に影響を与える可能性が基礎研究から示唆されているが，普通の食習慣では，たんぱく質摂取量とリン摂取量との間には極めて高い相関が存在するため（File 4-12），たとえ，多変量解析を用いても，それぞれが骨密度に影響を与える影響を正しく検討することができない。この場合，たんぱく質摂取量とリン摂取量との間に多重共線性があるという。

19 ダミー変数

回帰分析，とくに，多変量回帰分析の独立変数の1つに質的変数を使いたい場合がある。たとえば，飽和脂肪酸摂取量が血清コレステロール値に与える影響を調べる回帰分析で，喫煙の有無による影響を除きたいような場合である（注

意：喫煙は血清コレステロール値を上昇させるとの報告がある[5]）。喫煙をたばこの本数ではなく，喫煙の有無しか尋ねていなかったとしよう。このような場合には，喫煙という変数がとりうる値は喫煙か非喫煙かであり，喫煙＝＋1，非喫煙＝0のように数値化したうえで回帰分析に投入することがある。これをダミー変数（dummy variable）と呼ぶ。統計学的にはあまり望ましいことではないが，交絡因子の影響を取り除いて解析したい場合にしばしば使われている。

しかし，解析の中心となっている変数をこのように擬似的な数値データにしてしまうのは，あまり好ましいことではない。たとえば，喫煙の有無が血清コレステロール値に与える影響を検討するために，前述のような数値処理をして回帰分析を行うといった例である。この場合には，回帰分析ではなく，t-検定を用いるのが正しい。

カテゴリーが3つある質的変数の場合はどのようにダミー変数をつくればよいのだろうか。たとえば，現在喫煙，過去喫煙（現在禁煙），喫煙歴なし，の場合である。現在喫煙＝2，過去喫煙（現在禁煙）＝1，喫煙歴なし＝0とするのは正しくない。ダミー変数を2つつくり，1つめのダミー変数には，現在喫煙＝1，過去喫煙（現在禁煙）＝0，喫煙歴なし＝0，2つめのダミー変数には，現在喫煙＝0，過去喫煙（現在禁煙）＝1，喫煙歴なし＝0などとするのが正しい。この場合に必要となるダミー変数の数は，カテゴリー数−1である。

20 多変量回帰分析の例

高脂血症者63人を対象として，詳細な食事調査を行い，その結果に基づいて3カ月間の食事指導を行い，食事の変化（キースの値として表現：⇒chap. 5 - 08），体重の変化，指導前の血清コレステロール値の3つで，血清コレステロール値の変化をどれくらい予測できるかについて重回帰分析を用いて解析した結果がFile 4 - 17である[6]）。この結果では，3つの因子はすべて有意であるから，それぞれ独立に血清コレステロールの変化に影響を及ぼしていることがわかる。また，回帰係数（多変量回帰分析の場合は偏回帰係数〈partial regression coefficient〉と呼ぶ）と定数から，

血清コレステロール値の変化（mg/dL）
＝1.22×キースの値＋13.2×体重変化（kg）−0.44
×指導前の血清コレステロール値（mg/dL）＋118

となる。

この式から，どれくらい食事を変え，どれくらい体重を変えると，どれくらい血清コレステロールが下がるのかが予測できる。File 4 - 17に

File 4 - 17

高脂血症者63人を対象として3カ月間の食事指導を行ったときの食事の変化（キースの値），体重の変化，指導前の血清コレステロール値と，血清コレステロール値（mg/dL）の変化との関連：多変量回帰分析を用いて解析した結果（決定係数 [R^2] =0.42）

	偏回帰係数	偏回帰係数の有意性
キースの値	1.22	$P<0.05$
体重変化（kg）	13.2	$P<0.05$
指導前の血清コレステロール値（mg/dL）	−0.44	$P<0.05$
定数	118	—*

*報告されていない。
資料）Sasaki, et al., J Cardiol, 1999; 33: 327-38 より引用。

ある決定係数（determination coefficient：R^2）とは，この式で，観察されたデータのばらつきのどの程度を説明できるかを示す統計量で，42％のばらつきがこの3つの因子で説明されることを示している．逆にいうと，半分以上のばらつきの原因は他にあり，それが何かはわからない．

21 調査・研究人数の決め方

調査や研究を計画するにあたり，人数（sample size）を決めるのは大切な問題である．以上でみてきたように，同じ強さの関連がある場合には，人数が多いほうが有意性は高い．たとえば，25人調べたときの相関係数0.30は有意でなく，偶然の結果かもしれないと結論されるが，50人調べたときの相関係数0.30は有意であり，何らかの関連があるかもしれないと結論される．したがって，できるだけたくさんの人を調べるほうが有利である．

だからといって無制限にたくさんの人を調べられるわけではない．たくさんの人を調べるには，それだけ時間も労力もお金もかかる．対象者，被験者を探すのも難しくなる．また，1人当たりに割ける時間や労力が少なくなり，その結果として，測定精度が落ち，測定誤差も大きくなる．

問題はそれだけではない．人数を増やそうとすると，集団特性がぼけてしまい，交絡要因が増えてしまい，結果はみえにくくなってしまう．たとえば，ある結果に対して男女で異なる要因が関係している場合を考えよう．成人の骨密度はその代表例だろう．女性では骨密度は出産数の影響を受ける[7]．すると，骨密度と出産数以外の何かとの関連を検討したいとき，女性では出産数を調べなくてはならないが，男性は出産しないからそもそも交絡因子にはなりえない．つまり，骨密度は男女で交絡因子が異なるため，男女まとめての解析は困難である．結局，男女を別に解析しなければならない．層別解析である．これがはじめからわかっているなら，男性か女性かにしぼって調査をするほうが賢い．もしも100人の調査が可能だとすれば，男女50人ずつよりも，女性（または男性）100人のほうがきれいな結果が得られる．もっと悪いのは，性別を考えずに，とにかく調査を行い，解析のときに，性による層別解析を行うことである．ほとんどの場合，50人ずつではなく，男性30人，女性70人というように，男女の比は異なる．「わずか30人の男性を解析しても有意な結果が得られるとは考えにくい」と解析を始めるころに気づく．そして，女性70人だけを取り出して解析をする．そして，「始めから女性だけにしておけばよかった」と後悔する．

好ましい人数とは，注目していない変数（交絡要因）にばらつきが生じないようにしつつ，注目している変数に十分なばらつきが得られるだけの人数である．

それでも，何人を調べればよいかという問題はつきまとう．もっとも役に立つ決め方は，先行研究（今までに行われた研究）の結果を参考にして，有意な結果が得られている研究に近い（すこし多いか，すこし少ない）人数を調べることである．この作業は研究計画時に必ず行わねばならない．ただし，発表バイアス（⇒chap. 2 - 08）の可能性を考慮すれば，すこし多めに人数を設定するほうが無難だろう．

計算で必要人数を出す方法もある．たとえば，t-検定の場合には，t-値を求める公式がある．簡単にするために，比較する2つの群の人数が同じであると仮定した場合は，

$$t = (X_1 - X_2) \div \sqrt{\{(S_1^2 + S_2^2) \div n\}}$$

となる。ここで，tはt-値，X_1はA群の平均値，S_1はA群の標準偏差，X_2はB群の平均値，S_2はB群の標準偏差，nは人数である。

これをnについて解くと，

$$n = (S_1^2 + S_2^2) \times \{t \div (X_1 - X_2)\}^2$$

となる。しかし，まだ調査を行っていないのだからA群の平均値など，この式に必要な数値は何もわかっていない。そこで，やはり，似ていると思われる集団の結果を今までの研究から選び出して，その値を代入して，nを求める。このような計算は相関係数や回帰分析についてもそれぞれの式を用いて行うことができる。ところで，この式からわかるように，標準偏差が大きいほど，平均値の差が小さいほど，そして，t-値が大きい（p-値が小さい）ほど，必要人数は多くなる。とくに，「標準偏差が大きいほど」に注目したい。測定誤差，とくに，偶然誤差が大きい調査ほど，集団としての測定値はばらつくために標準偏差は大きくなる。偶然誤差を小さくすることは必要人数を少なくするためのコツの1つである。また，この式では，2つの群の人数を同じと仮定した。しかし，実際の調査では，2つの群の人数が極端に異なることがある。合計人数が同じ場合，2つの人数に差が少ないほど，同じ有意差を得るために必要な人数は少ない。2つの群の人数ができるだけ均等になるように配慮することも，必要人数を少なくするコツの1つである。

多変量解析では，式が複雑になり，nについて解くことができなくなる。そこで，大雑把な言い方であるが，独立変数が1つ増えるごとに10％程度，多くの人数が必要になると考えると役に立つかもしれない。ただし，これはあくまでも大雑把な言い方であって，数学的には正しくない。

とはいっても，研究に協力してくれる人（対象者）あっての疫学研究である。仮説の検証に必要な人数を算出することは重要であるが，無理をしたり，対象者に迷惑をかけたりしてはいけない。最終的には，目の前の現実をみて人数を決めるのが正しい。

22 まとめ

疫学に統計学の知識は欠かせない。しかし，統計学と疫学は異なる学問である。EBNについて学びたい人にとって，疫学は欠かせない。同様に統計学も欠かせない。大切なのは順序である。疫学が先で統計学が後となる。そして，疫学を理解し，利用するのに必要な統計学は，最低限で十分である。その最低限がどこにあるかは，学びたい疫学のレベルによる。統計学についてより深く学びたい読者は，統計学の専門書に読み進んでいただきたい。本書では，統計学はこの程度にして，次のCHAPTERで，本書の中心課題である栄養疫学について考えてみたい。

【参考文献】

1. Watanabe R, Hanamori K, Kadoya H, et al. Nutritional intakes in community-dwelling older Japanese adults: high intakes of energy and protein based on high consumption of fish, vegetables and fruits provide sufficient micronutrients. J Nutr Sci Vitaminol 2004; 50: 184-95.
2. 佐々木敏. 第4章 統計の見方と使い方. Evidence-based Nutrition：EBN 栄養調査・栄養指導の実際. 医歯薬出版. 2001: 51-60.
3. Sasaki S, Yanagibori R. Association between current nutrient intakes and bone mineral density at calca-

neus in pre- and postmenopausal Japanese women. J Nutr Sci Vitaminol 2001; 47: 289-94.
4. Okubo H, Sasaki S. Underreporting of energy intake among Japanese women age 18-20 years and its association with reported nutrient and food group intakes. Public Health Nutr 2004; 7: 911-7.
5. Craig WY, Palomaki GE, Haddow JE. Cigarette smoking and serum lipid and lipoprotein concentrations: an analysis of published data. BMJ 1989; 298; 784-8.
6. Sasaki S, Ishikawa T, Yanagibori R, et al. Responsiveness to a self administered diet history questionnaire in a work-site dietary intervention trial for mildly hypercholesterolemic Japanese subjects: correlation between change in dietary habits and serum cholesterol. J Cardiol 1999; 33: 327-38.
7. Karlsson MK, Ahlborg HG, Karlsson C. Maternity and bone mineral density. Acta Orthop Scand 2005; 76; 2-13.

CHAPTER 5

Introduction of nutritional epidemiology

栄養疫学入門

このCHAPTERでは，疫学のなかの栄養に限った部分について紹介したい。主な内容は，食べているものや食べるという行為をどのように調べるか，調べた結果をどのように解釈するかの方法である。自分の日ごろの食べ方や食べているものを想像しながら読んでいただくと理解しやすいかもしれない。このCHAPTERが本書の山である。ほかのCHAPTERより難解だと思うが，ぜひ乗り越えていただきたい。EBNを理解し，実践するうえで中心となる知識は，このCHAPTERから得られる。

　疫学を分類するのに，疾患の種類によって分ける方法と，原因の種類によって分ける方法がある。前者には循環器疫学，がん疫学，感染症疫学などが入り，後者には栄養疫学，運動疫学などが入る。疫学研究で得られる結果の精度は，原因を調べる精度と結果を調べる精度の両方によって決まり，両者は縦糸と横糸の関係にある。双方は同等に重要である。しかし，歴史的にみれば，前者が先に発達し，遅れて後者が発達してきた。その意味で，栄養疫学は疫学のなかでは比較的に新しい分野といってよいだろう。

01 食事調査

　人が食べているものや食べ方をどのように正確に知るかが食事調査（dietary assessment）の主な目的であり，これなくして栄養疫学はありえない。食品が食べられてから排泄されるまでの流れをFile 5‐01に示してみた。

　食品中の栄養素を調べる方法もあるが，たとえ，ある食品にある栄養素が豊富に含まれていたとしても，それがほとんど食べない珍しい食品である場合には，その食品が人の健康に与える効果は小さい（File 1‐02）。また，調理中に変化してしまう栄養素もある。生の状態のときに豊富に含まれている栄養素でも，調理で失わ

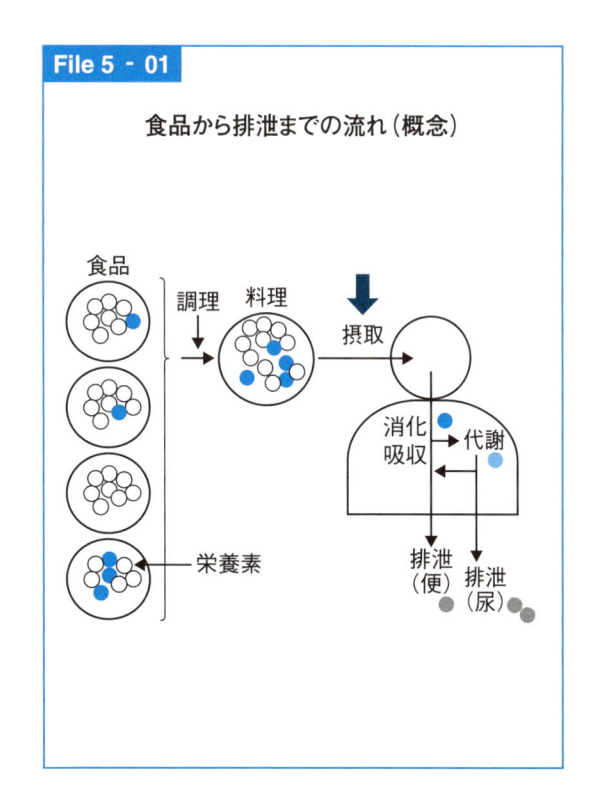

File 5‐01

食品から排泄までの流れ（概念）

れてしまえば，食べていることにはならず，人の健康には関係しない。したがって，口に入る瞬間の調査が必要となる。しかし，これが無理な相談であることは，自分の食事を思い出せば理解できるだろう。そして，摂取された食品は消化・吸収され，そこに含まれていた栄養素は体内で代謝，利用され，尿などに混じって体外に排泄される。どの時点を調べるかによって，いくつもの調査方法が存在する。

　食事調査法には，陰膳法（duplicate method），食事記録法（diet record），食事思い出し法（diet recall），食物摂取頻度法（food frequency method），食事歴法（diet history），生体指標（バイオマーカー：biomarker）などが知られている。このなかで，食事記録法と食事思い出し法は，食べた状況をそのまま収集して記述し，データベース化するため，もっとも正確な調査法として，食事調査の基準と考えられている。それ以外の調査法は，食事記録法と食事思い出し法の短所を克服し，特定の目的で用いることを目的として開発されたものである。なお，食事思い出し法はほとんどの場合，過去24時間を振り返って行われるため，24時間思い出し法（24-hour recall）と呼ばれることが多い。それぞれの調査法については，第3節以降で説明するが，その前に，すべての調査法に共通して知っておかなくてはならないことについてまとめておく。

❶人が何をどれだけ食べているかを抜きにした栄養学はありえない。なぜなら，食品は人がそれを食べた瞬間に食品になるからであって，それまではただのモノでしかないからである。

02 調査期間・日間変動・季節間変動

調査期間

　どれくらいの長さの期間について摂取の有無や摂取量を知りたいかは，研究目的によって異なる。典型的な例として，食中毒の原因となった食品を知りたい症例対照研究と，骨密度を高める栄養素は何かを調べるコホート研究をあげることができる。

　前者で重要なのは，ある特定の日に特定の場所で食べた特定の皿の上にあった特定の食品である。後者に必要なのは何年にもわたって食べていた食品，つまり，習慣的な食事（habitual diet）から摂取していた栄養素である。食中毒の調査であれば，どの食事（たとえば，一昨日に学校で食べた昼食）ということまでわかり，その日の料理の一部が保存されていれば，それを分析したり，そこから細菌を培養したりするといった手段がある。保存されていない場合は，そのときに食べた食品をきめ細かく思い出してもらう調査法が有効だろう。

　一方，後者では，その人の習慣的な摂取量を知らなくてはならない。昨日食べた食品と1年前の今日食べた食品はほぼ同じ大切さをもっている。すると，昨日のことをていねいに調べるよりも，食べ方の習慣を大雑把に聞き出す方法のほうがよいかもしれない。また，ある程度長い期間の摂取状態を示す生体指標があれば魅力的である。

　実施可能性（feasibility）を考慮すると，調査期間（assessment period）と食事調査法との関係は，File 5‐02のようになる。特定の食品や食事の場合には陰膳法が，1日から数日間程度の摂取状態を調べるには食事記録法や24時間思い出し

File 5 - 02

調査対象物・調査対象期間と調査法

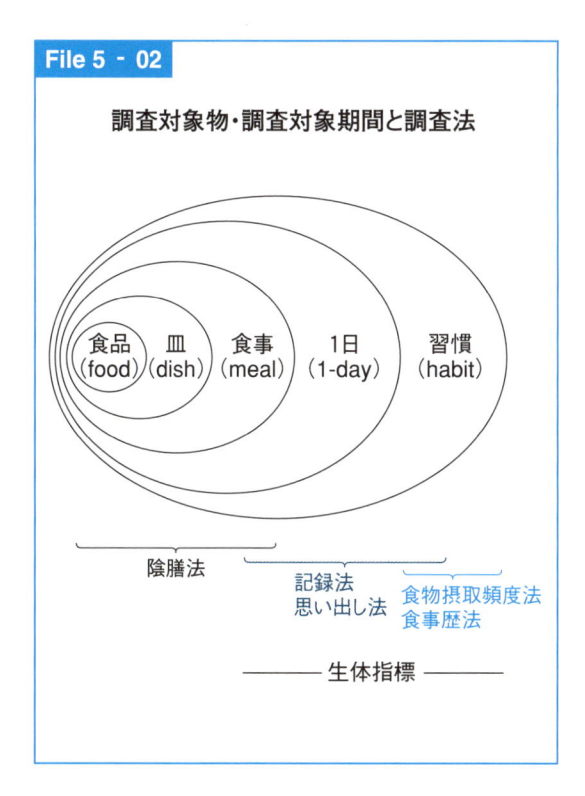

食品(food) ⊂ 皿(dish) ⊂ 食事(meal) ⊂ 1日(1-day) ⊂ 習慣(habit)

- 陰膳法：食品〜食事
- 記録法・思い出し法：食事〜1日
- 食物摂取頻度法・食事歴法：1日〜習慣
- 生体指標：全般

File 5 - 03

調査日数と対象者数からみた調査法選択の基準

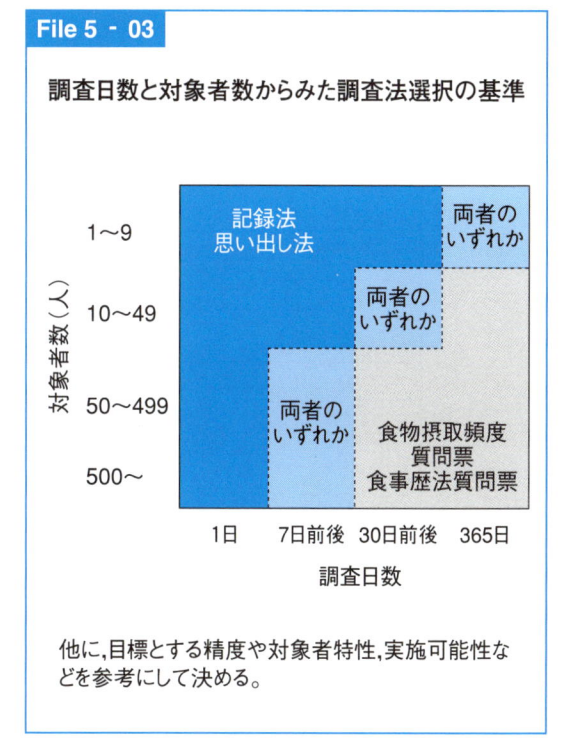

対象者数（人）と調査日数の関係：
- 1〜9人，1日：記録法・思い出し法
- 1〜9人，365日：両者のいずれか
- 10〜49人，7日前後：記録法・思い出し法/両者のいずれか
- 50〜499人，30日前後：両者のいずれか
- 500〜人，30日前後〜365日：食物摂取頻度質問票・食事歴法質問票

他に，目標とする精度や対象者特性，実施可能性などを参考にして決める。

法が，1カ月間以上にわたる習慣的な摂取状態を知りたい場合には食物摂取頻度法や食事歴法が有効であると考えられている。そして，生体指標が存在する場合は，その利用も考慮される。また，調査期間と対象者数から考えた場合は，1つの基準としてFile 5 - 03のようになる。この理由はこのCHAPTERのなかで詳しく説明したい。

🔹**われわれが食べているものは日々変わっている。もしも毎日同じものを同じだけ食べていたら栄養学はもっとずっと早く発達していただろう。**

日間変動

なぜ，知りたい期間によって調査方法が異なるのだろうか。なぜ，24時間思い出し法によって得られた，昨日食べたものから計算した栄養価をその人の習慣的な摂取量としてはいけないのだろうか。それは，「食べるものや食べる量は毎日少しずつ違っている」からである。まれに鰻丼を食べる人は多いだろうが，ある日に鰻丼を食べた人がその翌日にも鰻丼を食べる確率はあまり高くないだろう。

File 5 - 04は，ある人の食事を16日間にわたって記録し，ビタミンD，カルシウム，たんぱく質，エネルギーの摂取量を計算したものである。どの栄養素の摂取量も日によって異なっている。この現象を日間変動（day-to-day variation）と呼ぶ。これは個人のなかで起こる変動（個人内変動：intra-individual variation）の代表的なものである。ある1日の摂取量を習慣的な摂取量の代わりとして使うのが難しいことがわかる。とくに，ビタミンDの習慣的な摂取量を知るためには，ある一定期間で，大量のビタミンDを摂取する

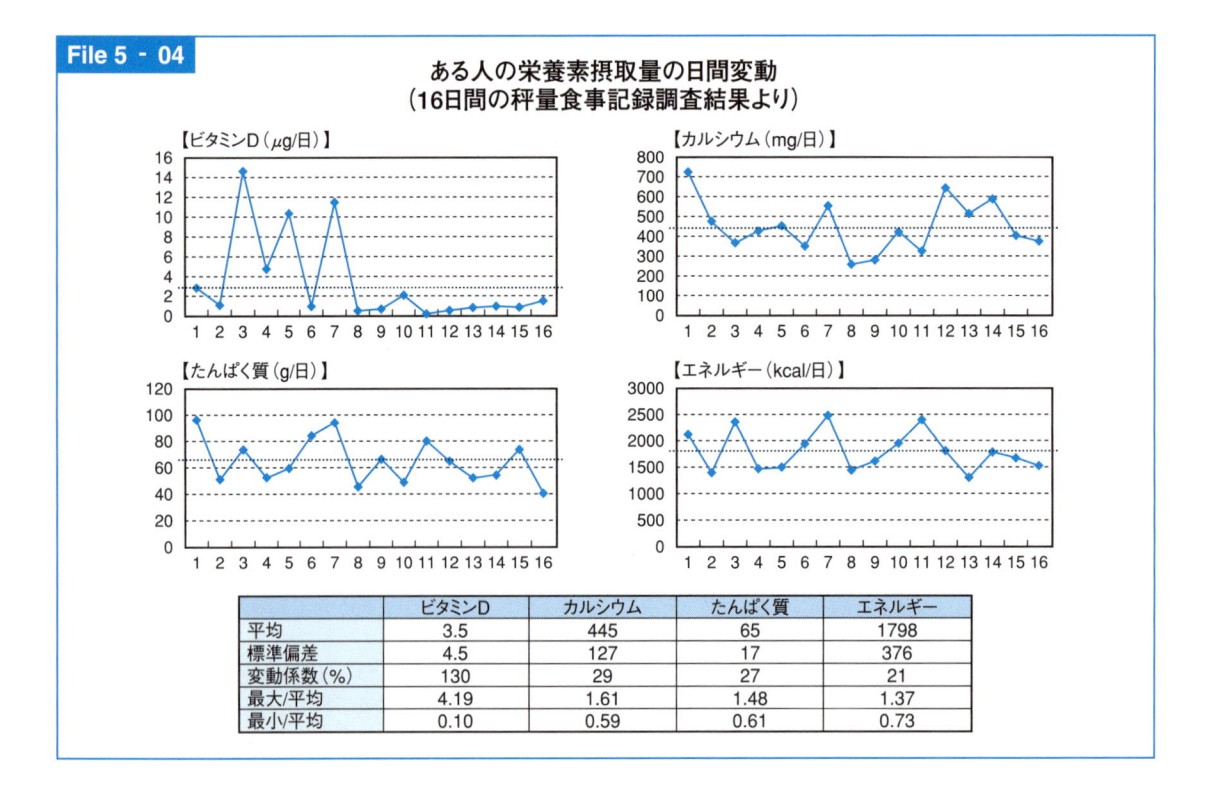

File 5-04

ある人の栄養素摂取量の日間変動
(16日間の秤量食事記録調査結果より)

	ビタミンD	カルシウム	たんぱく質	エネルギー
平均	3.5	445	65	1798
標準偏差	4.5	127	17	376
変動係数(%)	130	29	27	21
最大/平均	4.19	1.61	1.48	1.37
最小/平均	0.10	0.59	0.61	0.73

日が何回あるかを調べるほうが，ある1日に食べたものをていねいに調べるよりも精度が高そうだと推測される。しかし，「ビタミンDを大量に食べる日を教えてください」と尋ねるわけにはいかないので，ビタミンDの供給源となり，多くの人が普通に食べている食品の摂取頻度を尋ねることになる。これが食物摂取頻度法である。ビタミンDは極端な例だが，すべての栄養素，すべての食品に日間変動がある。そして，その変動の幅や周期は食品や栄養素によって異なる。この人の場合，日間変動の大きさは，ビタミンD＞カルシウム＞たんぱく質＞エネルギーの順であることがわかる。表中にある変動係数（coefficient of variation）というのは，標準偏差÷平均値として計算される値で，％で表記され，分布の広がりを比較したいときに便利な指標である。正規分布を仮定しての指標なので乱用は避けたいが，ここでも一定の目安になりそうである。

ところで，最近の栄養疫学が研究対象としている疾患は，食中毒のように，ある1回の食事に原因を求めるものよりも，長期間にわたって摂取されたものが影響を与える，いわゆる生活習慣病のほうである。すると，どれくらいの期間の食事を調べれば，習慣的な食事を知ることができるのかが大きな問題となる。何日間の食事を調べれば，±5％以内または±10％以内の誤差で習慣的な摂取量を知ることができるかについて，栄養素別に調べた結果をFile 5-05に示した[1]。必要調査日数はエネルギー，炭水化物，たんぱく質で短く，脂質で少し長くなり，カルシウム，カリウムといったミネラルがこれに続き，ビタミン類になると途方もなく長い期間の調査が必要であることがわかる。当然ながら，許容誤差が大きいほうが必要調査期間は短く，許容

File 5 - 05　個人（女性）の1日当たり平均摂取量の推定に必要な調査日数

許容し得る誤差範囲	±5%以下			±10%以下		
	高齢者*	中年**	学生***	高齢者*	中年**	学生***
エネルギー（kcal）	12	15	28	3	4	7
炭水化物（g）	13	19	—	3	5	—
たんぱく質（g）	21	21	36	5	5	9
脂質（g）	43	43	71	11	11	18
カリウム（mg）	21	30	—	8	8	—
鉄（mg）	27	31	—	7	8	—
カルシウム（mg）	47	65	—	12	16	—
ビタミンC（mg）	80	132	179	20	33	45
カロテン（μg）	140	258	252	35	64	63
飽和脂肪酸（g）	—	59	—	—	15	—
多価不飽和脂肪酸（g）	—	61	—	—	15	—
コレステロール（mg）	—	109	—	—	27	—
食物繊維（g）	—	49	—	—	12	—

*n=60, 平均年齢=61.2歳, 宮城県農村部。12日間の秤量食事記録調査。
資料）Ogawa. et al., Eur. J. Clin. Nutr., 52: 781-785, 1999より改変引用。
**n=42, 平均年齢=49.8歳, 東海地方。16日間の秤量食事記録調査。
資料）江上ら．日本公衛誌．46: 828-837, 1999より改変引用。
***n=95, 短大学生, 九州地方。16日間の秤量食事記録調査。
資料）武藤ら．第46回日本栄養改善学会講演集．1999; 260（抄録）より改変引用。

誤差が±10％以内の場合には，一部のビタミンを除けば，1カ月間の食事で習慣的な摂取量を知ることが可能であることがわかる。また，高齢者では日間変動が小さく，若年者で大きいために，必要調査日数は高齢者で短く，若年者で長いこともわかる。

ところで，日間変動は摂取量の分布において，ある範囲内の人数やその割合を求める場合に，大きな影響を及ぼす。File 5 - 06 は，92人の女子大学生を対象として行われた16日間の半秤量式食事記録調査の脂質摂取量である[1]。全16日間のデータを用いた場合，そのなかの3日間のデータを用いた場合，そして，ある1日のデータを用いた場合がある。平均値や分布の概形はあまり変わらず，ただ，分布の幅だけが変わっているのがわかる。そこで，例として，35％エネルギー以上の者を高脂質摂取者として，その者の率を

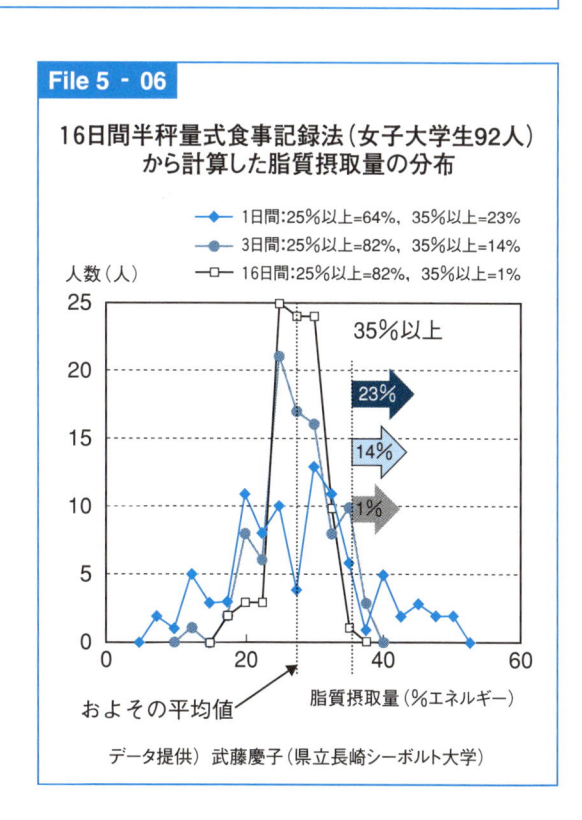

File 5 - 06　16日間半秤量式食事記録法（女子大学生92人）から計算した脂質摂取量の分布

- 1日間：25％以上=64％，35％以上=23％
- 3日間：25％以上=82％，35％以上=14％
- 16日間：25％以上=82％，35％以上=1％

横軸：脂質摂取量（％エネルギー）
縦軸：人数（人）

35％以上：23％，14％，1％

データ提供）武藤慶子（県立長崎シーボルト大学）

File 5 - 07

集団平均摂取量を95％以上の確率で得るために必要な対象者数

	3日間調査		1日間調査	
	男性	女性	男性	女性
総エネルギー	47	40	141	120
たんぱく質	52	50	155	149
総脂質	74	67	221	199
炭水化物	51	43	151	128
カルシウム	79	76	236	227
鉄	57	57	170	169
ナトリウム（食塩）	62	58	186	172
カリウム	59	53	176	158
レチノール	381	404	1,142	1,210
カロテン	132	122	395	364
ビタミンC	103	92	307	274

3日間食事記録による調査。
男性59人（45-77歳）と女性60人（47-76歳）。
Ogawa, et al., Eur. J. Clin. Nutr., 52: 781-785, 1999の数値を元にして試算。
資料）佐々木敏．EBN．医歯薬出版．2001から引用。

求めると，それぞれ，1％，14％，23％となる。つまり，エネルギーの35％以上を脂質から習慣的に摂取している者は1％未満であるが，もしも，1日間食事記録のデータをそのまま用いて判定をすれば23％となってしまい，大きく解釈を誤ることになる。このように，日間変動の問題は深刻である。これは，食事摂取基準を活用する場合にも注意すべき事柄であるため，CHAPTER 8 で再度触れることにしたい。

では，集団における摂取量の平均値を知りたいとき，日間変動はどのように影響するだろうか。File 5 - 06でみたように，日間変動は集団の平均値へはほとんど影響しない。集団平均値に影響するのは，個人内変動ではなく，個人間変動のほうである。つまり，ある程度人数が多ければ，少ない日数の調査で十分に正確な集団平均値を得ることができる。File 5 - 07は，File 5 - 05で用いたデータの1つを用いて，3日間と1日間調査で真の摂取量の上下5％の範囲内に調査結果が入るようにするための必要最少人数を計算した結果である[1]。ただし，たとえ500人を調べても，性・年齢階級別に集計して…，としていると1つの集団の人数は少なくなってしまう。男女それぞれに年齢階級が5つあれば，1つの集計用集団はそれぞれ50人である。しかも実際には人数の不均等があって，50人に満たない集団も出てくる。すると，3日間調査を採用しても500人では足りない計算になる。その場合は，対象者数を増やすか，性・年齢階級の数を減らすか，求めたい平均値の精度を落とすかのいずれかを選択することになる。

季節間変動

季節によって食べ物は変わる。したがって，どの季節に調査したかによって結果は左右される。File 5 - 08は，男性75人と女性85人を対象として，季節ごとに行った7日間食事記録調査（合計28日間）で得られた平均栄養素摂取量の季節間変動（seasonal variation）である[2]。季節間変動と季節差はほぼ同じ意味である。男女ともに，鉄，カロテン，ビタミンCの3種類の栄養素についてだけ強い季節間変動が認められた。他の栄養素は男女間で結果が異なっていた。他の論文をみると，性別，対象者数，調査方法，対象者特性（地域など）によって結果が異なっており，一貫して顕著な季節間変動が観察されるのはビタミンCだけ（秋の終わりから冬の始めに高摂取の時期がある）のようである[3~5]。このように，栄養素でみると，日本人の摂取量は意外に季節の影響を受けていないかもしれない。

同じ対象者について，食品群で季節間変動をみたのがFile 5 - 09である[2]。いも類，野菜類，

File 5 - 08

栄養素摂取量の季節間変動（岩手・秋田・長野，7日間食事記録による平均値）＊

	冬	春	夏	秋	ANOVA（p-値）
男性（75人）					
ビタミンC（mg）	54.6	46.9	51.0	62.0	<0.001
カロテン（μg）	1579	1227	1048	1182	<0.001
鉄（mg）	5.8	5.4	5.3	5.4	<0.001
ナイアシン（mg）	9.3	9.3	9.3	8.7	0.011
カリウム（mg）	1407	1355	1392	1372	0.036
たんぱく質（g）	16.2	15.7	15.7	15.7	0.048
女性（85人）					
ビタミンC（mg）	77.5	63.6	69.9	85.8	<0.001
カロテン（μg）	2013	1573	1486	1477	<0.001
鉄（mg）	6.7	6.2	6.0	6.1	<0.001
ナトリウム（mg）	2807	2552	2746	2664	<0.001
カリウム（mg）	1672	1580	1665	1598	0.001
脂質（％エネルギー）	25.7	24.9	25.5	24.1	0.005
炭水化物（％エネルギー）	56.9	57.4	57.3	58.8	0.005
カルシウム（mg）	355	329	334	334	0.023
ビタミンB₂（mg）	0.80	0.76	0.77	0.75	0.038

解析を行った食品群：たんぱく質，脂質，炭水化物，アルコール，カルシウム，リン，鉄，ナトリウム，カリウム，レチノール，カロテン，ビタミンB$_1$，ビタミンB$_2$，ナイアシン，ビタミンC，コレステロール。表に示していない栄養素は有意な季節変動を認めなかった。
＊1,000kcal当たり摂取量。
資料）Sasaki, et al., J Epidemiol, 2003; 13（1 Suppl）: S23-50

File 5 - 09

食品群摂取量の季節間変動（岩手・秋田・長野，7日間食事記録による平均値）＊

	冬	春	夏	秋	ANOVA（p-値）
男性（75人）					
いも類	23	15	16	25	<0.001
野菜類	125	128	157	121	<0.001
果実類	50	44	65	67	<0.001
きのこ類	5	3	3	5	<0.001
酒類	120	149	160	104	<0.001
油脂類	4	4	5	4	0.002
菓子類	14	15	11	12	0.013
海草類	3	3	5	3	0.043
女性（85人）					
いも類	30	19	21	32	<0.001
野菜類	157	160	210	147	<0.001
果実類	85	73	101	110	<0.001
きのこ類	6	3	4	7	<0.001
乳類	76	89	95	74	<0.001
油脂類	5	4	5	4	0.001
豆類	46	44	39	42	0.016

解析を行った食品群：穀類，いも類，砂糖・甘味料，菓子類，油脂類，種実類，魚介類，肉類，卵類，乳類，野菜類，果実類，きのこ類，海草類，酒類，酒以外の飲料，調味料。表に示していない食品群は有意な季節間変動を認めなかった。
＊1,000kcal当たり摂取量（g）。
資料）Sasaki, et al., J Epidemiol, 2003; 13（1 Suppl）: S23-50

果実類，きのこ類で，男女とも強い季節間変動が観察された。これら以外の結果は，男女間で異なっていた。興味深いのは，男性のアルコール摂取量には季節間変動がまったくみられなかったのに，酒類でみると顕著な季節間変動があり，夏に摂取量が多くなっていた点である。これは，夏にビールの摂取量が増え，他の季節，とくに秋と冬にアルコール濃度の高い酒類が多く摂取されたことを示している。一方，女性だけで顕著な季節間変動がみられた食品群は乳類であった。乳類のほとんどは牛乳であると考えると，摂取量がもっとも多いのが夏であり，春がこれに続いているため，暑い季節に牛乳が飲み物としてたくさん飲まれたのではないかと考えられる。

このように，食品群でみると，栄養素でみるよりも顕著な季節間変動が観察される。食品群をさらに細分化し，食品のレベルでみれば季節間変動はさらに顕著になるであろう。ところで，有意な季節間変動が観察された栄養素は，冬の摂取量が他の季節よりも多いものがほとんどであった。ところが，食品群でみると，有意な季節間変動が観察された食品群がとくに集中的に摂取されていたわけではない。栄養素と食品群にみられるこのような結果の不一致に意味があるのか否かは明らかでない。

03 食事記録法と食事思い出し法

食事記録法は一定期間に飲食したものを対象者に記録用紙を渡して記録してもらう方法であり，食事思い出し法は一定期間の過去に飲食したものを対象者に思い出してもらう方法である。調査の結果として得られる情報は，基本的には，食品名とその重量のリストである。File 5‐10 は，ある人のある日の昼食の例である。これら以外の情報（場所，時刻，同伴者など）も，目的に応じて収集することがある。食事記録法は，食べる前に食物を秤で測る秤量法（weighed method）と，感覚的な大きさや重さ，容器に記載された重量を転記するなどして秤量を行わない非秤量法（non-weighed method）に分かれる。実際には，摂取したものすべてを秤量することは不可能であり，秤量法のほとんどは半秤量法（semi-weighed method）である。

2つの方法とも，調査者，対象者ともに労力を要する方法であるが，実際に食べたものの食品名とその重量のリストが得られるため，食品や栄養素の摂取量を調べるためのもっとも正確な調査法と考えられている。その一方，長期間（長い日数）の調査は困難であるし，正確な記録や正確な思い出しは極めて困難である。これら

File 5‐10

ある人のある日の昼食の例

ID	年月日	食事	食品名*	食品コード**	重量(g)
99999	99年99月99日	昼	薄力粉	1015	4
			ゆでうどん	1039	230
			観世ふ、小町ふ	1066	2
			かいわれだいこん	6128	7
			生しいたけ	8011	12
			くるまえび・養殖	10321	30
			蒸しかまぼこ	10379	12
			なると	10384	10
			鶏卵	12004	53
			調合油	14006	5
			麦茶浸出液	16055	120
			ストレートめんつゆ	17029	170

*五訂食品成分表に対応する食品名。
**五訂食品成分表の食品コード。

CHAPTER 5 ● 栄養疫学入門

File 5 - 11

食事記録法と食事思い出し法の長所・短所

	食事記録法		食事思い出し法
長所*	実際に食べる（食べた）ものを調べられること		食習慣への干渉が小さいこと 対象者の負担が小さいこと
短所*	食習慣への干渉が大きいこと 対象者の負担が大きいこと 複数日の調査が困難 申告漏れが避けられない		複数日の調査が困難（ほぼ不可能） 標準化が困難なこと 調査者が熟練した技術を要すること
測定誤差**	秤量法	非秤量法	
申告に起因する誤差　食べる（食べた）ものを申告しないこと	しばしばある	しばしばある	ある
食べなかったものを申告すること	あまりない	あまりない	ある
食物の重量を誤ること	あまりない	ある	ある
調査によって食習慣が変化すること	ある	しばしばある	あまりない
調査者の技術や能力によって誤差が生じること	ある	やや大きい	かなり大きい
食品のコード化の過程で誤差が生じること	ある	ある	ある
栄養価計算の途中に生じる誤差　食品成分表に問題がある場合	ある	ある	ある

*主に，食事記録法と食事思い出し法の対比として記述。
**Bingham et al., Manual on methodology for food consumption studies, 1988: 53-106 より改変のうえ引用。

の欠点によって生じる問題点を十分に理解したうえで，これらの方法を用いたり，これらの方法によって得られた結果を解釈したりしなければならない。

2つの方法の長所・短所と生じうる測定誤差について簡単にまとめるとFile 5 - 11のようになる。秤量法がもっとも理想に近いが，対象者の負担が大きく，食習慣への干渉の程度も大きいため，「習慣的な食事を知りたい」という本来の目的のためには理想的とは言いがたい側面も大きい。食事思い出し法は，食事記録法よりも実施可能性と食習慣への干渉を考慮した方法として魅力的であるが，聞き取りに特別の技術を必要とし，調査者の教育やデータの標準化が困難なのが短所である。さらに，事実上，1日間（24時間）しか行えないため，食事思い出し法≒24時間思い出し法である。複数日について調査したい場合は，これを繰り返すことになる。一方，食事記録法は，記録用紙を数日分まとめて対象者に渡して，複数日について記録してもらうことも可能である。ただし，精度は落ちる。複数日について調査を行う場合，その連続性によって精度が異なるため，連続法（consecutive method）と非連続法（non-consecutive method）と呼び分けることが多い。家庭で食べる食事が中心の場合は，連続する2日間よりも連続しない2日間のほうが近似性が低い傾向にあり，同じ日数で習慣的な食事を知りたい場合には非連続法がすすめられる。

04 栄養価計算と食品成分表

栄養疫学の特徴の1つに，一次データ（primary data）よりも二次データ（secondary data）の

File 5 - 12

五訂日本食品標準成分表の一部分（じゃがいもの項：可食部100g当たり）

食品番号	食品名	エネルギー	水分	たんぱく質	脂質	炭水化物	ナトリウム	カリウム	…	食物繊維総量
		kcal	g	g	g	g	mg	mg	…	g
02017	塊茎,生*	76	79.8	1.6	0.1	17.6	1	410		1.3
02018	塊茎,蒸し**	84	78.1	1.5	0.1	19.7	1	330		1.8
02019	塊茎,水煮	73	81.0	1.5	0.1	16.8	1	340		1.6
02020	フライドポテト	388	36.1	2.9	27.4	32.4	2	660		3.1
02021	乾燥マッシュポテト	357	7.5	6.6	0.6	82.8	75	1200		6.6
15103	ポテトチップス	554	2.0	4.7	35.2	54.7	400	1200		4.2
15104	成形ポテトチップス	540	2.2	5.8	32.0	57.3	360	900		4.8

*廃棄率＝10％（表層）。
**廃棄率＝6％（表皮）。
アルコール（エタノール）は，備考欄に重量ならびに容量％で記載されている。

大分類	小分類
無機質	ナトリウム,カリウム,カルシウム,マグネシウム,リン,鉄,亜鉛,銅,マンガン
ビタミン	A（レチノール,カロテン,レチノール当量）,D,E,K,B_1,B_2,ナイアシン,B_6,B_{12},葉酸,パントテン酸,C
脂肪酸	飽和,一価不飽和,多価不飽和　（各脂肪酸に関する成分表が別途ある）
コレステロール	
食物繊維	水溶性,不溶性,総量

ほうが大切だということがある。一次データとは，収集したり，測定したりして，直接に得られたデータをさす。二次データとは，一次データを加工して得られたデータをさす。食事調査で得られるのは，食品の摂取量であって，栄養素の摂取量ではない。栄養素の摂取量はつねに栄養価計算という一連のデータ加工を施して得られる二次データである。栄養素を検討対象とする場合には，「栄養価計算を行う」ことを念頭に，調査計画を描いたり，準備をしたり，データを収集したりしなくはならない。栄養価計算に必須のデータベースが食品成分表である。栄養価計算は，栄養疫学研究において研究結果を左右する重要な作業である。

食品成分表とその利用

食事記録法や食事思い出し法によって得られた情報から栄養素やエネルギーの摂取量を得るためには食品成分表（food composition table）が必要である。登場した食品ごとに，その栄養素含量を参照して，これに摂取重量を乗じて摂取量を計算する。それを観察期間中に摂取されたすべての食品について行い，合計すれば観察期間内に摂取された栄養素やエネルギーの量がわかる。

日本における代表的な食品成分表は，五訂日本食品標準成分表（standard tables of food composition in Japan）（以下，五訂食品成分表）である[6]。これは日本で食べられている1,882食品について，可食部100g当たりのエネルギー，水分，34種類の栄養素の含有量を示したものである。食品には食品コードがつけられて利用の便が図られている。じゃがいもの例をFile 5 - 12に示す。

栄養素の摂取量を知りたい場合,「じゃがいもを55g食べた」では情報が足りないことが,File 5-12からわかる。蒸して食べたのか,煮て食べたのかの情報が必要である。ところが,この表には「炒め」がない。炒めて食べた場合には,「生」,「蒸し」,「水煮」のどれかで代用しなくてはならないのが現実である。そして,じゃがいもを炒めたときにじゃがいものまわりに付着したり,吸収されたりして,じゃがいもと一緒に摂取されたであろう油の量を推定しなくてはならない。同時に,じゃがいもを炒めるのに使った油の種類も必要である。この情報が得られないときは,日本人が炒め物をつくるときにもっともよく使っている油の種類を推定する。調合油(食品コード=14006)を用いるのが普通であろう。

さらに気をつけたのは,フライドポテトやポテトチップスといった調理加工品である。じゃがいもを主原料としたスナック菓子もある。これを「塊茎,生」で栄養価計算したら,大きな計算ミスを犯してしまう。フライドポテトやポテトチップスは五訂食品成分表に成分が示されているが,製品によってその成分は微妙に異なるだろう。この問題は,致命的な問題にはならないだろうと考え,あきらめるしかない。一方,じゃがいもを主原料としたスナック菓子は食品成分表に類似食品がない。こうなるとお手あげである。フライドポテトかポテトチップスか,小麦粉を主原料としたスナック菓子で代用するしかないだろう。

食事調査は,食品名と食品重量を知ることが基本である。しかし,漫然と「何を食べましたか?」と尋ねても,多くの場合,得られる食品名は食品成分表にうまく対応してくれない。それ以前に,自分が食べた食品名を知らない人が

たくさんいる。たとえば,イカは,五訂食品成分表では,アカイカ,ケンサキイカ,コウイカ,スルメイカ,ホタルイカ,ヤリイカの6種類について成分が記されているが,イカのさしみがどのイカであるかを知っている人は少ないだろう。もっとも一般的に食べられているのはスルメイカらしい[7]。

さらに,料理のなかに入っていた食品を1つひとつ答えられる人は極めて珍しい。たとえば,カレーライスを食べたとしよう。「カレーとごはん」としか答えてくれない人は多い。このような場合は,代表的な調理例(標準的なカレーの中身)で代用し,わかる範囲で情報を追加して微調整をする。

ところで,摂取量を知りたい栄養素の代表にナトリウム(食塩相当量として表現することが多い)と脂質があるが,この2つの栄養素は,調理の段階や食事のときに調味料として加えられることが多い。そして,量として目にみえにくい食品に多く含まれているため,その把握は難しい。とくに,ナトリウム(食塩)は摂取量の7割近くが調味料由来であるため非常に困難である。

食品成分表があるから,食べたものから栄養素摂取量を知るのは簡単だろうと考えるのは,このように,まったくの誤解である。同時に,いかにていねいに食品成分表を使おうとしても,調査者による推定は避けられず,それは測定誤差となる。しかも,この測定誤差は数量化が難しく,その程度の把握は極めて困難である。

➡人は栄養素を食べているのではない,食品を食べているのである。しかし,人の身体は,食品を消化・吸収・利用しているのではなく,栄養素を消化・吸収・利用しているのである。その橋渡しをするのが食品成分表である。

File 5 - 13

24人の1日間食事記録調査データを異なる3種類の栄養価計算ソフトで栄養価計算を行った場合の違い(1日当たり摂取量の平均値±標準偏差)

	ソフトA	ソフトB	ソフトC	一元配置分散分析[*]	平均値の最大/最小
エネルギー(kcal)	1706±761	1660±642	1680±692	ns	3%
たんぱく質(g)	75±49	72±35	74±41	ns	4%
脂質(g)	72±36	70±33	73±33	ns	4%
炭水化物(g)	195±80	191±72	187±72	ns	4%
カルシウム(mg)	1088±683	966±428	1023±519	ns	13%
鉄(mg)	10.9±6.4	14.2±10.9	9.7±5.5	0.01	46%
ビタミンC(mg)	89±59	103±68	93±60	0.02	16%
ビタミンE(mg)	6.6±8.8	8.3±9.4	4.9±3.0	0.07	69%
ビタミンD(IU)	258±203	190±189	273±177	0.04	44%
亜鉛(mg)	6.6±4.0	10.7±7.1	9.7±6.2	0.0001	62%

[*]ns=有意差なし。
資料) Taylor, et al., J Am Diet Assoc, 1985; 85: 1136-8

栄養価計算ソフト

既成の栄養価計算ソフトを利用する場合には献立名で入力できるものが数多く開発されている。献立ごとの栄養価成分表が内蔵されていて、そこから直接に計算されるものと、食品成分表にまで分解されてデータ化されるものに分けられる。後者を基本として、食材への分解が困難な献立について前者が用意されているものが多い。そして、使用目的からは、①献立作成用、②個人(または少人数)のアセスメント用、③集団(多人数)のアセスメント用に大別できる。栄養疫学で有用なのは集団(多人数)のアセスメント用である。②と③に基本的な違いはないが、データ管理や処理、結果の表示が個人単位でなく、複数の人を対象として1度に行えるか否かが異なる。なお、集団の平均値を計算するなどの統計の機能は栄養価計算ソフトにはあまり必要でない、というか、ほとんど不要である。これは、データを取り出して、統計計算専用のソフトやExcelなどの表計算ソフトで行えばよいからである。むしろ、入力したデータの好きな部分をいつでも閲覧できる、必要に応じて自由に編集(再入力や追加、削除)できる、プレインストールされている調理加工食品や献立の内容を改変できる、自分で新しい食品や献立をつくって食品コードと栄養成分を登録できるといった編集機能に優れたものが使いやすい。

しかし、もっとも大切なことは、栄養価計算の精度である。同じデータを異なるソフトで解析した場合の違いが欧米で詳細に検討されており、総エネルギー、三大栄養素では差が少ないものの、ビタミンやミネラル類では大きく、食品成分表が充実していない栄養素ではかなり大

きいことが報告されている（File 5 - 13）[8]。欠損値をそのまま放置してある場合もあるし，類似食品の成分によって置き換えてある場合もある。後者のほうが信頼度が高いと考えて大きな誤りはないが，取り扱い説明書に，置き換えの基準や方法，信頼度に関する記述があり，長所だけではなく，短所についても説明されているものが望ましい。

●コンピュータ・ソフトは便利だ。しかし，誤ったデータを入れれば誤った答えが出てくるし，誤った使い方をすれば壊れたりもする。その意味で，コンピュータ・ソフトが出す答えの質は，コンピュータ・ソフトの質ではなく，使い手の質に依存する。

標準的な食品成分表が存在しない栄養素

五訂食品成分表は栄養と健康の関連を調べるのに不可欠のデータベースだが，それだけで十分なわけではない。最近10年間に栄養と心筋梗塞・脳卒中との関連を明らかにするために世界各国で実施されたコホート研究で，どのような栄養素に焦点が当てられたかをみると，File 5 - 14のとおりであった[9]。とくに，五訂食品成分表に含まれていないものがかなりあり，抗酸化能力を有する栄養素，食品中微量成分，特殊な脂肪酸などに興味が集まっていることがわかる。これらの栄養素が検討項目にあげられた理由として，動物実験などの基礎研究で人への影響が示唆されたものであり，人での検討の必要性が高まった結果と考えられる。

もう1つ例をあげよう。炭水化物は，単糖類（ブドウ糖，果糖），二糖類（ショ糖，乳糖，マルトース），多糖類（デンプンなど）に分かれ，

File 5 - 14

心筋梗塞と脳卒中と栄養素摂取量との関連を検討したコホート研究で検討された栄養素：研究数別の集計（1993～2002年に発表された論文より：Medlineを用いて検索）

栄養素	心筋梗塞	脳卒中
抗酸化栄養素，ホモシステイン関連栄養素	28	14
脂質，脂肪酸	22	5
n-3系脂肪酸, n-6系脂肪酸，α-リノレン酸　など	10	—
飽和脂肪酸，多価不飽和脂肪酸，コレステロール	8	—
トランス型脂肪酸	3	—
食物繊維	8	1
Na	3	—
Ca, Mg, Fe	5	6

資料）佐々木敏．日循予防誌．2003; 38: 105-17

その生理機能が異なることが知られている。しかし，五訂食品成分表ではこれらの分類がないために，たとえば，砂糖（ショ糖）と虫歯（う歯）との関係，砂糖（ショ糖）と糖尿病の関係といった研究を疫学的に行うことができない。そこで，個々の研究者によって，これら特殊な栄養素，栄養成分に関する成分表が開発されている。ショ糖については渡邊ら[10]，脂肪酸についてはSasakiら[11]，アルファ，ベータカロテンについてはTakahashiら[12]，イソフラボンについてAraiら[13]の食品成分表が知られている。栄養素ではないが，Sugiyamaらによる食品ごとのグリセミック・インデックス（⇒chap. 7 - 05）を測定した表[14]も興味深い。しかし，諸外国に比べると，このような特殊な栄養素，栄養成分に関する食品成分表の開発は日本では遅れている。食品成分表の開発は，栄養疫学を行ううえで不

可欠の基礎データであるため，この分野の発達は急務であり，とても重要である．他にもさまざまな食品成分表が発表されており，目的に応じて活用したいが，欠損値の多いものを用いるときには，欠損値のために生じる測定誤差に十分に注意しなくてはならない[11]．この測定誤差は系統誤差であるため，とくに注意を払いたい．

機能性物質

食品の機能は，エネルギーや体構成材料としての一次機能，おいしさ（味，香り，物性）としての二次機能，そして，体調調節機能としての三次機能に分けられる．従来の栄養素は一次機能に注目したものが中心であったが，最近では，体調調節機能としての三次機能も注目されている．しかし，体構成材料のなかには，同時に体調調節機能を有するものが多いため，その厳密な区別は困難である．わかりやすい例は，カロテノイド類であろう．カロテノイド類は体内で変換され，ビタミンAになるため，プロビタミンAと呼ばれる．この観点からは一次機能を期待した栄養素である．一方，別のメカニズムにより，発がん予防作用があることが示唆されている．これはビタミンAを介していないため，機能性と考えられ，三次機能を期待していることになる．このような例もあるが，注目すべきは，体構成材料としては働かないか，または，無視できるほど微量であるにもかかわらず，体調調節機能を有する物質であろう．これらを機能性物質（functional substances）と呼ぶことがある．

機能性物質で注意したいのは，①健康との関連が人で確かめられているか，②健康に影響を及ぼしうるだけの量を日々の食事から摂取可能か，③別の病気の原因になることはないかの3点であろう．

食品中における機能性物質の含有量は，従来の食品成分表には載っていないため，疫学研究はできない．そこで，欧米では機能性物質の含有量に関する食品成分データベースの開発が活発である．日本はこの種の基礎研究で遅れをとっていたが，最近，この種の食品成分データベースを開発し，活用する動きが出てきている（http://www.life-science.jp/fff/を参照のこと）[15]．

サプリメント・強化食品

サプリメント（supplements）とは，特定の栄養素を重点的に補充する目的の食品をさす．普通の食品から摂取される量では，目的とする栄養素の摂取量を満たせない場合に，それを補足するために摂取する特殊食品に与えられた総称である．一方，強化食品（fortified foods）とは，通常の食品に目的とする栄養素を加えた，すなわち，強化した食品の総称である．

ともに，人為的に特定の栄養素を高濃度に加えてあり，その含有量は，商品，食品によって大きく異なる．そのため，これらから摂取された栄養素や物質の量を通常の食品成分表から計算することはできない．そのため，食品または商品ごとに成分表が必要であるが，現時点では，わが国にはサプリメントや強化食品の成分を網羅した成分表は存在しない．とくにサプリメントは商品の回転が早いため，成分表の開発や更新作業は極めて困難であろうと思われる．さらに，商品によっては，成分の一部しか公開していない場合もある．さらに，これらの利用者は，摂取量（頻度と1回摂取量）だけではなく，商品名を正しく記憶していない場合も少なくない．

このように，サプリメントや強化食品の摂取状態や，その健康影響を疫学的に検討することは，現時点では難しいのが現状である．しかし，

利用者が増えていることと，わずかのサプリメントや強化食品でも，通常の食品からは摂取できないほど大量に特定の栄養素を摂取してしまうため，検討したい栄養素や物質が通常の食品だけでなく，サプリメントや強化食品からも摂取されている可能性がある場合は，これらの把握は重要である。摂取したすべてのサプリメントや強化食品ではなく，検討対象としている栄養素や物質に限って，さらに，摂取頻度の高い特定のサプリメントや強化食品に限って，その摂取状態を把握するように努め，成分を特定し，栄養価が計算できるようにすることが望ましい。

寄与率

あたりまえのことだが，食品はたくさんの栄養素を含んでおり，1つの栄養素はたくさんの食品から摂取されている。科学的には人は栄養素を消化・吸収して利用しているが，人は栄養素ではなく，食品を単位として食べている。そのため，ある栄養素の摂取量を調節したい場合には，栄養素ではなく，食品の摂取量を調節しなくてはならない。そこで役立つのが，「どの食品からその栄養素を摂取しているか」という指標である寄与率（contribution rate）である。日本人の平均的な値[16]を，食物繊維，コレステロール，ビタミンB_1，カルシウム，カリウム，について図示してみた（File 5 - 15）。コレステロールが卵類だけからではなく，カルシウムが乳製品だけからではなく，カリウムと食物繊維が野菜と果物だけからではなく，ビタミンB_1が肉類（豚肉？）だけからではないことがわかる。これは集団平均値であるが，個人に注目すれば，さらに違うであろう。

CHAPTER 7で詳しく説明するが，血清コレス

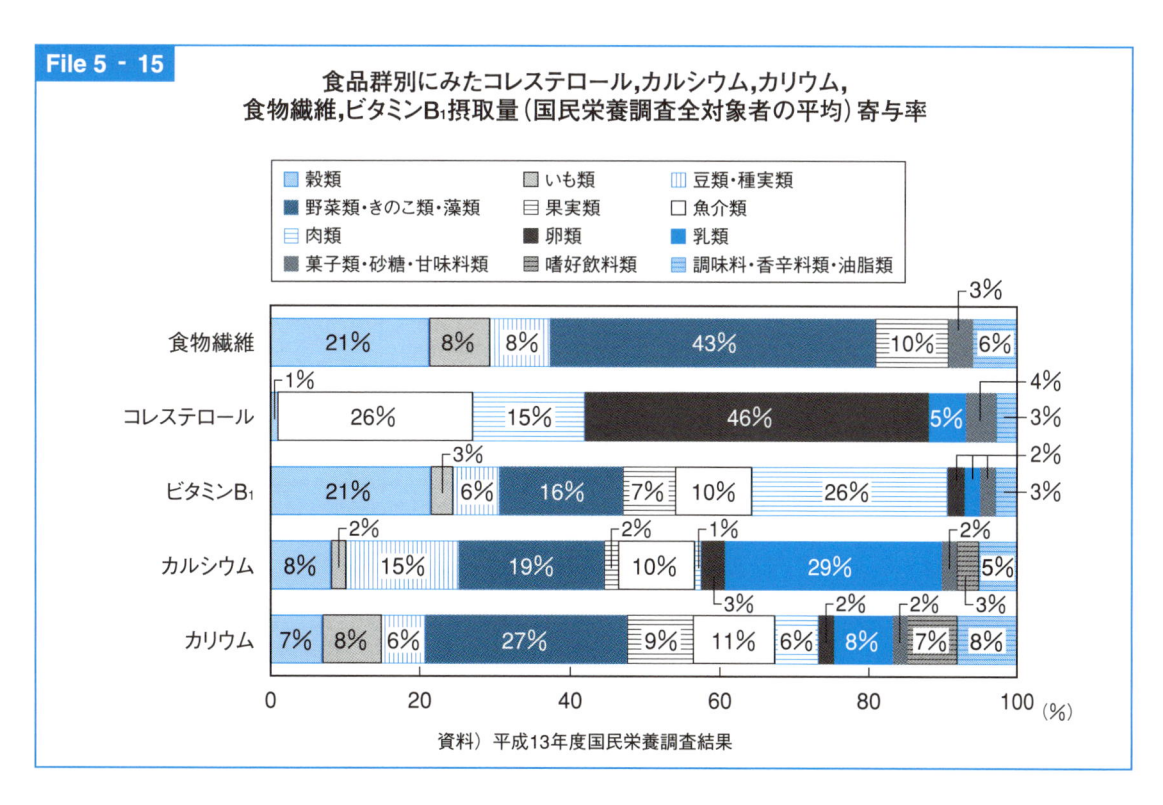

File 5 - 15

食品群別にみたコレステロール,カルシウム,カリウム,
食物繊維,ビタミンB_1摂取量（国民栄養調査全対象者の平均）寄与率

資料）平成13年度国民栄養調査結果

File 5-16

飽和脂肪酸摂取量の食品群別寄与率

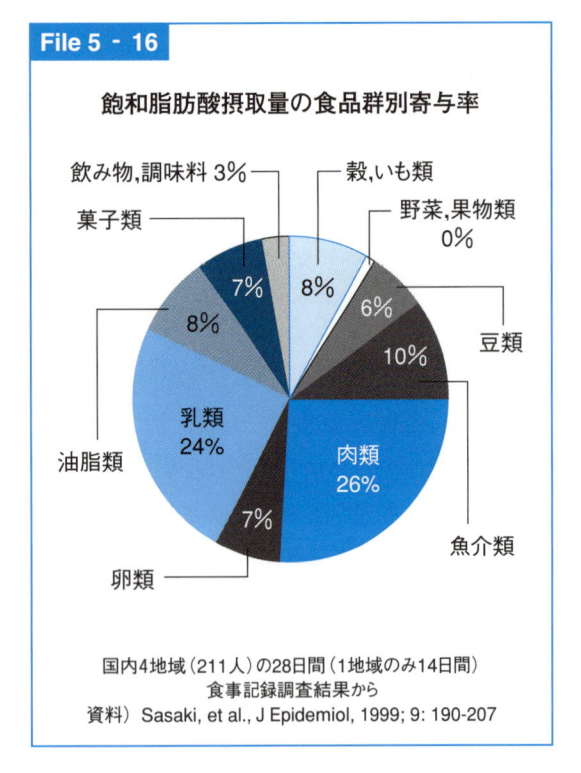

- 穀,いも類 8%
- 野菜,果物類 0%
- 豆類 6%
- 魚介類 10%
- 卵類 7%
- 肉類 26%
- 乳類 24%
- 油脂類 8%
- 菓子類 7%
- 飲み物,調味料 3%

国内4地域（211人）の28日間（1地域のみ14日間）
食事記録調査結果から
資料）Sasaki, et al., J Epidemiol, 1999; 9: 190-207

テロール値に関連する栄養素に飽和脂肪酸がある。では，飽和脂肪酸摂取量を制限したい場合，どの食品に注目すればよいのだろうか。File 5-16は，食品群別にみた飽和脂肪酸摂取量である[2]。肉類と乳類がそれぞれ25％程度で，この2つの食品群だけで全体の半分を占めている。穀類，魚介類，油脂類，卵類が10％弱で続いている。飽和脂肪酸は動物性脂肪（animal fat）と呼ばれることがある。そして，食事指導では，「肉類に注意」と指導される場合がある。たしかに肉類に由来する飽和脂肪酸は全体の4分の1を占めているが，ほぼ同じ寄与を乳類が占めており，肉類だけに気をつけても，十分な効果を期待できないことがわかる。

もう少していねいに食品レベルにまで分けて考えてみたのがFile 5-17（右）である[17]。これはある集団で飽和脂肪酸摂取量を調べ，寄与が

File 5-17

**食品別にみた飽和脂肪酸含有量（g/100g食品）：左図と
集団における総摂取量への寄与率（％）：右図（上位20食品）**

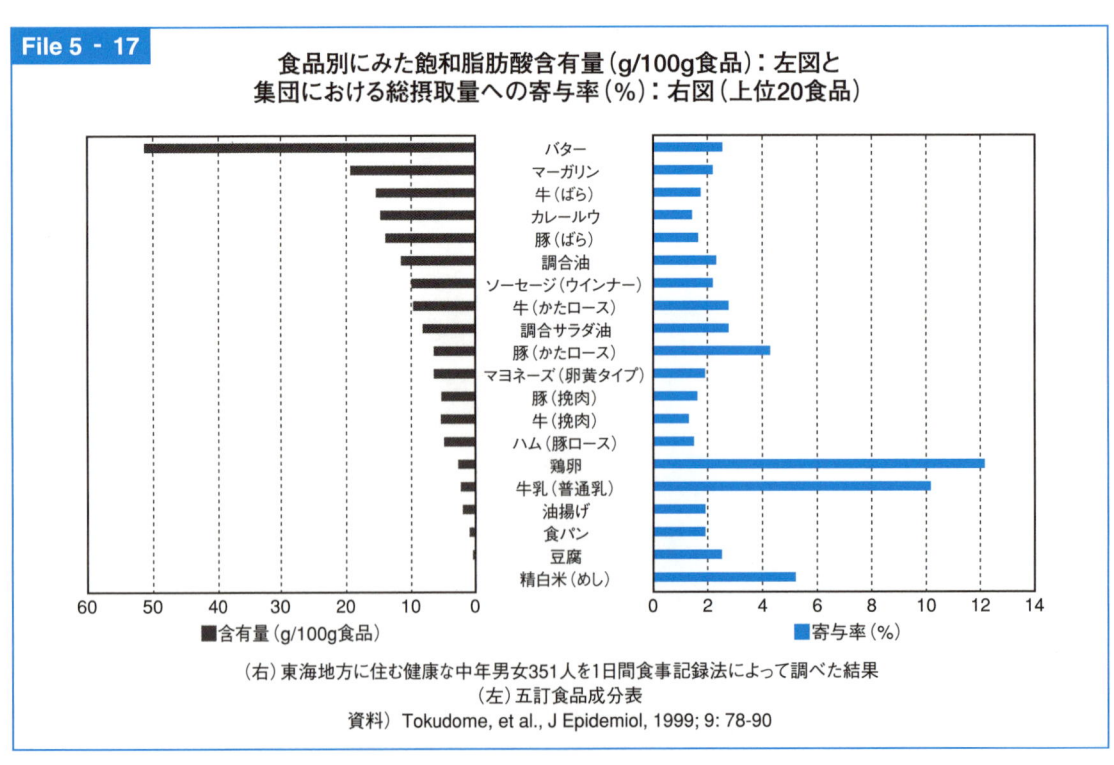

- バター
- マーガリン
- 牛（ばら）
- カレールウ
- 豚（ばら）
- 調合油
- ソーセージ（ウインナー）
- 牛（かたロース）
- 調合サラダ油
- 豚（かたロース）
- マヨネーズ（卵黄タイプ）
- 豚（挽肉）
- 牛（挽肉）
- ハム（豚ロース）
- 鶏卵
- 牛乳（普通乳）
- 油揚げ
- 食パン
- 豆腐
- 精白米（めし）

■ 含有量（g/100g食品）　■ 寄与率（％）

（右）東海地方に住む健康な中年男女351人を1日間食事記録法によって調べた結果
（左）五訂食品成分表
資料）Tokudome, et al., J Epidemiol, 1999; 9: 78-90

高い食品，20種類をあげたものである。そして，これらの食品について飽和脂肪酸含有量を食品成分表で調べたのが，左図である[6]。食品ごとにみると，鶏卵と牛乳からの寄与が非常に高い。しかし，これらは，100 g当たりで比較した場合，他の食品に比べて飽和脂肪酸が豊富な食品ではない。にもかかわらず，寄与が高いのは，含有量が低くてもそれ以上に摂取量が多いためである。注意すべきは，100 g当たり含有量が高い食品ではなく，寄与率の高い食品である。そして，寄与率は食事調査をしなければわからない。

ところで，多くの人で，コレステロール摂取量に占めるイクラの寄与は1％程度と微々たるものである[17]。したがって，コレステロール摂取量を控えたい人がイクラを気にして避ける必要は，ほとんどの場合，皆無に近い。

➡コレステロール摂取を気にしている人にはイクラと食事調査票の詰め合わせを贈ろう。「**食事調査票はていねいに回答してご返送ください。あなたに本当に適した食べ方をお教えします**」という添え書きをお忘れなく。

05 注意したい系統誤差

食事調査の結果を読むときにとくに注意したいことに，食事調査に特有の系統誤差がある。食事調査法それぞれに存在する系統誤差もあるが，ここでは，ほぼすべての食事調査法に共通して存在する系統誤差についてまとめておく。

申告漏れ

調査者がいくらていねいに食品コードづけを行っても，いかにていねいに重量を見積もって

File 5-18　140人の1日の摂取量：観察者の観察と思い出し法による本人の申告との比較

	観察者による	申告による	差（％）
パン	117	126	8
ケーキ・ビスケット	25	13	-48
ポリッジ（かゆ）	68	93	37
じゃがいも	118	187	59
調理された野菜	61	36	-40
生野菜	73	70	-4
果物	181	133	-27
バター	17	15	-11
マーガリン	7	9	18
牛乳・酸乳	491	551	12
チーズ	34	36	7
肉	76	92	21
シチュー・グラーシュ	24	23	-6
加工肉	59	63	8
魚	43	44	2
卵	16	10	-39
コーヒー	239	254	6
果物ジュース	84	70	-17
デザート	53	42	-20
砂糖	4	5	-24

資料）Karvetti, et al., J Am Diet Assoc, 1985; 85: 1437-42

File 5 - 19

140人の1日の摂取量：観察者の観察と思い出し法による本人の申告との比較
±10％以上の差があった食品

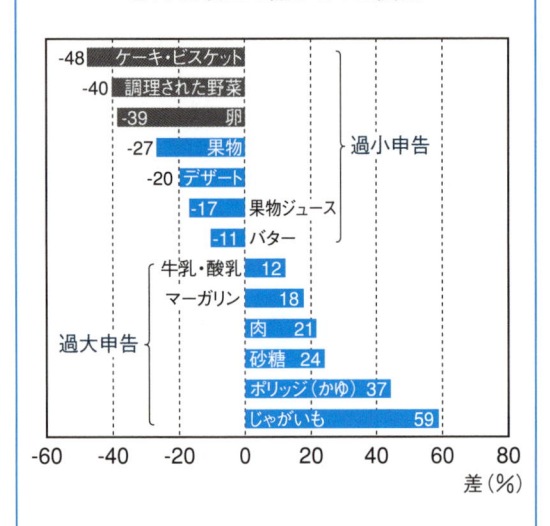

過小申告
- -48 ケーキ・ビスケット
- -40 調理された野菜
- -39 卵
- -27 果物
- -20 デザート
- -17 果物ジュース
- -11 バター

過大申告
- 牛乳・酸乳 12
- マーガリン 18
- 肉 21
- 砂糖 24
- ポリッジ（かゆ）37
- じゃがいも 59

差（％）

資料）Karvetti, et al., J Am Diet Assoc, 1985; 85: 1437-42

も，対象者が食べたものを正しく申告してくれなければどうにもならない。これが自己申告に頼る調査の最大の弱点である。File 5 - 18と19はフィンランドで行われた24時間思い出し法の信頼度に関する研究結果で[18]，24時間思い出し法で得られた結果と，観察者が観察した結果を比較したものである[6]。過小申告された食品のほうがやや多いが，固形物（肉・魚・パン・チーズなど）に比べて，調理に用いられ，大きさが一定でない食品（卵・調理された野菜）で過小申告が著しいことと，健康に有害だと多くの人（この場合はフィンランド人）が考える食品（ケーキ・ビスケット，デザート）で過小申告が著しいことが注目される。前者は記憶の漏れに由来する無意識のもの，後者は食べていないと信じたいために生じる半ば意識的なものであろう。また，食に対する意識が記憶に影響を及ぼす他

の例として，子どもの食事を母親に記録させると，牛乳を中心とする乳製品が過大に申告されやすいという例がある[19, 20]。

申告漏れは記憶に頼る食事思い出し法のほうが，記録法よりも多いと考えられる。術後乳がんの女性を対象として低脂肪摂取の食事指導を行ったアメリカの研究（n＝275）では，食事指導前に24時間思い出し法で得られた平均値は，4日間の記録で得られた平均値よりも，総エネルギー，総脂質ともに10％程度低かったと報告している[21]。

ところで，食事思い出し法では，面接者は探索的質問を用いて対象者が摂取した食物をできる限り思い出させるように行われる。ある研究は，面接者が探索的質問を行わなかった場合には，行った場合に比べて25％も食物摂取が過小申告されていたと報告している[22]。つまり，上記のような食事記録法と食事思い出し法による平均摂取量の差は，食事思い出し法を用いる場合の面接者の面接技術に多くを依存していると考えられる。

一方，前述の研究で，指導を行わなかったコントロール群について食事の違いを記録法（4日間）と24時間思い出し法を用いて半年ごとにみたところ，4日間記録では総エネルギー，総脂質ともに有意に減少を示したのに比べ，24時間思い出し法では減少の程度はわずかであり，有意ではなかったと報告されている[21]。これは食事記録法のほうが対象者への負担が大きいために，繰り返し調査の影響が大きくあらわれたものと考えられる。

➡人は忘れる動物である。だから頭がパンクしないのだろう。昨日食べたものを全部覚えていたら，今夜は何を食べようかなんてきっと考え

たくはないだろう。

食習慣への干渉

食事記録法では記録の方法について事前に説明を受けるため、ある種の「心構え」ができやすい。そのために通常の食事とはなりにくいのが現実である。その実態や程度は明らかでないが、経験的に、昔（数十年前）は通常の食事より豪華なほうに偏り、最近は通常よりも簡素なほうに偏るらしいと考えられている。いずれにしても、「食事を記録する、それを他人にみられる」と考えてしまうと、普通の食事とはいかないようである。

食事への干渉が少ない食事思い出し法でも問題となる場合がある。たとえば、受診の前日は、夕食後の飲食は控えるなど食事に気を配ることが多いし、深夜の飲食は慎むように指示されるのが普通である。このような指示を与えた翌日に24時間思い出し法を用いて食事調査を行ったら、これは通常の食事ではなく、健診を受ける前日の食事を調べたことになる。さらに、次に述べる「よい子ちゃん効果」も働くかもしれない。当然ながら、深酒や夜食は少なくなるであろう。この測定誤差は系統誤差であるため、個人ではなく、集団で結果を評価したい場合には、とくに注意が必要である。

食事指導を行い、その効果を評価する場合には、問題はさらに大きくなる。これは、せっかく受けた食事指導を守っていないとは言いにくい患者心理に基づくものである。すなわち、医師や医療従事者の前で「よい子ちゃん」になりたいという心理であり、過度な忠誠心（over-adherence）と呼ばれる。File 5-20は、アメリカで行われた高血圧予防教室での食塩の摂取量（1日間食事記録法による）と24時間尿中排泄量の変化である[23]。摂取されたナトリウムは、その8割弱が尿中に排泄されるという報告[24]に基づくと、減塩群（介入群）、対照群ともに指導前から食塩摂取量を過小に申告していることがわかる。それ以上に、減塩群の摂取量は大きく減少している（平均値の差として−3.8 g/日）にもかかわらず、尿中排泄量の変化はそれほど顕著でない（−1.4 g/日）点が注目される。一方、対照群のほうは、食事の変化が−0.9 g/日、尿中排泄量の変化が−0.6 g/日であるから、減塩群だけに「よい子ちゃん効果」が強く働いた例と解釈される。そこで、指導後の食事記録の日の食事をどのように変えていたのかを質問票を用いて後で尋ねた結果がFile 5-21である。減塩群でも対照群でも10％内外の人が「簡単な食事か測定が容易な食品に変えた」と答え、減塩群では7％

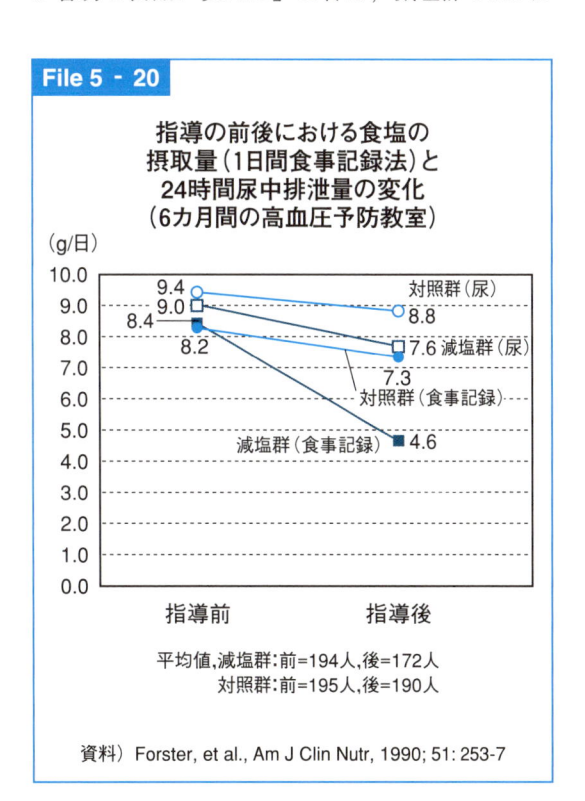

File 5-20

指導の前後における食塩の摂取量（1日間食事記録法）と24時間尿中排泄量の変化（6カ月間の高血圧予防教室）

平均値, 減塩群：前=194人, 後=172人
対照群：前=195人, 後=190人

資料）Forster, et al., Am J Clin Nutr, 1990; 51: 253-7

File 5-21

6カ月間の高血圧予防教室で、1日間食事記録法に当たった日の食事がいつもと異なっていた点とその人数（本人申告による）

		減塩群（186人）	対照群（190人）
いつもと違っていた		130	136
	簡単な食事か測定が容易な食品に変えた	16	20
	カリウムが豊富な食品を増やした	1	1
	食品数を減らした	9	13
	減塩食品を食べたか、食塩を減らしたか、塩辛い食品を減らした	13	4
	レストランで食べること、加工食品を食べること、ファストフードや調理済み食品を食べるのを控えた	5	3
	スナックを減らした	3	5
	カロリーを減らし、砂糖代替食品を食べ、菓子類を減らした	3	3
	新鮮な果物と野菜（サラダ）を増やした	2	2
	その他	6	8
いつもと違いはなかった		56	54

資料）Forster, et al., Am J Clin Nutr, 1990; 51: 253-7

の人が「減塩食品を食べたか、食塩を減らしたか、塩辛い食品を減らした」と答えている（対照群では2%）。この質問への回答にも「よい子ちゃん効果」が働いているとみるほうがよいかもしれないが、対象者は自覚して食事を変えている状況をこの研究はとらえている。食事指導の効果を評価する場合に注意したい点である。

◯食事記録法で調査をすると、昔はお肉屋さんが繁盛したという。お肉屋さんの証言なのでどうも本当らしい。一方、最近は欠食が増えるといわれる。しかし、本当に食べなかったのか、食べなかったことにしたのかは本人以外の誰にもわからない。

過小・過大評価

食事調査の結果は、多かれ少なかれ、真の摂取量よりも少なめ（過小）か多め（過大）に評価されている。その程度がわずかな場合は無視できるが、ある程度大きくなるとさまざまな解釈上の問題のもととなる。過小・過大評価がもっとも深刻な問題となるエネルギーを中心にみてみたい。

同じ対象者を調べたものではないため、あまり適当な比較ではないが、国民栄養調査（2001年度）で1日間食事記録法によって得られたエネルギー摂取量の平均値[16]と、食事摂取基準（2005年版）[25]で定められている推定エネルギー必要量（身体活動レベル＝ふつう）を同じ年齢階級について比較すると、File 5-22のようになる。食事摂取基準の基準体位はこの調査の対象

CHAPTER 5 ● 栄養疫学入門

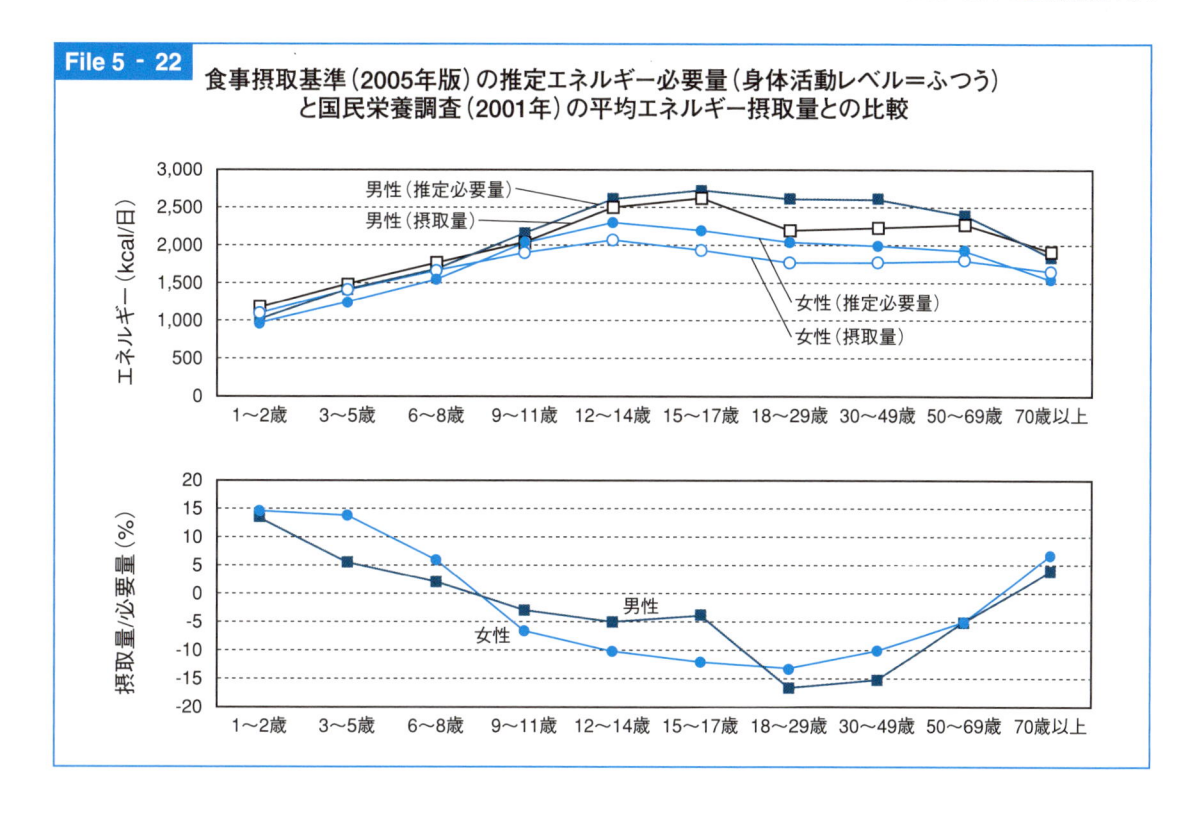

File 5 - 22 食事摂取基準（2005年版）の推定エネルギー必要量（身体活動レベル＝ふつう）と国民栄養調査（2001年）の平均エネルギー摂取量との比較

者の代表的な体位を参考に決められたため，両者の体位の違いはほとんど無視できると考えられる。身体活動レベルが普通の場合の推定エネルギー必要量を選んだため，国民栄養調査の対象者の身体活動レベルと大きく異なるとも考えにくい。国民栄養調査の対象者の摂取量が必要量に満たず，短期間に体重が減っていたということも考えにくい。そして，推定エネルギー必要量は二重標識水法（⇒chap. 5 - 09）を用いたデータを根拠として算定されており，正確な値にかなり近いと考えられる。そこで，推定エネルギー必要量が正しいと仮定すると，幼児と高齢者で過大申告，10歳台の小児と成人で過小申告が存在することが推測される。もっとも過小評価が著しい年齢は男女ともに18〜29歳で，2つの値の差は男性が448 kcal/日，女性が277 kcal/日，それぞれ17％と14％の過小申告であった。

どのような人が過小評価しやすいのかについて，女子大学生を対象として検討した報告がある[26]。この研究では食事調査に質問紙法が用いられているが，得られたエネルギー摂取量の平均値は1,793 kcal/日で，食事記録法を用いた同年齢の他の調査結果にほぼ一致するものである。この研究では真のエネルギー消費量は調べておらず，簡易式を用いて体重から基礎代謝量（basal metabolic rate: BMR, kcal/日）を推定し，食事調査から得られたエネルギー摂取量（EI）との比（EI/BMR）として表現している（File 5 - 23）。おおまかなものではあるが，1.56程度がほぼバランスのとれる摂取量を示す値で，1.27が生存に必要な最低限の摂取量を示す値とみなされている。分布の山は1.56より低いところにあり，1.27よりも低い値を示した者もかなりいることがわかる。つまり，個人ごとにみても，分布全体

129

File 5 - 23 申告エネルギー摂取量(EI)と推定基礎代謝量(BMR)の比
(18〜20歳大学生女子:1,889人)

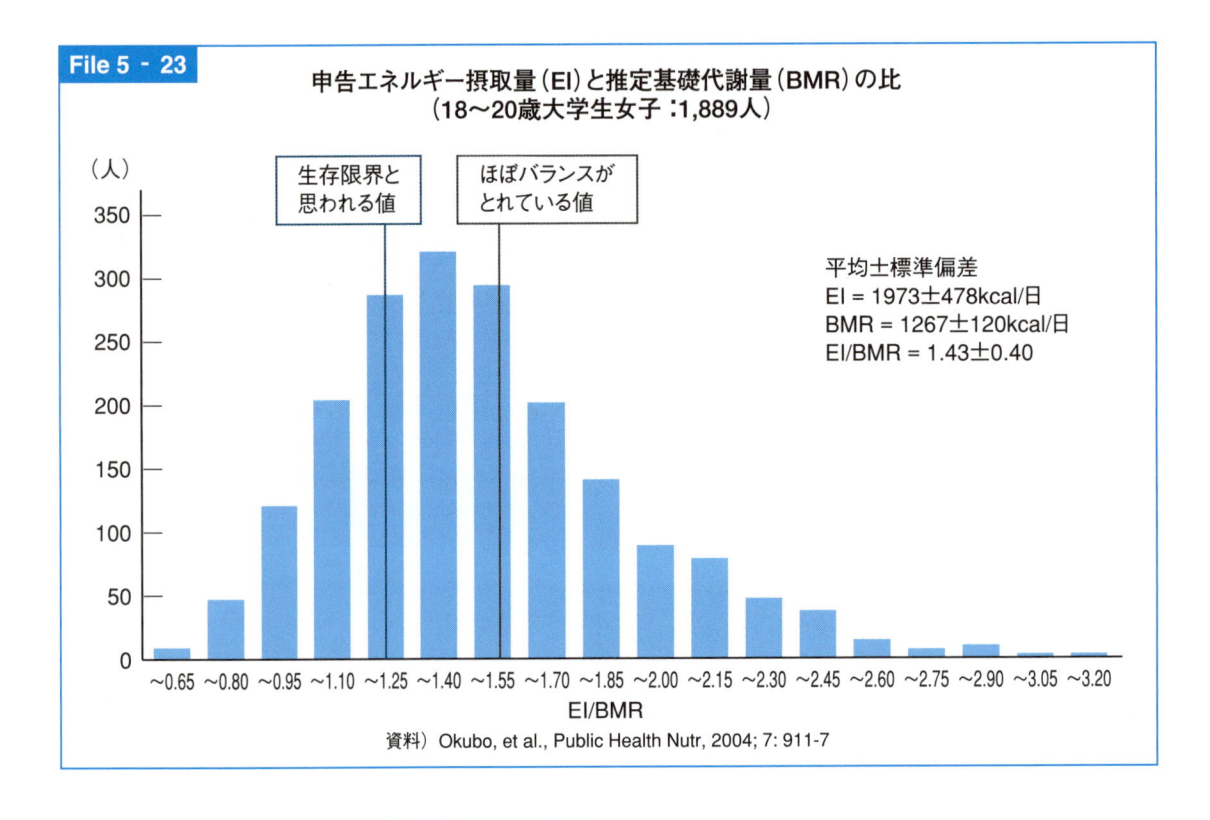

生存限界と思われる値
ほぼバランスがとれている値

平均±標準偏差
EI = 1973±478kcal/日
BMR = 1267±120kcal/日
EI/BMR = 1.43±0.40

資料)Okubo, et al., Public Health Nutr, 2004; 7: 911-7

File 5 - 24 申告エネルギー摂取量(EI)と推定基礎代謝量(BMR)の比と肥満度(BMI)との関連
(18〜20歳大学生女子:1,889人)

EI/BMRによって等人数に分けた5群(377〜378人/群)*

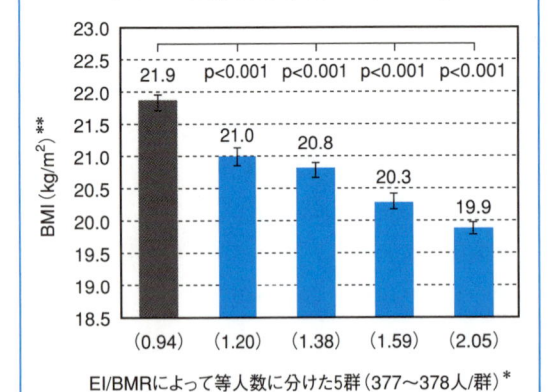

*( )内は、EI/BMRの群内平均値。
**図内の数字は平均値。図は平均値±標準誤差。
$p<0.001$:EI/BMRが最低の群のBMIの平均値に比べた他のそれぞれの群のBMIの平均値の差の有意性。
資料)Okubo, et al., Public Health Nutr, 2004; 7: 911-7

としてみても過小評価の傾向があることがわかる。次に、EI/BMRによって対象者を5分割してその特徴をみると、肥満度(BMI, kg/m^2)の平均値に大きな違いがあり、過小申告の傾向が強い群ほどBMIが高かった(File 5-24)。肥満が強い人ほど、エネルギー摂取量を過小に申告する傾向があることは欧米のたくさんの研究が報告しており[27]、肥満傾向のあまりない若年日本人にもこの傾向が存在することをこの結果は示している。他には、減量(ダイエット)を試みている人、自分の体型を肥満気味だと認識している人でも過小申告の傾向があることが欧米の研究で報告されている[27]。

このような肥満者における過小申告は、エネルギーに限らず、生体指標を用いた研究によって、たんぱく質(窒素)、カリウムなど栄養素にも存在することが知られている[28, 29]。

➡肥満者に過小申告の傾向があることは本当だ。しかし，肥満者なら必ず過小申告するわけでもないし，肥満していなければ過小申告しないわけでもない。

06 摂取量の単位

調査の結果として得られた栄養素や食品の摂取量を示す単位でもっとも一般的に用いられているのは，1日当たり摂取重量である。重量の単位には，g（グラム），mg（ミリグラム：10^{-3}グラム），μg（マイクログラム：10^{-6}グラム），pg（ピコグラム：10^{-9}グラム）などがある。g/日などと表記される。エネルギーの単位にはkcal（キロカロリー）とkJ（キロジュール）が使われる。1 kcal＝4.184 kJである。栄養の専門家以外にも理解できるように配慮する場合にはkcalが，研究分野ではkJが用いられる。栄養学ではエネルギーの単位としてkcalが用いられ，これは一般へも浸透したが，現在では，栄養学を超えて自然科学分野で統一的に用いられているエネルギーの単位はJ（ジュール）である。そのため，栄養学の学術雑誌では，一部の例外（日本には例外が多い）を除けば，後者を用いることがすすめられている。なお，kJで表記すると5桁の数字になることがあるため，MJ（メガジュール）を用いることも多い。また，ミネラルなどの無機化合物は原子量や分子量，つまり，mol（モル）やmmol（ミリモル）で表記することもある。しかし，有機化合物は1つの栄養素でも複数の分子形があり，分子量も1つではない場合が多いために，重量表記と分子量表記とは必ずしも一致しない。たとえば，ビタミンB_1（チアミン）の分子量は265.3であるが，食品成分表ではチアミン塩酸塩（分子量＝337.3）が用いられている。そして，両方を区別せずに単にビタミンB_1と呼ぶことが多い。そこで，栄養学では重量表記と分子量（原子量）表記を必要に応じて使い分けていて，どちらか一方には統一していない。イオンなども含め，化学反応を念頭に置いて議論を進めたいときは分子量（原子量）表記を，それ以外は重量表記を用いるといった具合である。

エネルギーを産生する栄養素（たんぱく質，脂質，炭水化物，エタノール）については，エネルギー摂取量への寄与割合として摂取量を表現することがある。エネルギーバランスと呼ぶ場合もある。日本では，たんぱく質，脂質，炭水化物の英語名の頭文字を取ってPFC比と呼ぶことがあるが，これは必ずしも適切な名称ではない。エタノールもエネルギーを産生するからである。なお，栄養学ではエタノールはアルコールと呼ぶことも多い。

たんぱく質，脂質，炭水化物が産生するエネルギーは，食品によって微妙に異なるが，1g当たりそれぞれ4，9，4 kcalのエネルギーを産生するものとして計算することが多い。これはAtwaterの係数と呼ばれている。エタノールは1g当たり7 kcalのエネルギーを産生するものとして計算することが多いが，まだ十分には解明されていない。なお，五訂食品成分表[6]では7.1 kcalを用いている。食品ごとのエネルギー産生量の詳細については，五訂日本食品標準成分表の第1章で詳しく説明されている。単位としては，％エネルギー（％ energy，％E）またはエネルギー％（energy％，E％）を用いる。表記記号は国際的にも統一されていないようである。

ところで，たんぱく質×4＋脂質×9＋炭水化物×4＋エタノール×7＝エネルギー，とはならない。つねに微妙にずれる。そこで，たんぱく質と脂質を優先してエネルギーへの寄与を計算

し，エネルギー（たんぱく質×4＋脂質×9＋エタノール×7）＝残余，として計算し，この残余を炭水化物と解釈して用いることがある。これは，エネルギー全体（総エネルギー）への寄与は炭水化物がもっとも大きいため，誤差をここに含めてしまえば，エネルギー換算によって生じる誤差の影響をもっとも小さくできるからである。または，4種類の栄養素の和として計算されるエネルギーを用い，食品成分表から得られるエネルギーを用いないという方法をとる場合もある。

07 エネルギー調整

身体の大きい人や身体活動量の多い人はたくさんの食物を摂取し，身体の小さい人や身体活動量の少ない人の摂取量は少ない。前者は後者に比べて大量の栄養素を必要とする。たとえば，食塩の過剰摂取の程度を比較するときに，この2人の食塩摂取量をg/日で比較するのは適切ではないであろう。身体の基本量を示すものがあり，それに比較して相対的に多いか少ないかを比較したいところである。

食事調査で得たエネルギー摂取量をその人の基本量と考え，それに対する相対量としてそれぞれの栄養素摂取量を表現する方法がある。この操作をエネルギー調整（energy adjustment）と呼び，2つの方法が広く用いられている。エネルギー調整が施された摂取量をエネルギー調整済み値（energy-adjusted value）と呼ぶ。

エネルギー調整の1つめは，摂取重量を分子，エネルギー摂取量を分母にとる方法である。密度を計算するような形になる（エネルギーを産生する栄養素では密度そのものである）ため，エネルギー密度法（略して，密度法：density method）と呼ばれる。単位は，重量/kcalとなるが，非常に小さな数値になってしまうため，重量/1,000 kcal（または，重量/4,184 kJや重量/1,000 kJ）が用いられることが多い。この単位は，エネルギーを産生する栄養素についても利用可能であるが，エネルギーを産生する栄養素では，重量/1,000 kcalではなく，％エネルギーを用いる。

もう1つは，ある集団を調査した場合，エネルギー摂取量を独立因子，注目している栄養素を従属因子として回帰直線を求め，対象者ごとにその残差（residual）を求める方法である（File 5‐25）[30]。一見，わかりにくい方法であるが，残差のばらつきは独立因子のばらつきとは統計学的に必ず無相関になるため，エネルギー摂取量の多い人ほど，あらゆる栄養素を多めに摂取する傾向があるという問題を完全に排除するこ

File 5‐25

摂取量のエネルギー調整の方法（残差法）

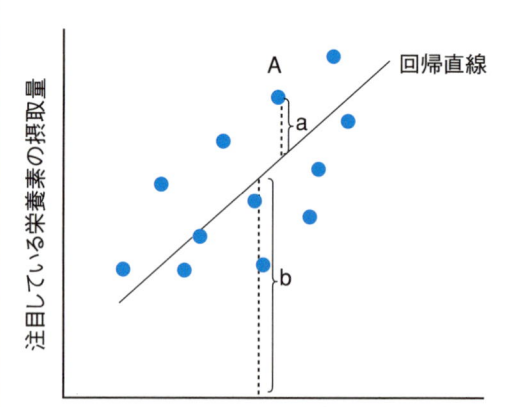

（縦軸：注目している栄養素の摂取量，横軸：平均エネルギー摂取量・エネルギー摂取量，回帰直線上にA点，残差a，平均摂取量b を示した散布図）

対象者Aのエネルギー調整済み摂取量は，a＋bであらわされる。
aは残差と呼ばれる部分。
bは注目している栄養素の平均摂取量であり，この集団全員に共通の値。

とができる。残差の平均は必ずゼロ（0）になるため，残差＋平均摂取量として個人の摂取量を表現する。この方法だと，単位が重量/日であり，かつ，感覚的に理解しやすい数値が得られる。しかし，注目している栄養素やエネルギー摂取量が集団から大きくはずれている場合には，残差＋平均摂取量が負になることもある。この方法は，残差を求めるため，残差法（residual method）と呼ばれる。密度法に比べると分布がやや広めになることが多く，個人の特徴をよりとらえやすいため，疫学研究で好んで用いられる。しかし，個人の摂取量が，所属する集団によって変わってしまうという奇妙なことが起こるため，個人への食事指導などには使えない。

File 5‐26（左）はある集団のナトリウムとカリウムの摂取量（粗値：crude values）の相関である。強い相関が認められる。この図では密度法を使っているが，エネルギー調整済み値を行うと相関が弱くなっている（File 5‐26：右）。ナトリウムとカリウムは寄与食品が大きく異なる栄養素であるため，粗値よりもエネルギー調整済み値のほうが納得しやすい結果が得られる。また，たとえば，この2つの栄養素摂取量と血圧との関連を横断研究で検討したい場合，粗値ではこの2つの独立因子の相関が強すぎ，多重共線性（⇒chap. 4‐18）の問題が生じ，2つの栄養素と血圧との関連を正しく検討することが困難になる。これはエネルギー調整値を使うことで解決できる。このように，エネルギー調整は，摂取量と何か他のもの（多くは健康状態などの身体状況）との関連を検討する際に重要なものである。なお，密度法と残差法の優劣に関してはいくつかの論文があるが，最終的な結論は得られていないようである。

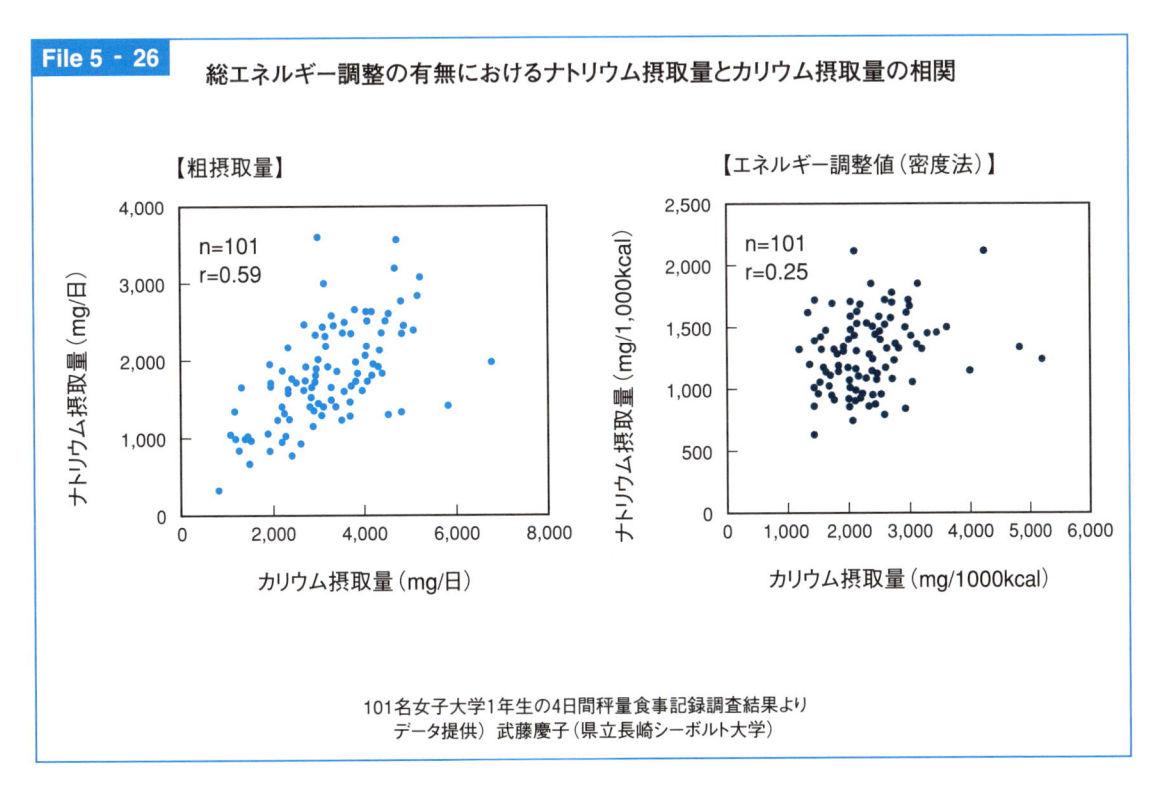

File 5‐26　総エネルギー調整の有無におけるナトリウム摂取量とカリウム摂取量の相関

【粗摂取量】
n=101
r=0.59

【エネルギー調整値（密度法）】
n=101
r=0.25

101名女子大学1年生の4日間秤量食事記録調査結果より
データ提供）武藤慶子（県立長崎シーボルト大学）

File 5 - 27

ある人の栄養素摂取量の日間変動
（16日間の秤量食事記録調査結果より）エネルギー調整済み値を用いた場合

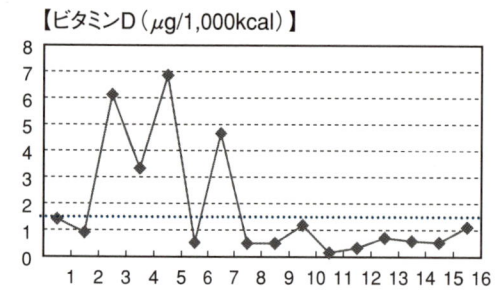

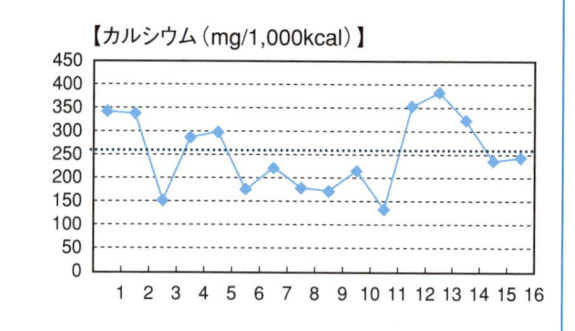

【ビタミンD（μg/1,000kcal）】

【カルシウム（mg/1,000kcal）】

【たんぱく質（%E）】

	ビタミンD	カルシウム	たんぱく質
平均	1.8	255.3	14.4
標準偏差	2.2	79.3	2.5
変動係数（%）	120	31	17
最大/平均	3.77	1.51	1.27
最小/平均	0.08	0.53	0.69

　さらに，エネルギー調整済み値は粗値よりも日間変動がやや小さいという特徴もあるため，できるだけ短日間の調査で習慣的な摂取量に迫りたい場合は，エネルギー調整済み値を用いるほうが有利である。File 5‐27をFile 5‐04と比較すると，わずかだが変動係数が小さくなっていることがわかる。

➡エネルギー調整は，すればよいというものでもないし，しなくてもかまわないというものでもない。エネルギー調整の計算よりも，その使い方と解釈のほうが難しい。

08 食物摂取頻度法と食事歴法

　食物摂取頻度法と食事歴法は，ともに，長期間における食事摂取状態，つまり，習慣的な摂取状態を推定するために開発された方法である。調査対象とする期間は，理論的にはいかなる期間でもよいが，もっともよく使われるのは過去1カ月間と1年間である。

食物摂取頻度法

　食物摂取頻度法は，限定された期間内にどの程度の頻度で目的とする食物を摂取したかを推定する方法である。このタイプの調査は，質問票を使って，対象者本人または代理回答者が質問票に回答を記入するという方法で行われる。質問票に記載されている質問を面接者が口頭で質問する場合もある。いずれの場合も質問票がこの調査の中心であり，この質問票を食物摂取頻度質問票（food frequency questionnaire：FFQ）と呼ぶ。

　食物摂取頻度質問票は，食品名，その摂取頻

度，1回に摂取するおよその量（重量や容量，大きさ）を尋ねる質問からなる。1回に摂取するおよその量の尋ね方によって，定量式（quantitative type），半定量式（semiquantitative type），固定量式（fixed-portion type）に分かれる。回答する立場に立てば，「1回に食べるとうふは何グラムですか」と尋ねられても多くの人はその重量を知らないため，定量式は事実上使えない。そこで，多く人が1回に食べるとうふの量や大きさを文字か絵か写真で示し，それに比べてどの程度多いか少ないかを相対的に答えてもらう。しかも，答えやすいように，回答はカテゴリーになっており，「小さい・同程度・大きい」の3段階や「5割まで・2～3割減・同じくらい・2～3割増し・5割増し以上」の5段階になっているものが多い。これを半定量式と呼ぶ。

固定量式は，1回に摂取するおよその量は尋ねないで全員に固定値を用いる方法である。1回に摂取するおよその量は，年齢，性別によって異なるため，これら代表的な特性別に，1回に摂取するおよその量のデータベースを準備しておき，これを用いる方法もある。摂取頻度も，自由記入ではなく，カテゴリーを示して選択してもらう方法が一般的である。固定量式の質問票と半定量式の質問票の一例（一部）をそれぞれFile 5‐28と29に示す[31, 32]。

質問票にリストアップされる食物の種類と数は，調査者が，特定の食品に興味をもっているのか，それとも多種類の栄養素に興味をもっているのか，特定の栄養素に興味をもっているのかによって異なる。

File 5‐28と29をみればわかるが，1つの質問に書かれている食品名は，正しくは個別の食品ではなく，ある食品のグループをさしている。「洋菓子・クッキー・ビスケット」のなかにはかなりたくさんの食品が含まれる。「和菓子」もそうである。和菓子と尋ねられても人によって想像する範囲は厳密には異なる。だからといって，ようかん，おはぎ，まんじゅう…と種類別に質問を設けて，その頻度を尋ねるのは現実的でない。「菓子」とすると，相当に栄養価の異なる菓子をひとまとめにしてしまうことになる。菓子の摂取頻度に興味があるのなら，これでよいだろうが，菓子の摂取重量を知りたい場合は問題が生じる。1回摂取量が大きく異なる菓子がひとまとめになってしまうからである。栄養素に興味がある場合はさらに問題が大きい。菓子に含まれる栄養素の種類とその量は，菓子の種類によって大きく異なるからである。さらに，回答者の立場に立てば，異なる状況で食べるものをひとまとめに尋ねられても答えにくいだろう。朝食で食べやすいものと，間食で食べやすいものはできれば別々に尋ねたい。

つまり，1つの質問にまとめる食品のグループは，①栄養素含有量が似ているもの，②1回に食べる量が似ているもの，③似た状況で摂取されるものでまとめるようにする。この視点で，File 5‐28と29をもう1度みていただきたい。この質問は細分化したい，この2つの質問はまとめたほうがよさそうなど，自分の興味によって，いろいろなアイデアが浮かぶだろう。

栄養素摂取量を計算するためには，食物リストの質問ごとに栄養素量を割り当てなくてはならない。ほとんどの場合，1つの質問に書かれている食品名は個別の食品ではなく，ある食品のグループであるため，質問ごとに栄養素量を割り当てる作業は複雑である。もっとも簡単な方法は，その食品グループのなかの代表的な食品を1つ決めて，その食品の栄養価を用いる方法である。しばしば用いられる，より正確な，そし

固定量式の食物摂取頻度質問票の例（一部）

お菓子・おやつ				果物		
洋菓子・クッキー・ビスケット	和菓子	せんべい・もち・お好み焼きなど	アイスクリーム	みかんなどの柑橘（かんきつ）類	かき・いちご・キウイ	その他のすべての果物
□ 毎日2回以上	□ 毎日2回以上	□ 毎日2回以上	□ 毎日2回以上	□ 毎日2回以上	□ 毎日2回以上	□ 毎日2回以上
□ 毎日1回	□ 毎日1回	□ 毎日1回	□ 毎日1回	□ 毎日1回	□ 毎日1回	□ 毎日1回
□ 週4〜6回	□ 週4〜6回	□ 週4〜6回	□ 週4〜6回	□ 週4〜6回	□ 週4〜6回	□ 週4〜6回
□ 週2〜3回	□ 週2〜3回	□ 週2〜3回	□ 週2〜3回	□ 週2〜3回	□ 週2〜3回	□ 週2〜3回
□ 週1回	□ 週1回	□ 週1回	□ 週1回	□ 週1回	□ 週1回	□ 週1回
□ 週1回未満	□ 週1回未満	□ 週1回未満	□ 週1回未満	□ 週1回未満	□ 週1回未満	□ 週1回未満
□ 食べなかった	□ 食べなかった	□ 食べなかった	□ 食べなかった	□ 食べなかった	□ 食べなかった	□ 食べなかった

マヨネーズ・ドレッシング	パン（おかずパン・菓子パンも含む）	麺類				飲み物
		そば	うどん・ひやむぎ・そうめん	らーめん・インスタントらーめん	スパゲッティ・マカロニなど	緑茶
□ 毎日2回以上	□ 毎日2回以上	□ 毎日2回以上	□ 毎日2回以上	□ 毎日2回以上	□ 毎日2回以上	□ 毎日4杯以上
□ 毎日1回	□ 毎日1回	□ 毎日1回	□ 毎日1回	□ 毎日1回	□ 毎日1回	□ 毎日2〜3杯
□ 週4〜6回	□ 週4〜6回	□ 週4〜6回	□ 週4〜6回	□ 週4〜6回	□ 週4〜6回	□ 毎日1杯
□ 週2〜3回	□ 週2〜3回	□ 週2〜3回	□ 週2〜3回	□ 週2〜3回	□ 週2〜3回	□ 週4〜6杯
□ 週1回	□ 週1回	□ 週1回	□ 週1回	□ 週1回	□ 週1回	□ 週2〜3杯
□ 週1回未満	□ 週1回未満	□ 週1回未満	□ 週1回未満	□ 週1回未満	□ 週1回未満	□ 週1杯
□ 食べなかった	□ 食べなかった	□ 食べなかった	□ 食べなかった	□ 食べなかった	□ 食べなかった	□ 週1杯未満
						□ 飲まなかった

飲み物				「主食のある朝ごはん」を食べた頻度	「平均的な1日」に食べたごはんとみそ汁	
紅茶・ウーロン茶（中国茶）	コーヒー	コーラ・ジュース（スポーツドリンクも含む）	100％果物ジュース 100％野菜ジュース		ごはん	みそ汁
□ 毎日4杯以上	□ 毎日4杯以上	□ 毎日4杯以上	□ 毎日4杯以上	□ 毎朝	□ 8杯以上	□ 8杯以上
□ 毎日2〜3杯	□ 毎日2〜3杯	□ 毎日2〜3杯	□ 毎日2〜3杯	□ 週に6回	□ 6〜7杯	□ 6〜7杯
□ 毎日1杯	□ 毎日1杯	□ 毎日1杯	□ 毎日1杯	□ 週に5回	□ 5杯	□ 5杯
□ 週4〜6杯	□ 週4〜6杯	□ 週4〜6杯	□ 週4〜6杯	□ 週に4回	□ 4杯	□ 4杯
□ 週2〜3杯	□ 週2〜3杯	□ 週2〜3杯	□ 週2〜3杯	□ 週に3回	□ 3杯	□ 3杯
□ 週1杯	□ 週1杯	□ 週1杯	□ 週1杯	□ 週に2回	□ 2杯	□ 2杯
□ 週1杯未満	□ 週1杯未満	□ 週1杯未満	□ 週1杯未満	□ 週に1回	□ 1杯	□ 1杯
□ 飲まなかった	□ 飲まなかった	□ 飲まなかった	□ 飲まなかった	□ 週に1回未満	□ 1杯未満	□ 1杯未満
				□ 食べなかった	□ 食べなかった	□ 食べなかった

コーヒー・紅茶には砂糖を入れますか　□ いつも　□ ときどき　□ いいえ

お酒（薬用酒は含めません）						玄米・胚芽米を食べたり、ごはんに麦や雑穀を混ぜて食べることはありますか？
頻度	1回に飲んだ典型的なお酒の種類の組み合わせとその量					
	日本酒	ビール（大瓶で）	焼酎・酎ハイ・泡盛（焼酎・泡盛水割りで）	ウイスキー類（ダブルで）	ワイン（ワイングラスで）	
□ 毎日						□ いつも
□ 週に6回						□ ときどき
□ 週に5回	□ 4合以上	□ 4本以上	□ 4杯以上	□ 4杯以上	□ 4杯以上	□ まれに
□ 週に4回	□ 3合	□ 3本	□ 3杯	□ 3杯	□ 3杯	□ いいえ
□ 週に3回	□ 2合	□ 2本	□ 2杯	□ 2杯	□ 2杯	
□ 週に2回	□ 1合	□ 1本	□ 1杯	□ 1杯	□ 1杯	
□ 週に1回	□ 0.5合	□ 0.5本	□ 0.5杯	□ 0.5杯	□ 0.5杯	次のページにもお答えください。
□ 週に1回未満	□ 0.5合未満	□ 0.5本未満	□ 0.5杯未満	□ 0.5杯未満	□ 0.5杯未満	
□ 飲まなかった	□ 飲まなかった	□ 飲まなかった	□ 飲まなかった	□ 飲まなかった	□ 飲まなかった	

「飲まなかった」場合には、お酒の種類別の質問に答える必要はありません。

File 5 - 29　半定量式の食物摂取頻度質問票の例（一部）

肉類

1	挽き肉（牛または豚）	（毎日2回以上）（毎日1回）（週4〜6回）（週2〜3回）（週1回）（月2〜3回）（月1回）（月1回未満）	
		➡ （5割まで）（2〜3割減）（同じくらい）（2〜3割増し）（5割増し以上）	
	（ハンバーグ・ハンバーガーとして1個, ミートソース1人前, ぎょうざ6個など：60g）		
2	鶏肉	（毎日2回以上）（毎日1回）（週4〜6回）（週2〜3回）（週1回）（月2〜3回）（月1回）（月1回未満）	
	（主菜用1人前：80g, 大きさとして卵2個弱）➡	（5割まで）（2〜3割減）（同じくらい）（2〜3割増し）（5割増し以上）	
3	豚肉	（毎日2回以上）（毎日1回）（週4〜6回）（週2〜3回）（週1回）（月2〜3回）（月1回）（月1回未満）	
	（主菜用1人前：80g, 大きさとして卵2個弱）➡	（5割まで）（2〜3割減）（同じくらい）（2〜3割増し）（5割増し以上）	
4	牛肉	（毎日2回以上）（毎日1回）（週4〜6回）（週2〜3回）（週1回）（月2〜3回）（月1回）（月1回未満）	
	（主菜用1人前：80g, 大きさとして卵2個弱）➡	（5割まで）（2〜3割減）（同じくらい）（2〜3割増し）（5割増し以上）	
5	レバー（鶏, 豚, 牛）	（毎日2回以上）（毎日1回）（週4〜6回）（週2〜3回）（週1回）（月2〜3回）（月1回）（月1回未満）	
	（鶏レバーの場合3個）➡	（5割まで）（2〜3割減）（同じくらい）（2〜3割増し）（5割増し以上）	
6	ハムまたはソーセージ	（毎日2回以上）（毎日1回）（週4〜6回）（週2〜3回）（週1回）（月2〜3回）（月1回）（月1回未満）	
		➡ （5割まで）（2〜3割減）（同じくらい）（2〜3割増し）（5割増し以上）	
	（ハムではうす切り2枚〈40g〉, ソーセージでは小ウインナー3個, フランクフルト3分の1個〈30g〉）		
7	ベーコン（うす切り2枚：40g）	（毎日2回以上）（毎日1回）（週4〜6回）（週2〜3回）（週1回）（月2〜3回）（月1回）（月1回未満）	
	（サラミ〈スライスで3枚〉）➡	（5割まで）（2〜3割減）（同じくらい）（2〜3割増し）（5割増し以上）	

魚介類（1）

1	さかなの干物	（毎日2回以上）（毎日1回）（週4〜6回）（週2〜3回）（週1回）（月2〜3回）（月1回）（月1回未満）
	（いわし・あじ〈中1匹〉など, 80g）➡	（5割まで）（2〜3割減）（同じくらい）（2〜3割増し）（5割増し以上）
2	骨ごと食べるさかな	（毎日2回以上）（毎日1回）（週4〜6回）（週2〜3回）（週1回）（月2〜3回）（月1回）（月1回未満）
	（ししゃも1匹・しらす干し〈小鉢に軽く1杯：20g〉）など➡	（5割まで）（2〜3割減）（同じくらい）（2〜3割増し）（5割増し以上）
3	ツナ（油づけ）	（毎日2回以上）（毎日1回）（週4〜6回）（週2〜3回）（週1回）（月2〜3回）（月1回）（月1回未満）
	（大さじ軽く3杯〈サンドウィッチ中身1人分〉）➡	（5割まで）（2〜3割減）（同じくらい）（2〜3割増し）（5割増し以上）
4	うなぎ	（毎日2回以上）（毎日1回）（週4〜6回）（週2〜3回）（週1回）（月2〜3回）（月1回）（月1回未満）
	（蒲焼き1人前：2〜3切れ）➡	（5割まで）（2〜3割減）（同じくらい）（2〜3割増し）（5割増し以上）
5	白身のさかな	（毎日2回以上）（毎日1回）（週4〜6回）（週2〜3回）（週1回）（月2〜3回）（月1回）（月1回未満）
	（たい・かれい・たらなど〈1切れ, 80g〉および淡水魚）➡	（5割まで）（2〜3割減）（同じくらい）（2〜3割増し）（5割増し以上）
6	背の青い魚	（毎日2回以上）（毎日1回）（週4〜6回）（週2〜3回）（週1回）（月2〜3回）（月1回）（月1回未満）
		➡ （5割まで）（2〜3割減）（同じくらい）（2〜3割増し）（5割増し以上）
	（さば〈1切れ, 80g〉・いわし〈中1匹, 小2匹〉・さんま〈片身〉・あじ〈大片身, 小1匹〉・ほっけ〈小片身〉・にしん〈小片身〉）	
7	赤身の魚	（毎日2回以上）（毎日1回）（週4〜6回）（週2〜3回）（週1回）（月2〜3回）（月1回）（月1回未満）
	（マグロ・さけ・かつお〈1切れ, 80g〉など）➡	（5割まで）（2〜3割減）（同じくらい）（2〜3割増し）（5割増し以上）

て，ある程度現実的な方法は，摂取頻度が高い数食品を抽出し，それらの食品について摂取頻度で重みづけをして栄養価を決める方法である。ただし，質問ごとに，どの食品の摂取頻度が高いか，頻度の比はいくつかを知るためには，かなりの対象者数を用いた基礎調査が必要であり，実際にはかなり困難である。

食物摂取頻度法は，限定された期間内の食習慣を尋ねる方法である。したがって，調査の対象とする期間を限定し，それを対象者に伝えなくてはならない。よく用いられるのは1カ月間と1年間である。

食事歴法

食事歴法は，開発当時は，3つの部分から構成されていた。第1の部分は，家庭の調理器具で明記された量を伴った対象者の通常の食事摂取パターンに関する面接調査，第2の部分は，食事パターン全体を特定し，明らかにするための詳細な食品リストを用いた食物摂取頻度に関する質問，そして，第3の部分は，3日間か1日間の食事記録法か24時間思い出し法であった。

今日，食事歴法は世界各国で種々の方法で行われている。しかし，なぜか日本ではほとんど普及していない。食事パターンと食物摂取頻度に関する調査は必須であるが，食事記録法や24時間思い出し法はしばしば省略される。一方で，質問項目を構造化した質問票形式のものが開発されており，食事歴法質問票（diet history questionnaire）と呼ばれる。食事歴法質問票の特徴的な質問（一部）をFile 5 - 30に示す[32]。

食事歴法の特徴はこのような食行動に関する質問から得られる情報が，栄養価計算の際に利用されることである。たとえば，鶏肉の皮を好んで食べるか否かという質問から，どのような

File 5 - 30

食事歴法質問票の例
（食行動に関する質問の一部）

もっとも適当な答えを○で囲んでください

1	麺類（うどん・そば・ラーメンなど）のスープや汁を飲む量は，	
	（ほとんど全部）（8割）（6割）（4割）（2割）（ほとんど飲まない）	
2	家庭での味付けは外食と比べて，	（薄口）（少し薄口）（同じくらい）（少し濃い口）（濃い口）
3	お肉（牛肉や豚肉）の脂身は，	（好んで食べていた）（好きでも嫌いでもない）（あまり食べなかった）
4	鶏肉の皮は，	（好んで食べていた）（好きでも嫌いでもない）（あまり食べなかった）

鶏肉が好んで摂取されているかを推定して，食物摂取頻度法部分から得られた鶏肉の摂取量から栄養価計算を行う際に利用するようになっている（File 5 - 31）。

食事歴法は複雑なため，特別な訓練を受けた者以外が用いるのは困難である。例外はあらかじめコード化された面接用紙か，コンピュータ・ソフトに従って行うような場合である。また，食事歴法は食事記録法や食事思い出し法に比べると構造や解析方法が複雑であり，質問票タイプのものでも食物摂取頻度法に比べて複雑である。そのため，調査者だけでなく，対象者にとっても負担が大きい調査法である。

長所は，食事記録法や食事思い出し法に比較して，習慣的な摂取量がわかる点である。また，食物摂取頻度法に比べると，食行動など，栄養素以外の情報も同時に得られる点，調理や調味

File 5 - 31　食事歴法質問票の栄養価計算構造：鶏肉の例

■頻度

鶏肉（ひき肉を含む）
毎日2回以上　（2.5×）
毎日1回　　　（1×）
週4〜6回　　（5/7×）
週2〜3回　　（2.5/7×）
週1回　　　　（1/7×）
週1回未満　　（2.5/30×）
食べなかった（0×）

■1回当たり摂取量
　（半定量式）

（主菜用1人前：80g, 大きさとして卵2個弱）
5割以下　　　（0.4×）
2〜3割減　　（0.75×）
同じくらい　　（1×）
2〜3割増　　（1.25×）
5割増し以上　（1.6×）

標準的な
1日当たり摂取量

80g

■食事歴法による代表食品の選択

	食品コード*			
鶏肉の 皮は，	11219	11221	11220	11224
好んで食 べている	×1.2	×1.2	×0.8	×0.8
好きでも 嫌いでも ない	×1.0	×1.0	×1.0	×1.0
あまり 食べない	×0.8	×0.8	×1.2	×1.2

＊食品コード：11219＝にわとり,むね,皮つき,生
　　　　　　　11221＝にわとり,もも,皮つき,生
　　　　　　　11220＝にわとり,むね,皮なし,生
　　　　　　　11224＝にわとり,もも,皮なし,生

に関する情報も得られる点があげられる。

長所と短所

　食物摂取頻度質問票と食事歴法質問票に共通する最大の特徴は，対象者1人当たりの調査コストの安さと，データ処理に要する時間と労力の少なさにある。最近の質問票のなかには，専用の機械で自動的にデータを読み取り，データベース化できるものもある。また，調査者の能力によって結果が違ってしまう問題を少なくできる，つまり，標準化に長けているという長所もある。このような長所は，対象者の多い疫学研究を行う場合に魅力的である。

　一方，大きな短所は，あらかじめ設定され，尋ねられた質問についてしか情報が得られないことである。つまり，得られる結果は質問項目や回答肢に依存する。そのため，質問票の選択や質問項目，回答肢の設定には細心の注意が必要である。そして，最大の短所は，食事記録法や食事思い出し法のように食べたものを直接にデータ化する方法でない，という点である。したがって，質問票の回答が本当なのかどうかはわからない。その質問票の回答をどの程度信用してよいか，どのような対象者に使えば信用するに足る情報が得られるかといったことを調べる基礎研究が必須である。この代表が妥当性研究と再現性研究である。

　また，構造が比較的に単純で，リストアップされている食品数が少ない，いわゆる簡易式の食物摂取頻度法では，実際に摂取したエネルギーや栄養素を量的に推定することは困難であるという報告が多い。しかし，個人を摂取量に従って順位づける能力は高いものが多く，そのため，実際に食べた量そのものは重要でない疫学

研究では有用な調査法である。たとえば，1万人をビタミンC摂取量の多い人から少ない人まで4群に分けて，血清コレステロール値との関連を検討する場合が，これに該当する。もう1つ，日間変動に関する情報が得られないことも，目的によっては短所になるであろう。

ところで，介入研究では介入の前後における変化を観察するために，同じ質問票調査を介入の前後で行うことが多い。よくあるのは，介入前の調査後に，質問票の不備がみつかる場合である。原則的には，たとえどんな不備，不具合がみつかっても，介入後調査には，介入前に用いた質問票を用いるべきである。そうでなければ，介入の効果をみているのか，質問票の違いをみているのかわからなくなるからである。

また，質問票をつくった場合には，本調査に先立って，小さな調査（パイロット調査）を行うことが多い。この目的の1つは，質問票の出来具合のチェックである。パイロット調査でみつかった不備，不具合を修正して本調査用の質問票をつくり，本調査で用いる。しかし，このような余裕がない場合は，質問票の開発はできるだけ避けるべきである。今までにたくさんの調査で用いられ，不具合が修正された既存の質問票を使うのが好ましい。ただし，この場合は，無断でコピーしてはいけない。たとえ，著作権のない質問票でも，その管理者に連絡をとり，使用の許可を得るべきである。また，管理者の許可なく，改変することも避けたい。なぜなら，ここまででみてきたように，1つの質問にさえ，意味と目的，必然性が込められているからである。

➡ 質問票で真実を知ることはできない。できるのは，真実に近いかもしれないものを知ることである。

妥当性と再現性

食物摂取頻度法と食事歴法は，食べたものを直接にデータ化する方法ではないため，その信頼度は基本的には未知である。そのため，新しい質問票を開発した場合や，既存の質問票を今までに用いられたことがない特性をもった集団に用いる場合には，あらかじめ，その信頼度を調べておかなくてはならない。信頼度は妥当性（validity）と再現性（repeatability）の2つの指標によって表現される。

妥当性は，質問紙法で得られた値がどの程度，真の値に近いかを示す指標である。真の値はゴールド・スタンダード（黄金律：gold standard）と呼ばれる。真の摂取量を知ることは不可能だが，食事調査法の妥当性を検討するためには，複数日（回）の食事記録法による調査または食事思い出し法による調査で得られる値をゴールド・スタンダードに用いることが多い。そして，妥当性は平均値（標準偏差）の差と相関係数の2つの統計量によって表現される。

平均値と標準偏差は集団として摂取量を正しく推定しうるか否かを示す指標であり，相関係数は集団内の個人を摂取量の多少によってうまく分類できるか否かを示す指標である。簡単にいうと，質問票で得られた前者の値が真の値に近い場合には，集団代表値としての摂取量を推定する能力を備えていることがわかる（研究方法や利用目的によって異なるが，差が10％未満であると利用可能であると判断されることが多いようである）。平均値が比較的に類似していても，標準偏差が大きく異なると，分布の幅が異なることを示しており，摂取過剰者，摂取不足者の割合などの推定には支障をきたす。一方，相関係数が一定の値より大きい場合には，摂取

量の多い人と摂取量の少ない人をうまく分類する能力を備えていることがわかる。研究方法や利用目的によって、その判断基準は異なるが、相関係数が0.4以上あると利用可能であると判断されることが多いようである。後者は、摂取量の多い人から摂取量の少ない人までを正しい順序に並べる能力とも考えられるため、順序化能力（ranking ability）と呼ばれる。順序化妥当性（ranking validity）として示すこともある。両者の結果がともによい場合は、個人レベルの摂取量を推定する能力を備えているといえる。File 5-32に仮想データを用いた例を示す。この例では、◆の結果は順序化能力は高いが平均値や分布の推定能力は低く、■は、その逆である。一般的にいって、食物摂取頻度質問票や食事歴法質問票は順序化能力に優れているが、平均値や分布の推定能力に難があるものが多く、質問項目を限定した簡易式のものほど、その傾向が強いことが知られている。

　ある質問票の妥当性研究の結果の一部をFile 5-33に示す[32]。このなかでは、飽和脂肪酸が、平均値の比較、標準偏差の比、相関係数ともに、比較的良好な結果を示している。一方、ナイアシンは、平均値の比較と標準偏差の比はまずまずであるが、相関係数が低く、集団としての評価能力はあっても、個人レベルの評価には向いていないことを示している。そして、カルシウムは、逆に、平均値の比較と標準偏差の比の結果は芳しくないが、相関係数はある程度高く、集団としての評価能力には問題があるが、順位化妥当性には優れていることを示している。

　このように、1つの質問票の妥当性の評価でも、栄養素ごとに微妙に結果は異なっており、妥当性の評価の難しさが理解できると思う。

　生体指標（⇒chap. 5-09）をゴールド・スタ

File 5-32

質問票の妥当性研究の結果の例：仮想データ

順位妥当性は高いが、平均値や分布の推定能力は低い。

平均(X)＝0.99
平均(Y)＝3.71
相関係数＝0.73

平均(X)＝1.78
平均(Y)＝1.88
相関係数＝0.06

順位妥当性は低いが、平均値や分布の推定能力は高い。

縦軸：真の摂取量(Y)
横軸：質問票からの推定摂取量(X)

ンダードとして用いる場合もある。典型例は、24時間尿中に排泄されたナトリウムとカリウム量を用いて、ナトリウムとカリウム摂取量に関する妥当性を調べる場合である。これは、摂取されたナトリウムとカリウムのおよそ8割が尿中に排泄されることを利用したものである。なお、尿中のナトリウムとカリウム濃度は1日のなかでも時間によって異なるために、随時尿は好ましくない。ゴールド・スタンダードに食事記録法や食事思い出し法を用いると、対象者の自己申告にもとづく誤差が混入するが、生体指標ではこの種の誤差の混入はありえないため、より客観的に妥当性を検討できる点が、この方法の長所である。

　一方、短所は生体指標が存在する栄養素が限られていることである。さらに、摂取量そのものを知りえるゴールド・スタンダードにはなり

File 5 - 33

**食事歴法質問票の妥当性研究の結果の例：
軽度高脂血症女性47人，3日間食事記録との比較**

	平均値の比較*（標準偏差の比**）	相関係数
エネルギー	+1 (1.44)	0.48
炭水化物	+3 (1.05)	0.48
たんぱく質	+1 (1.17)	0.48
脂質	-1 (0.89)	0.55
飽和脂肪酸	+2 (0.90)	0.75
一価不飽和脂肪酸	+7 (0.74)	0.50
多価不飽和脂肪酸	+7 (0.67)	0.37
コレステロール	+19 (0.74)	0.49
ビタミンA	+1 (1.08)	0.38
ビタミンB_1	+17 (1.00)	0.46
ビタミンB_2	+15 (1.00)	0.58
ナイアシン	+6 (0.91)	0.19
ビタミンC	+13 (1.70)	0.45
カルシウム	+25 (0.66)	0.49
リン	+9 (0.73)	0.59
鉄	+16 (0.88)	0.40
ナトリウム	+2 (1.47)	0.32
カリウム	+2 (1.14)	0.68

*（質問票ー食事記録）/食事記録（％）
** 質問票/食事記録
資料）Sasaki, et al., J Epidemiol, 1998; 8: 203-15

File 5 - 34

**食事歴法質問票の妥当性研究結果の例：
生体指標（血清カロテン濃度）を用いた検討**

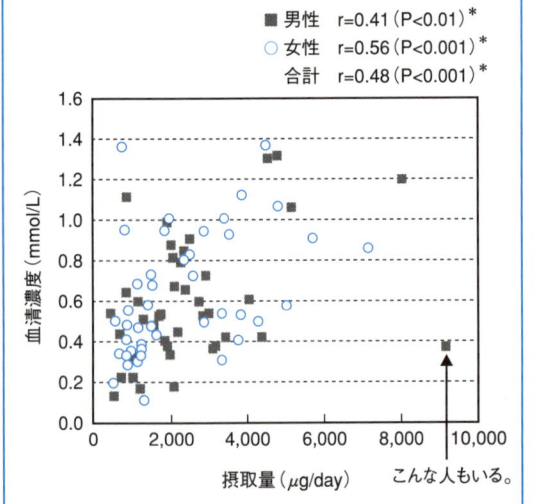

■ 男性　r=0.41 (P<0.01)*
○ 女性　r=0.56 (P<0.001)*
　合計　r=0.48 (P<0.001)*

縦軸：血清濃度 (mmol/L)
横軸：摂取量 (μg/day)

こんな人もいる。

*対数変換値を用いたピアソンの相関係数
資料）Sasaki, et al., J Nutr Sci Vitaminol, 2000; 46: 285-96

得ず，順序化能力を検証するためにしか使えないものがほとんどである。

File 5 - 34 は血清カロテン濃度を用いた例である[33]。この結果から，この質問票から推定されるカロテン摂取量が順序化妥当性を有することが明らかになった。なお，生体指標を用いる妥当性研究では，生体指標となる栄養素の消化，吸収率や測定誤差などの問題のために，それほど高い相関係数が得られるわけではない。相関係数で0.4程度もあれば妥当性が高いと解釈されることが多い。なお，File 5 - 34 には，はずれ値が1つ存在する。この対象者は，摂取量がこのなかの最高値であるにもかかわらず，血清濃度は低く，推定に過ぎないが，記入上の問題の可能性が疑われる。

ところで，介入研究において介入の結果として，食品や栄養素の摂取量がどのように変化し

File 5 - 35 高脂血症者に栄養指導を行った場合の栄養素摂取量の変化と血清コレステロール値の変化の関連：ピアソンの相関係数

	単相関	偏相関#
エネルギー (kcal/日)	0.32*	0.21
たんぱく質 (%E)	-0.05	0.05
炭水化物 (%E)	-0.14	-0.12
総脂質 (%E)	0.26*	0.16
飽和脂肪酸 (%E)	0.33**	0.25
一価不飽和脂肪酸 (%E)	0.23	0.10
多価不飽和脂肪酸 (%E)	0.15	0.06
n-3系多価不飽和脂肪酸 (%E)	0.08	0.10
n-6系多価不飽和脂肪酸 (%E)	0.15	0.04
ビタミンC (mg/1,000kcal)	0.00	0.03
ビタミンA (IU/1,000kcal)	-0.11	-0.12
レチノール (mcg/1,000kcal)	-0.09	-0.12
カロテン (mcg/1,000kcal)	-0.08	-0.01
コレステロール (mg/1,000kcal)	0.14	0.22
キースの値 (unit)	0.32**	0.33**
エタノール (%E)	-0.09	-0.05
食物繊維 (g/1,000kcal)	-0.12	-0.12
水溶性食物繊維 (g/1,000kcal)	-0.10	-0.11
不溶性食物繊維 (g/1,000kcal)	-0.12	-0.11

#性，年齢，指導前の血清コレステロール値，肥満度 (BMI) の変化を調整した値。
相関の有意性：*p<0.05, **p<0.01。
資料) Sasaki, et al., J Cardiol, 1999; 33: 327-38 より引用。

たかを知りたい場合がある。そのときの興味は，介入前の摂取量や介入後の摂取量ではなく，むしろ，介入による変化である。このことを考慮すれば，妥当性の検討は，介入前後の変化について行われるべきである。

しかし，その場合のゴールド・スタンダードを食事記録法や食事思い出し法に頼るのは，「よい子ちゃん効果」が危惧され，困難である。好ましいのは生体指標であろう。軽度高脂血症者に行われた食事指導の前後において質問票で推定された各栄養素摂取量の差と，血清コレステロール値の変化との相関を検討したのが，File 5 - 35 である[34]。エネルギー，総脂質，飽和脂肪酸の各摂取量の変化と，キースの値 (Keys score) で有意な相関が観察されているが，血清コレステロール値の変化に関連する栄養以外の要因を調整してみると，キースの値だけで有意な相関が観察された。キースの値は，飽和脂肪酸，多価不飽和脂肪酸，コレステロールの各摂取量の変化から計算される血清コレステロール値の変化に関する予測値であり，欧米人を対象にした研究でその妥当性が確立しているものである (File 7 - 10)[35]。

この結果から，この質問票が変化に関する順序化妥当性を有していることがわかる。食事指導や介入研究などで，食品や栄養素摂取量の変化を観察したい場合には，この種の妥当性研究が報告されている質問票を用いるのが好ましい。

再現性は，同じ対象者が異なった時期（たとえば，1年間の間隔をおいた反復調査）に答えた回答の一致度で評価する。これも，集団平均値（標準偏差）の差と相関係数の2つの統計量によって結果が表現されるが，この場合には真値は存在せず，複数回の調査で得られた結果の一致

度を評価する。しかし，対象者の食事習慣は少しではあるものの変化しているため，真の再現性を調べることは不可能である。

なお，妥当性・再現性が検討されていることと，妥当性・再現性がよいこととは別である。そして，妥当性・再現性が検討されていなければ，よいとも悪いともいえないため，問題外である。

◉この質問票が使うに値するものか否かを知るために妥当性研究の結果は必須である。しかし，妥当性研究があれば使うに値するわけではない。妥当性研究の結果，使うに値しないことが明らかになることも多いからだ。しかし，それさえわかっていない質問票よりは使うに値する，かもしれない。**結果が芳しくないとき，質問票の責任にすることができるからである。**

09 生体指標

生体指標とは，血液や尿など，生体から得られる試料中に存在し，栄養素または食品の摂取量の指標として用いることができる物質をさす。生体指標には，摂取された栄養素がそのまま血液中や尿中に存在するものと，栄養素の代謝産物が血液や尿中に存在するもの（その代謝物のもととなった栄養素の摂取量の指標となる）に大別される。

前者に含まれるものの例としては，24時間尿中に排泄されるナトリウムやカリウム，血清中に存在するカロテン，血清リン脂質中・血清コレステロールエステル中・赤血球膜中に存在するn-3系脂肪酸があげられる。後者の例には，たんぱく質摂取の指標として24時間尿中窒素排泄量をあげることができる。

File 5 - 36　栄養素・エネルギー摂取量の代表的な生体指標

	試　料	栄養素（生体指標となる物質）	特　徴	推定可能な内容
尿	尿中排泄量（蓄尿）	ナトリウム，カリウム，マグネシウム*,***，カルシウム*,***，窒素，イソフラボン	蓄尿が困難 日間変動が大きい	摂取量粗値
	二重標識水を摂取させた後の尿中排泄量（随時尿）	エネルギー	正確 非常に高価	消費量粗値
血液	血清・血漿	レチノール*，カロテノイド類，ビタミンD（25OHビタミンD），ビタミンE，ビタミンC，コレステロール**	ある程度長期間の摂取状況がわかる	順位妥当性
	血清・血漿リン脂質，血清・血漿コレステロールエステル，赤血球膜	n-3系脂肪酸，パルミチン酸，オレイン酸**，リノレン酸，トランス型脂肪酸		
皮下脂肪	皮下脂肪			
糞便	糞便	食物繊維（ヘミセルロース）	糞便採取が困難 日間変動が大きい	摂取量粗値

*摂取量と生体指標との相関が低い栄養素。
**摂取量が低い場合に，摂取量との生体指標との相関が高くなる栄養素。
***吸収率が低いため，生体指標は摂取量よりも大きく過小評価される。
資料）Hunter. In Nutritional epidemiology. Willett W (ed.). Oxford University Press, 1998: 174-243 を参考にして作成。

また，水の安定同位体（stable isotope）である二重標識水（$^2H_2^{18}O$）を少量含む水を飲み，これらが尿中に排泄される量によってエネルギー消費量を測定する方法があり，二重標識水法（doubly labeled water method）と呼ばれるが，これも後者のタイプの生体指標と考えてよいかもしれない。摂取量の調査が極めて困難な微量物質，たとえば，フラボノイド，グルコシノレート，アリル化合物，植物源性エストロゲンといった生体活性物質は，その血中濃度や尿中排泄量を測定することによって，およその摂取状況を把握できる可能性が示唆されている。

なお，血中ナトリウム濃度や血清鉄濃度のように，その濃度が身体の恒常性機能（ホメオスターシス）や摂取状況以外の要因に大きく依存している場合は，生体指標としての価値は乏しい。また，鉄やカルシウムのように消化管からの吸収率が低い栄養素では，摂取量と，その栄養素の生体内濃度との間に相関は低く，このような栄養素でも利用価値のある生体指標を探すことは困難である。

生体指標として利用しうる物質と対応する栄養素について File 5-36 にまとめておく[36]。

10 併用法

2種類またはそれ以上の方法を組み合わせて用いることによって調査精度を上げることがしばしば行われる。すでに述べたように，それぞれの方法は長所と短所をもっており，合わせて用いることで，1つの方法の短所を他方の長所で補うことができる。たとえば，食物摂取頻度法のリストを併用した2日間食事記録法は，集団の正確な平均摂取量に加えて，個人内および個人間変動も把握することができるであろう。ただし，大きな費用がかかる点が短所である。なお，併用法は，調査者だけでなく，回答者にも時間と労力を多く費やす方法であるため，その利用には慎重でありたい。

11 陰膳法

食べるために準備されたものを採取し，化学分析を行う方法である。すると，食べる予定だった人は食べられなくなってしまうため，実際には同じものを2つつくってもらうように依頼し，片方を採取する。食重量から，そこに含まれる栄養素量に至るまで，非常に正確に把握できる方法であるが，1人について1日行うだけでもたいへんなことである。そして，対象者バイアスは避けられない。そのため，その利用は限られる。その一方，食品成分表を必要としないため，特殊な物質（たとえば，食品に混入している汚染物質）の摂取量を知りうるという長所もある。

12 消費データ

実際に摂取された食品ではなく，消費された食品を調べる方法である。ある家庭の家計簿を調べれば家族を単位として，何をどれくらい消費したかがわかる。また，ある国の1年間におけるイカの生産量と輸出量と輸入量がわかれば，**生産量－輸出量＋輸入量**として，その年のイカの消費量がわかる。このように，食品の生産量，輸出入量を記録したデータをフード・バランス・シート（food balance sheet）と呼び，このデータを用いて国家レベルでの食品消費量（food consumption）を推定することができる。また，食品成分表を利用すれば，栄養価計算も可能で

ある。

しかし，流通経済にのらないルートで生産され，消費された食品はこの計算には入らず，加工品として輸入されたものも，そのデータの扱いが難しい。さらに，食べずに捨てた分もあるため，消費＝摂取とはならず，結果の解釈には注意を要する。しかし，国家単位のデータがある程度標準化された状態で，しかも，年度を追って得られるなどの長所があるため，生態学的研究では有用なデータとなる場合がある。

13 食行動・食知識・食の考え方と質問票

食行動・食知識・食の考え方といった社会学，行動学，心理学，教育学領域の情報も栄養疫学では重要である。これらの多くは質問票を用いて収集される。

問題は，この分野の質問票が安易につくられたり，安易に部分的にコピーされて使われたりすることである。この分野の質問票も，食物摂取頻度質問票や食事歴法質問票と同様に，つくっただけでは，どの程度の信頼度を有するものかわからない。したがって，それを使ってデータを収集しても，そのデータの信頼度は不明であるため，そこからは何の結果も導き出せず，解釈もできない。

たとえば，食行動の1つとして，速食いはしばしば注目され，それをチェックする質問も存在するが，大切なのは，それがどの程度信頼できるかである。「とても遅い，比較的遅い，普通，比較的速い，とても速い」のなかから1つを選んでもらう形式の質問を222人の女子大学生にしたときの妥当性が，本人の回答と親友（最大3人）の回答の一致度を観察することによって検討されている（File 5-37）[37]。本人の回答と親友の

File 5-37

食べる速さについての質問の妥当性
（女子大学生222人の結果）

親友申告	自己申告					
	とても遅い	比較的遅い	ふつう	比較的速い	とても速い	合計
とても遅い	7	5	2	0	0	14
比較的遅い	4	41	28	6	0	79
ふつう	2	82	138	50	7	279
比較的速い	2	11	41	38	12	104
とても速い	1	1	4	11	5	22
合計	16	140	213	105	24	498

完全に一致した者は46％，1カテゴリーずれた者は47％。
2つの合計は93％。残りは7％。
資料）Sasaki, et al., Int J Obes, 2003; 27: 1405-10

回答（親友がその本人をどう評価しているか）が完全に一致したのは，全回答498のうち46％と半分に近く，1カテゴリーのずれを許すと，全体の93％にのぼった。このように，本人の申告と親友の申告がよく一致することが示された。

しかし，これは食べる速さを直接に測定したものではない。そのため，これは順序化妥当性である。しかも，親友の回答をゴールド・スタンダードにしているが，これを真値として扱ってよいか否かも疑問が残るところである。しかし，大学で食事をともにし，食べる速さをよく知っていそうな人を用いた要領のよい妥当性研究の一例といえるだろう。

ところで，真の食べる速さを測定することは可能だろうか。食べるものによっても速さは違うだろうし，そのときの状況によっても変わるだろう。そして，どのような方法を用いても，

測定されているという意識があれば，通常の速さで食べることは難しいかもしれない。この例からいえることは，妥当性は必要であるが，あまり完璧な妥当性を要求しても無理だということである。だからといって，この種の質問については妥当性の検討が不要だというわけではない。何らかの現実的な方法で妥当性の検討がなされ，その結果に従って，質問の利用の是非と，得られる結果の解釈を行わねばならない。

さらに，食行動・食知識・食への考え方などを扱う質問は，定性的なデータがほとんどである。順序変数であっても，カテゴリー間の等距離性は保証されないことが多い。これらのデータの統計処理は，定量的なデータよりも難しい。その難しさを理解したうえで用いないと，データを収集しても，それを有効に使うことができなくなるため，注意したいところである。

ところで，「食習慣チェック」などと銘打って，理論的な根拠も示さず，また，妥当性の検討も行われていないのに研究者間や世間一般に広まっている質問票があるが，この種のものは，栄養学の科学性と栄養学への信頼をおとしめる原因となるため，その頒布と利用を戒めねばならない。加えて，ここで問題にしているのは，妥当性の検討の有無とその程度であって，有名な先生の名前とか，厚生労働省のハンコとかを求めているわけではない。これらは，エビデンスの指標ではないからである。

⊃食行動・食知識・食の考え方を調べることは，栄養素の摂取量を調べることよりも難しいと思う。たんぱく質が何かは研究者の間で共通の認識，つまり，定義がはっきりしているが，食行動・食知識・食の考え方で知りたいことは，その定義が定まっていないものが多いからである。

そのために，定義から始めないといけない。

14 変数特性からみた栄養疫学の特徴

栄養に関する変数には，File 5 - 38のように，食に対する知識から始まり，死に至るまでいろいろなものがある。これらはそれぞれ独立したものであり，互いに代わりになるものではない。つまり，「飲酒量を調べることが難しいから，お酒についての知識を調べてお茶を濁そう」というようなものではない。それぞれがどのような特徴をもち，どのような調査法で用いられ，どのようなことを明らかにするために使われるものかを熟知し，適切に用いることが大切である。

ところで，疫学研究では，原因と考える因子，結果と考える因子，基本属性（集団特性）に関する因子，交絡因子の4者が決められ，適切に測

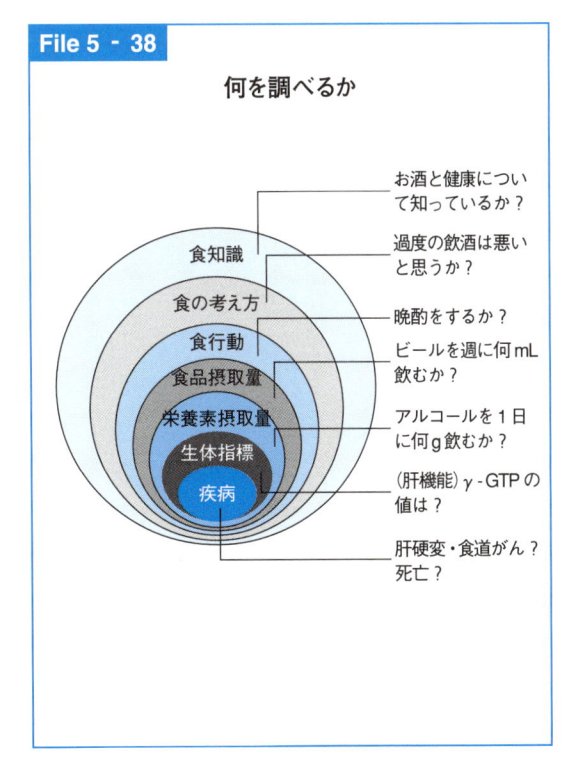

File 5 - 38

何を調べるか

- 食知識 — お酒と健康について知っているか？
- 食の考え方 — 過度の飲酒は悪いと思うか？
- 食行動 — 晩酌をするか？
- 食品摂取量 — ビールを週に何mL飲むか？
- 栄養素摂取量 — アルコールを1日に何g飲むか？
- 生体指標 — （肝機能）γ-GTPの値は？
- 疾病 — 肝硬変・食道がん？死亡？

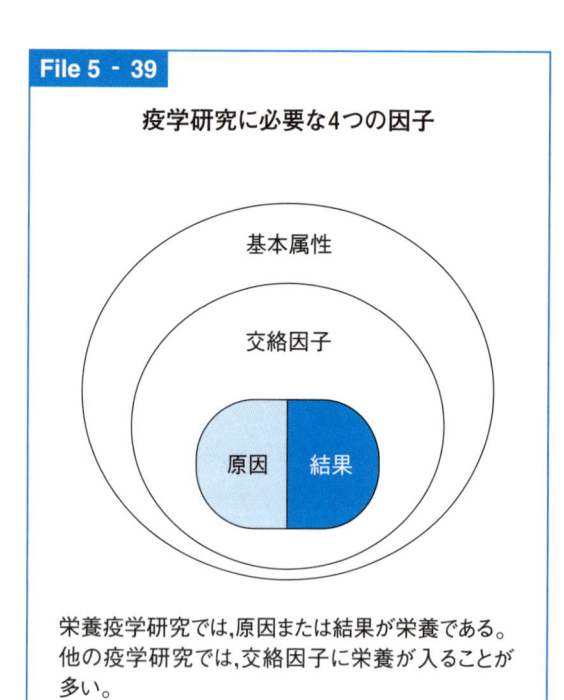

File 5 - 39
疫学研究に必要な4つの因子

基本属性
交絡因子
原因　結果

栄養疫学研究では，原因または結果が栄養である。他の疫学研究では，交絡因子に栄養が入ることが多い。

定されていなくてはならない。栄養疫学研究は，栄養に関する研究を軸として計画され，実施されるが，これは他の疫学研究でも同じである。これを図示すれば，File 5 - 39のように，中心に原因と考える因子と結果と考える因子があり，まわりに交絡因子があり，基本属性（集団特性）に関する因子が全体をとり囲んでいると考えるとわかりやすいと思う。これは，疫学研究の結果を読むときにも，また，疫学研究を計画するときにも役立つ大切な概念である。栄養疫学研究であっても，これら4者のなかには，栄養には直接に関連していない変数が必ず含まれる点に注意しておきたい。

15 まとめ

「食べるとは何か」，「栄養摂取状態を知るには何に気をつけるべきか」を知ることは，食と健康を扱う者にとって不可欠である。ここで説明したことは，本書の中心であるため，わかりにくいところがあれば，理解できるまで繰り返し読んでいただきたい。次のCHAPTERでは，食と健康を扱った研究成果（論文）を読んだり，自分がこの種の研究を行ったりするときに注意したい点について簡単に説明することにする。CHAPTER 3からこのCHAPTER 5までを理論編とすれば，次のCHAPTERは実践編の入り口にあたる。

【参考文献】

1. 佐々木敏．EBN（Evidence-Based Nutrition）に基づく栄養調査・栄養指導 栄養調査からevidenceを読みとるためのポイント．臨床栄養 2000; 96: 393-9.
2. Sasaki S, Takahashi T, Iitoi Y, et al. Food and nutrient intakes assessed with dietary records for the validation study of a self-administered food frequency questionnaire in JPHC Study Cohort I. J Epidemiol 2003; 13(1 suppl): S23-S50.
3. Tokudome Y, Imaeda N, Nagaya T, et al. Daily, weekly, seasonal, within- and between-individual variation in nutrient intake according to four season consecutive 7 day weighed diet records in Japanese female dietitians. J Epidemiol 2002; 12: 85-92.
4. 大脇淳子, 高塚直能, 川上憲人, 他. 24時間思い出し法による各種栄養素摂取量の季節変動. 栄養学雑誌 1996; 54: 11-8.
5. 森成子, 斎藤憲, 吉岡美子. 農村婦人の栄養摂取量と血液性状値の季節変化（第1報）—季節別栄養摂取量について—. 栄養学雑誌 1986; 44: 179-90.
6. 文部科学省科学技術・学術審議会資源調査分科会報告. 五訂増補日本食品標準成分表. 独立行政法人

国立印刷局. 2005.
7. 奈須敬二, 奥谷喬司, 小倉通男共編. イカ その生物から消費まで. 成山堂書店, 1996.
8. Taylor ML, Kozlowski BW, Baer MT. Energy and nutrient values from different computerized data basis. J Am Diet Assoc 1985; 85: 1136-8.
9. 佐々木敏. 循環器疾患予防のための栄養素・非栄養素成分に関する疫学研究の最近の動向：系統的レビュー. 日循予防誌 2003; 38: 105-17.
10. 渡邊智子, 布施望, 萩原清和. 五訂成分表収載食品の菓子類のしょ糖量と推定式. 栄養学雑誌 2001; 59: 247-52.
11. Sasaki S, Kobayashi M, Tsugane S. Development of substituted fatty acid food composition table for the use in nutritional epidemiologic studies for Japanese populations: its methodological backgrounds and the evaluation J Epidemiol 1999; 9: 190-207.
12. Takahashi Y, Sasaki S, Tsugane S. Development and validation of specific carotene food composition tables for use in nutritional epidemiologic studies for Japanese populations. J Epidemiol 2001; 11: 266-75.
13. Arai Y, Watanabe S, Mitsuru K, et al. Dietary intakes of flavonols flavones and isoflavones by Japanese women and the inverse correlation between quercetin intake and plasma LDL cholesterol concentration. J Nutr 2000; 130: 2243-50.
14. Sugiyama M, Tang AC, Wakaki Y, et al. Glycemic index of single and mixed meal foods among common Japanese foods with white rice as a reference food. Eur J Clin Nutr 2003; 57: 743-52.
15. Zhuo XG, Watanabe S. The construction of web database server-client system for functional food factors. Biofactors 2004; 22: 329-32.
16. 健康・栄養情報研究会. 平成13年厚生労働省国民栄養調査結果. 第一出版. 2003.
17. Tokudome Y, Imaeda N, Ikeda M, et al. Foods contributing to absolute intake and variance in intake of fat, fatty acids and cholesterol in middle-aged Japanese. J Epidemiol 1999; 9: 78-90.
18. Karvetti RL, Knuts LR. Validity of the 24-hour dietary recall. J Am Diet Assoc 1985; 85: 1437-42.
19. Eck LH, Klesges RC, Hanson CL. Recall of a child's intake from one meal: are parents accurate? J Am Diet Assoc 1989; 89: 784-9.
20. Basch CE, Shea S, Arliss R, et al. Validation of mothers' reports of dietary intake by four to seven year-old children. Am J Public Health 1990; 80: 1314-7.
21. Buzzard IM, Faucett CL, Jeffery RW, et al. Monitoring dietary change in a low-fat diet intervention study: advantages of using 24-hour dietary recalls vs food records. J Am Diet Assoc 1996; 96: 574-9.
22. Campbell VA, Dodds ML. Collecting dietary information from groups of older people. J Am Diet Assoc 1967; 51: 29-33.
23. Forster JL, Jeffery RW, VanNatta M, et al. Hypertension prevention trial: do 24-h food records capture usual eating behanior in a dietary change study? Am J Clin Nutr 1990; 51: 253-7.
24. Holbrook JT, Patterson KY, Bodner JE, et al. Sodium and potassium intake and balance in adults consuming self-selected diets. Am J Clin Nutr 1984; 40: 786-93.
25. 厚生労働省. 日本人の食事摂取基準（2005年版）（日本人の栄養所要量-食事摂取基準-策定検討会報告書）. 厚生労働省健康局総務課生活習慣病対策室. 2004: 1-282.
26. Okubo H, Sasaki S. Underreporting of energy intake among Japanese women age 18-20 years and

its association with reported nutrient and food group intakes. Public Health Nutr 2004; 7: 911-7.
27. Goldberg GR, Black AE, Jebb SA, et al. Critical evaluation of energy intake data using fundamental principals of energy physiology: 1. Derivation of cut-off limits to identify under-recording. Eur J Clin Nutr 1991; 45: 569-81.
28. Bingham SA. Urine nitrogen as a biomarker for the validation of dietary protein intake. J Nutr 2003; 133: 921S-924S.
29. Zhang J, Temme EHM, Sasaki S, et al. Under- and overreporting of energy intake using urinary cations as biomarkers: Relation to body mass index. Am J Epidemiol 2000; 152: 453-62.
30. Willett W, Stampfer MJ. Total energy intake: implications for epidemiologic analysis. Am J Epidemiol 1986; 124: 17-27.
31. 佐々木敏（分担研究者）．生体指標ならびに食事歴法質問票を用いた個人に対する食事評価法の開発・検証．田中平三（主任研究者）．「健康日本21」における栄養・食生活プログラムの評価手法に関する研究（総合研究報告書）．厚生労働科学研究費補助金によるがん予防等健康科学総合研究事業．2004: 10-44.
32. Sasaki S, Yanagibori R, Amano K. Self-administered diet history questionnaire developed for health education: a relative validation of the test-version by comparison with 3-day diet record in women. J Epidemiol 1998; 8: 203-15.
33. Sasaki S, Ushio F, Amano K, et al. Serum biomarker-based validation of a self-administered diet history questionnaire for Japanese subjects. J Nutr Sci Vitaminol 2000; 46: 285-96.
34. Sasaki S, Ishikawa T, Yanagibori R, et al. Responsiveness to a self administered diet history questionnaire in a work-site dietary intervention trial for mildly hypercholesterolemic Japanese subjects: correlation between change in dietary habits and serum cholesterol. J Cardiol 1999; 33: 327-38.
35. Keys A, Anderson JT, Grande F. Serum cholesterol response to changes in the diet: IV. Particular saturated fatty acids in the diet. Metabolism 1965; 14: 776-87.
36. Hunter D. Biochemical indicators of dietary intake. In: Willett W. (ed.), Nutritional epidemiology, 2nd edition (Monographs in epidemiology and biostatistics. Volume 30). Oxford University Press, New York, Oxford. 1998: 174-243.
37. Sasaki S, Katagiri A, Tsuji T, et al. Self-reported rate of eating correlates with body mass index in 18-y-old Japanese women. Int J Obes Relat Metab Disord 2003; 27: 1405-10.

CHAPTER 6

How to read and perform epidemiologic studies

疫学研究の読み方と進め方

このCHAPTERでは，CHAPTER 3〜5で紹介したことを踏まえて，EBNのためのエビデンスづくりを実際に行う場合の手順と注意点について，その基本を紹介したい。それは，疫学研究の成果，すなわち疫学研究を扱った論文を正しく読む技術と，疫学研究を正しく行う技術の2つに集約される。そこで，前半で「論文の読み方」について説明し，後半で「研究の進め方」について説明したい。

01 論文の読み方

どの論文を読むか？

世の中には情報があふれている。問題は，読むに値する情報をどのように選択するかである。EBNの情報源は原著論文であるから，ここでは，原著論文に限って話を進めることにしたい。論文は，世の中に数多く存在する。手当たり次第に読めばよいものではないし，読めるものでもない。大切なのは，勉強になる論文を少しだけ，しかし，ていねいに読むことである。そのためにはよい論文を選ぶ技術が必要である。もっとも役に立つのは抄録（abstract）をざっと読んで，その論文の価値を判断する技術であろう。

◎よい論文をていねいに読むことはとても勉強になる。同時に，悪い論文を読むのも勉強になる。「こうしないでおこう」を学べるからである。かわいそうなのは，悪い論文をよい論文だと信じてしまった人である。

構造化抄録を読む

抄録は論文を短くまとめたもので，英文の場合は200語程度である。

論文全体の内容を要領よく記述するために，抄録には一定の書き方の規則がある。その規則を構造化した抄録を構造化抄録（structured abstract）と呼ぶ[1〜2]。構造化抄録は序論（introduction），方法（methods），結果（results），考察（discussion），結論（conclusions），参考文献（references）の6つの要素から構成されるのが一般的である（File 6-01）。序論は目的（objective）と呼ぶこともある。方法は，さらに，研究方法（design），対象者（subjects），調査・測定項目（measurements）に分けることが多い。考察は，本文では必須であるが，抄録では省略されることが多い。

構造化抄録の特徴は構造の要素ごとに見出しがつけられていることである。構造化されていない抄録には見出しはつけられていないが，それでもFile 6-01にあげられた内容は，ほぼそろっているのが普通である。よい論文か否かを判

File 6-01 構造化抄録,論文本文,学会発表用資料の基本構造(概念)

構造の要素	(相対的な長さ)の目安				主な内容および注意点
	論文		学会発表		
	抄録	本文	抄録	発表*	
序論	10%	10%	10%	1枚	いままでの研究の流れ
					残されている疑問
					この研究の目的・仮説
方法	40%	30%	35%	3枚	対象者の属性ならびに特性
					調査方法
					解析方法
結果	30%	15%	35%	3枚	できるだけ簡潔で,「目的」「仮説」にも答える形式である
考察	—	20%	15%	2枚	この研究の長所
					この研究の短所,限界
					この研究で明らかになったこと
					この研究で明らかにならなかったこと
					今後の研究の方向性
結論	5%	5%	5%	1枚	1文でまとめてある
参考文献	—	20%	—**	—**	質が高く,直接に関連するものに限ってある

*口頭発表用のスライド・パワーポイント・OHPシート,ポスター発表用のポスター構成。
**含めることもある。

File 6-02 構造化抄録の一例

OBJECTIVE : To examine associations between rate of eating and macronutrient and dietary fiber intake, and body mass index (BMI).
DESIGN : Cross-sectional study.
SUBJECTS : A total of 1695 18-y-old female Japanese dietetic students.
MEASUREMENTS : Macronutrient intake (protein, carbohydrate, and fat) and dietary fiber intake were assessed over a 1-month period with a validated, self-administered, diet history questionnaire. Body height and weight and rate of eating (according to five categories) were self-reported.
RESULTS : Among the nutrients examined, only dietary fiber intake weakly, but significantly, and negatively correlated with BMI in a multiple regression analysis. The rate of eating showed a significant and positive correlation with BMI. The mean BMI was higher by 2.2, 1.5, 1.0, and 0.5 kg/m^2 in the 'very fast', 'relatively fast', 'medium', and 'relatively slow' groups, respectively, compared with the 'very slow' rate of eating group. This correlation remained evident after adjustment for nutrient intake.
CONCLUSIONS : Rate of eating showed a significant and positive correlation with BMI, whereas only dietary fiber intake showed a weak correlation with BMI.

資料)Sasaki, et al., Int J Obes, 2003; 27: 1405-10

別するポイントの第一は，構造化抄録の要素がそろっている抄録か否かである。構造化抄録の形式をとっており，比較的に短い例をFile 6-02に示す[3])。抄録を書く場合にも参考になるだろう。

　構造化抄録の要素のなかで，とくに重要なのは，方法に関する要素である。方法がていねいに，かつ，数字を使って具体的に記述されている抄録は，それがよい論文であることを示している。結果の書き方も参考になる。焦点が絞られておらず，長文でだらだらと結果が記述されているのは悪い典型である。

　そこで，かなり乱暴だが，構造化抄録に割り当てられるべき文字数の割合を示すとFile 6-01のようになるのではないかと思われる。1つの基準として，これよりも方法が短く，結果が長い場合には，読む価値の乏しい論文である可能性が高いと考えてよいかもしれない。

　他に注意したいポイントとしては，研究にあまり関連しない一般論が前置きや背景に記述されていたり，結果と直接につながらない一般論が結論に記述されていないかである。これらは日本語の論文に比較的に多い。このような場合も要注意である。

● 読む価値がある論文は，魅力的な結果を示した論文ではない。ていねいな方法を用い，それをていねいに記述した論文である。結果が有意であるか否かは，読む価値にはまったく関係しない。

方法を読む

　読む価値があると判断したら本文に読み進む。研究の価値は，結果ではなく方法で決まるから，方法から読み始める。CHAPTER 3～5で得た知識に照らして，その研究で用いられた方法が信頼できる結果を得るに足るものか否かを判断する。研究の質が低いと判断されたら，その時点で読むのをやめる。

表の構造を読む

　表（tables）とは結果を示すものであるが，この研究で何を測定したのか，どのように測定したのか，それをどのように分類したのかについて具体的に読み取ることができるため，方法を読むよりも，しばしば，手っとり早く研究方法を理解することができる。自分が研究を行うときやデータを解析するとき，論文などを書くときにも役立つノウハウがつまっているので，ていねいに読みたい部分である。なお，表に比べると図（figures）から読み取れる情報は少ない。図は視覚的に内容を訴えるのが目的であって，詳細かつ正確な情報を伝えるのが目的ではないからである。その意味で，図の数が表の数よりも多い論文は，論文の体裁としては好ましいものでなく，このような論文を読む価値は低いと判断される。

　読むに値する表とは，表だけで（本文に戻らなくても）解析対象人数や解析方法，数値の単位がわかる表である。そのためには，ていねいな表題（短いものより長いもののほうがよい），ていねいな脚注（数行にわたるのが普通である），ていねいな表構造（単位と人数は必須である）であることが必要である。表のていねいさは，おおむね，論文全体のていねいさに比例する。そのため，筆者の場合は最初に表構造を眺めて，その論文を読むか否かを判断することがある。

　論文によって異なるが，最初の表で，測定した因子（要因）の主な結果を示し，その後の表で，原因と結果との関連（原因の有無別に分け

File 6 - 03 表の一例：対象者の基本特性，人数，測定項目がわかる例

Table 1. Basic characteristics of subjects and their correlates with BMD in pre-and postmemopausal women (n=243 and 137, respectively).

	Mean±standard deviation for numerical and n for categorical variables		Pearson correlation coefficient with BMD for numerical and mean BMD difference for categorical variables[3]			
			Pre-menopausal		Post-menopausal	
	Pre-menopausal	Post-menopausal	Simple	Age adjusted	Simple	Age adjusted
Numerical variable						
BMD (g/cm^2)	0.80±0.08	0.74±0.09***	—	—	—	—
Age (y)	41.8±7.5	55.5±4.0***	−0.06ns	—	−0.32###	—
Age-range (y)	(29–60)	(39–60)				
Body height (cm)	156.4±5.3	154.3±5.8***	0.12ns	0.11ns	0.26##	0.22#
Body weight (kg)	52.5±6.7	53.8±6.1ns	0.40###	0.41###	0.52###	0.51###
Fat body weight (kg)	13.2±4.1	14.4±3.8ns	0.36###	0.38###	0.38###	0.38###
Nonfat body weight (kg)	39.4±3.9	39.9±3.5ns	0.32###	0.32###	0.51###	0.49###
Numer of deliveries (times)	2.0±0.9	2.0±0.9ns	0.17##	0.18###	0.26##	0.26##
Categorical variable						
History of bone fracture (yes/no)	18/224	12/124ns	−0.01ns	0.00ns	0.00ns	−0.01ns
Current hormonal therapy (yes/no)	14/229	6/131ns	−0.02ns	−0.01ns	−0.02ns	−0.02ns
Current smoking (yes/no)	15/227	2/135ns	0.00ns	0.00ns	0.02—	0.05—
Habitual alcohol drinking (yes/no)[1]	3/240	1/136ns	0.01—	0.00—	0.09—	0.01—
Current calcium supplement use (yes/no)[2]	40/203	33/104ns	0.01ns	0.00ns	0.02ns	0.01ns

[1] 23 g ethanol (1 "go" in "sake") a day or more.
[2] Once a week or more.
[3] No mean diffrence was significant by t-test or analysis of covariance for simple and age-adjusted comparisons, respectively.
Abbreviation: BMD=bone mineral density.
Diffrence between pre-and postmenopausal women by t-test or x^2 test: ns not significant, ***p<0.001.
Significance from null correlation: ns not significant, #p<0.05, ##p<0.01, ###p<0.001.

資料) Sasaki, et al., J Nutr Sci Vitaminol, 2001; 47: 289-94

File 6 - 04 表の一例：摂取量が測定された栄養素名と基礎解析結果

Table 2. Means±standard deviations of daily energy and nutrient intakes and their correlation coefficients with bone mineral density in pre-and postmemopausal women (n=243 and 137, respectively).

	Mean±standard deviation		Pearson correlation coefficient[1]			
			Crude		Partial[2]	
	Pre-menopausal	Post-menopausal	Pre-menopausal	Post-menopausal	Pre-menopausal	Post-menopausal
Energy (kJ)	7,949±2,031	7,952±2,064ns	−0.04ns	−0.05ns	0.03ns	−0.06ns
Protein (g)	70.7±10.9	77.3±13.1***	−0.05ns	−0.01ns	0.10ns	0.14ns
Calcium (mg)	687±216	816±206***	0.03ns	0.07ns	0.14ns	0.15ns
Phosphorus (mg)	1,095±211	1,233±228***	−0.03ns	0.01ns	0.12ns	0.13ns
Sodium (mg)	3,814±964	3,940±1,156ns	−0.08ns	−0.02ns	0.07ns	0.03ns
Potassium (mg)	2,527±592	2,875±649***	−0.01ns	0.01ns	0.16ns	0.21#
Vitamin C (mg)	129±83	154±73**	0.03ns	0.04ns	0.07ns	0.10ns
Niacin (mg)	14.6±3.5	16.2±4.4***	−0.01ns	0.03ns	0.06ns	0.11ns
Dietary fiber (g)	13.2±3.5	15.5±4.3***	−0.10ns	−0.10ns	0.03ns	0.07ns

[1] Nutrient intake was adjusted for total energy intake by the residual method.
[2] Adjusted for age, body height, fat body weight, nonfat body weight, and number of deliveries.
Diffrence between pre-and postmenopausal women by t-test: ns not significant, **p<0.01, ***p<0.001.
Significance from null correlation: ns not significant, #p<0.05.

資料) Sasaki, et al., J Nutr Sci Vitaminol, 2001; 47: 289-94

File 6 - 05

表の一例：基礎解析結果に基づいて行われた多変量解析の例

Table 3. Multiple regression analysis with backward elimination procedure for bone mineral density (g/cm^2).[1-3]

	Pre-menopausal women (n=243)	Post-menopausal women (n=137)
R^2	0.24	0.42
Intercept	0.793	0.978
Age (y)[4]	−0.002*	−0.006***
Body height (cm)[4]	−0.001	−0.004*
Fat body weight (kg)[4]	0.006***	0.002
Nonfat body weight (kg)[4]	0.004*	0.015***
Number of deliveries (times)[4]	0.016**	0.016*
Calcium (mg/d)[5]	0.0002**	—
Phosphorus (mg/d)[5]	−0.0002*	—
Potassium (mg/d)[5]	—	0.00002*
Niacin (mg/d)[5]	0.005*	—
Dietary fiber (g/d)[5]	−0.004*	—

[1] Partical regression coefficient.
[2] Protein, sodium, and vitamin C were also entered in the first models and did not remain in the final models.
[3] Only nutrients of which partical regression coefficients were significant (p<0.05) were included in the final models.
[4] Five nondietary variables were included in the models for adjustment.
[5] Nutrient intake was adjusted for total energy intake by the residual method.
Abbreviation: R^2=determination coefficient.
Significance level: *p<0.05, **p<0.01, ***p<0.001.

資料) Sasaki, et al., J Nutr Sci Vitaminol, 2001; 47: 289-94

た結果の違い）を示すことが多い。

たとえば，File 6 - 03と04は栄養素摂取量と骨密度との関連を調べた横断研究の論文のはじめの2つの表である[4]。これらをみることによって，たんぱく質，カルシウム，リン，ナトリウム，カリウム，ビタミンC，ナイアシン，食物繊維とエネルギーの各摂取量，閉経の有無，骨密度，年齢，身長，脂肪体重，除脂肪体重，出産回数，骨折経験の有無，現在のホルモン療法の有無，現在の喫煙習慣，飲酒習慣，現在のカルシウムサプリメント利用の有無を調べたことがわかる。

栄養と骨密度の関係を調べるにあたって，食事調査と骨密度測定だけでは不十分であるということや，何を測定し，何を測定しなくてよいかについても知ることができる。将来，自分がこの種の研究を行うときに，必要なものだけを調べ，調べなくてよいものを調べてしまうムダを省くことができる。

3つめの表（File 6 - 05）[4]では，多変量回帰分析が用いられて交絡因子の影響が調整され，結果が示されていることがわかる。

このように，表をみることによって，本文を読むよりも手っとり早く，研究方法を知ることもできる。

もう1度方法を読む

ところで，表に反映されるデータは，実際に解析の対象となった人（解析対象者）のデータだけである。疫学研究が動物実験と異なるところは，解析対象者が調査の対象とした人（受診者，被験者）の一部でしかないことである。先ほど引用した論文の方法を例に，受診者数から解析対象者数までの対象者数の変化をたどると，File 6 - 06のようになる[4]。この流れ図（フローチャート）は，調査・研究計画を立てるとき，何を調べるか，何人くらいを調べるべきかについて有用な情報を与えてくれる。介入研究では，実際に介入を受け，脱落せずに最後まで研究に参加する人は，最初に計画した集団の一部となる。対象者がどのように減っていったのかは，結果を解釈するうえで重要な情報であるため，流れ図で示している論文がある。一例をFile 6 - 07に示しておく[5]。

摂取量調査が行われた栄養素の種類は表からわかるが，どのような方法で摂取量調査が行われたのか，それはどれくらい信頼できる方法なのかはわからない。このような方法に関する詳細な情報は，方法を読むことによって得られる。ここで得られる情報は，調査・研究計画を立てるとき，どのような方法を用いて調査を行うべきかについての有用な情報を与えてくれる。質

File 6-06 調査完了から解析までの対象者数の流れを示す図

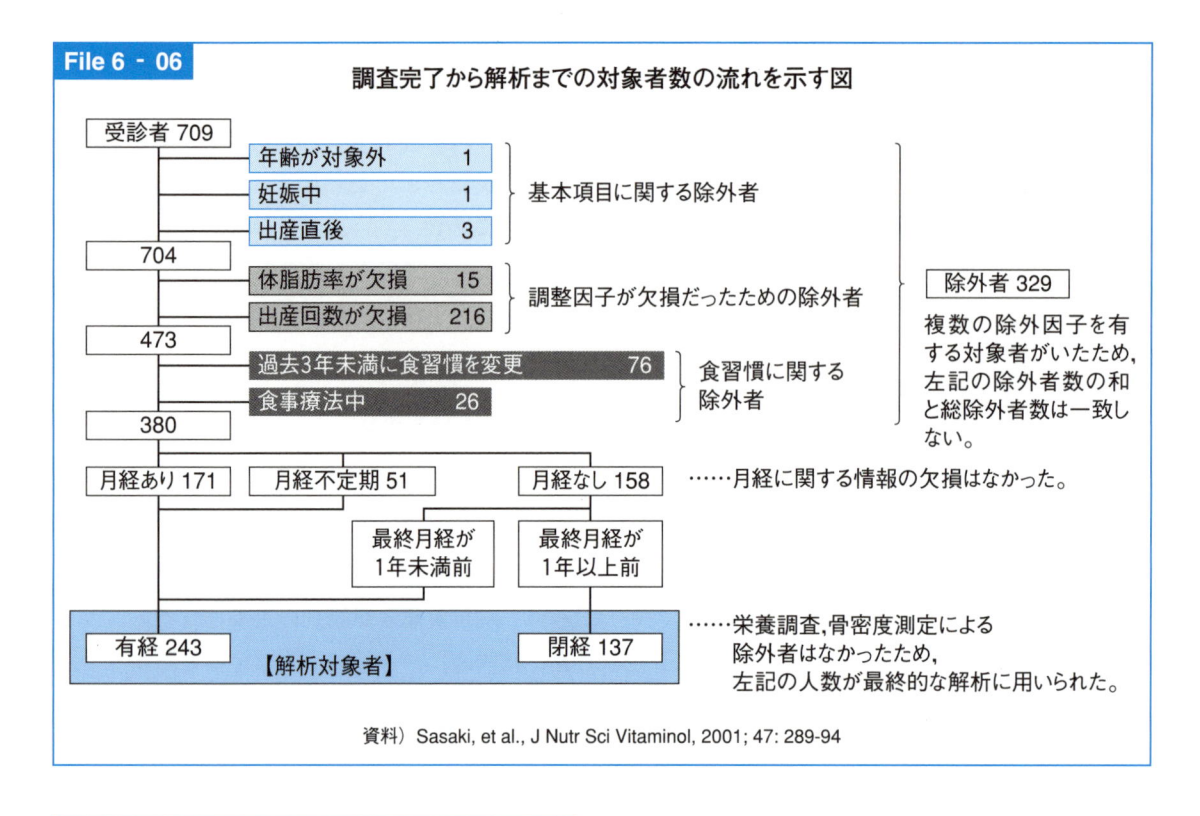

```
受診者 709
   ├─ 年齢が対象外    1  ┐
   ├─ 妊娠中         1  ├ 基本項目に関する除外者
   └─ 出産直後       3  ┘
704
   ├─ 体脂肪率が欠損  15 ┐ 調整因子が欠損だったための除外者
   └─ 出産回数が欠損 216 ┘
473
   ├─ 過去3年未満に食習慣を変更 76 ┐ 食習慣に関する
   └─ 食事療法中               26 ┘ 除外者
380
   ├─ 月経あり 171 ── 月経不定期 51 ── 月経なし 158  …… 月経に関する情報の欠損はなかった。
                  │              │
                  最終月経が      最終月経が
                  1年未満前       1年以上前
   │                              │
   有経 243                      閉経 137
   【解析対象者】
```

除外者 329
複数の除外因子を有する対象者がいたため，左記の除外者数の和と総除外者数は一致しない。

…… 栄養調査，骨密度測定による除外者はなかったため，左記の人数が最終的な解析に用いられた。

資料) Sasaki, et al., J Nutr Sci Vitaminol, 2001; 47: 289-94

File 6-07 介入研究における対象者数の変化を示した流れ図の一例

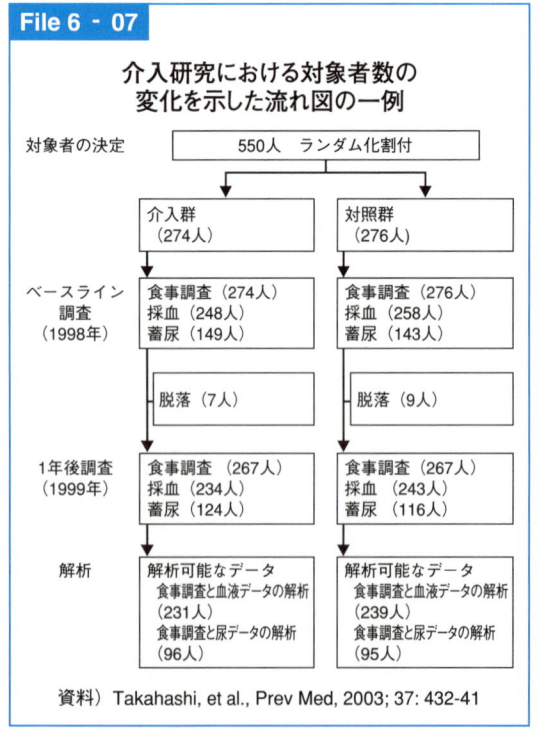

```
対象者の決定     550人 ランダム化割付
                  ┌──────┴──────┐
               介入群            対照群
              (274人)           (276人)
                  │               │
ベースライン   食事調査(274人)   食事調査(276人)
調査(1998年)   採血  (248人)   採血  (258人)
               蓄尿  (149人)   蓄尿  (143人)
                  │               │
               脱落(7人)        脱落(9人)
                  │               │
1年後調査      食事調査(267人)   食事調査(267人)
(1999年)       採血  (234人)   採血  (243人)
               蓄尿  (124人)   蓄尿  (116人)
                  │               │
解析        解析可能なデータ   解析可能なデータ
            食事調査と血液データの解析  食事調査と血液データの解析
                (231人)          (239人)
            食事調査と尿データの解析    食事調査と尿データの解析
                (96人)           (95人)
```

資料) Takahashi, et al., Prev Med, 2003; 37: 432-41

問票が用いられた場合には，その妥当性など，結果を解釈するうえで必要な情報も書き込まれていることが多い，というよりも，書かれていなければならない。

結果を読む

研究の概要は「抄録」から，何がどのように調べられ解析されたのかは「方法」から読み取れるため，結果は読まずとも想像できるだろう。したがって，結果はちらっと読むだけで十分…なはずである。

考察を読む

結果を解釈する部分が考察である。考察のなかでもっとも大切な部分は，限界（limitation）に関する記述である。短所と呼ぶこともある。この研究がいかにすばらしいかという長所

(strength)は，研究者が自慢したいために，ほとんどの論文で書かれている．一方，どんな研究でも限界や短所はある．限界や短所が記述されているのは悪いことではなく，むしろ，それが客観的に書かれている論文は，偏りのない情報を読者に提供しようとする善意に満ちた優れた論文である．

　他にも考察から学べることは多い．たとえば，その論文が扱う研究分野の全体像を把握するためにも役に立つ．そして，その論文で得られた結果は，類似の論文と比較されながら解釈されるため，引用されている論文を次に読めばよい．

　なお，序論（緒言，前書きとも呼ぶ）では，なぜこの研究が行われたのか，その理由が，主にその研究分野の歴史を下敷きにして書かれている．そこで，考察を読む際に合わせて読むと，その論文が扱う分野全体を理解することができる．

　得られた結果の理由を動物実験などの基礎研究を引用してメカニズムの観点から長々と述べている考察があるが，疫学研究では，メカニズムよりも，方法の質を重視した結果の信頼度のほうが大切である．疫学研究の論文における考察でも，メカニズムに関する記述は必要であるが，それが中心でないことは肝に銘じておきたい．つまり，結果の解釈は，メカニズムよりも方法の質をよりどころにするのが疫学研究の論文における考察の書き方のお作法である．一方，メカニズムから考えれば，到底ありえないような結果を並べている疫学研究も時折みかける．このような論文も疫学研究としてレベルの低いものであることは，Hillの基準（⇒chap. 3 - 13）に照らせば明らかである．つまり，両者のほどよいバランスが要求される．このバランスに特別の決まりはないが，筆者が今まで読んできた論文から類推すると，文字数の比にして，方法：メカニズム＝6：4～7：3程度ではないかと思われる．

参考文献リストを読む

　参考文献リストには必ず目を通す．慣れてくると，どんな論文が引用されているかを一瞥すれば，その著者の知識や理解度を類推することができる．

　参考文献リストの質に一定の基準はないが，筆者の経験からいうと，原著論文以外，つまり，学会報告，報告書，教科書，一般書などからたくさん，たとえば全体の20％以上も引用されている場合は，その論文を読む価値はあまりないと判断しておおむね外れない．その意味で，参考文献リストに最初に目を通すのは，読む価値のある論文を選ぶのに役立つ方法の1つである．

⇨論文は批判的（critically）に読もう．科学における批判的とは，悪口をいうことでも，あらを探すことでもなく，公平な視点で客観的に読む姿勢のことをいう．

02 研究の進め方

疑問の卵を生む

　研究は疑問（question）から始まる．疑問を明らかにしたいから研究を行うのである．少なくとも疫学研究では，疑問はつくるものではなく，生まれてくるものだと思う．日ごろ，好奇心に満ちた目でまわりを見渡していると，いろいろな不思議が生まれてくる．それが研究を行って解くべき疑問である．時には，疫学関係のデータや先行研究をみているときに疑問が生まれることもある．疫学研究に必要なのは，あたりま

えの日常から疑問を感じ取る感性だと思う。

そして，「本当はどうかを知りたい」ではなく，「こうかもしれない」といったように，結果を空想するところまで疑問を集約させる。これを仮説（hypothesis）と呼ぶ。研究とは，仮説の検証（仮説が本当であるか否かをこの目でみること）である。

先行研究を研究する

疑問が生まれたら，まず，先行研究のチェック（先行研究の研究）を行う。徹底的に行う。世の中は広くて，頭のよい人はたくさんいる。少なくとも著者の経験では，自分の疑問が世界で最初だったことはなく，関連する論文が必ず存在していた。ただ，アメリカ人ならあるが日本人では調べられていないとか，中年では明らかにされているが高齢者ではわかっていないとか，脂質では調べられているが個々の脂肪酸のレベルではまだ報告がないなどであった。

先行研究の研究は，大切な2つのことを教えてくれる。①多くの疑問はすでに解かれており，新たに研究する必要はない。②自分が研究を行う場合に何をすればよいかの指針を与えてくれる。先行研究の研究は，単なる「ちょっと調べ」ではなく，研究と呼んでもよいくらいに大切なことである。もちろん，先行研究の研究対象は，国内ではなく，世界中の論文である。

●質の悪い近くの先生より，質のよい遠くの先輩に学ぼう。Medlineと図書館が助けてくれる。

研究計画を描く

先行研究の研究を経て，仮説と研究方法が明確になったら，研究計画（research plan）を立てる。これは研究の設計図に当たる。何を知りたいのか，そのために何を調べればよいのかを具体的にリストアップする。また，原因と結果（介入研究の場合は，介入内容が原因となる）は何か，交絡因子となりうるものは何か（ほとんどの場合，複数ある）を具体的にあげる。どのような特性をもった集団を用いるのか，仮説を検証するのに何人いればよいかも考える。

研究の結果は，論文などとして発表するのが普通である。そして，その場合，結果は表として提示される（図の場合もある）。逆にいうと，研究計画の段階で，すでに結果の表のアウトライン（表のタイトル，脚注，表中の文字〈変数名や単位など〉がすべて書き込まれており，結果を記す数字の欄だけが空白となったもの）までできていることが望ましい。

また，当然のことだが，実施可能性も十分に考慮しなくてはならない。相手（対象者）も調査者も人間であるということ，研究費に限りがあるということも念頭におく。

以上，これらの点に留意して研究計画書を作成する。研究計画書は，第三者が読んで，研究の目的や方法を正しく，かつ，容易に理解できるものでなくてはならない。その形式は，論文でいえば，緒言と方法に近いものとなる。関連する論文のリスト（参考文献リスト）も当然必要になる。

研究計画書は，いろいろな人にみせ，研究仲間を集めたり，研究資金を獲得したりするためにも用いる。研究計画（書）の質で研究結果の8割が決まるといっても過言ではないほどに，研究計画は重要である。

研究仲間をつくる

疫学研究が実験研究と大きく異なるのは，1人

ではできないということである。研究仲間（research group）をつくらなくてはならない。研究仲間は，自分とまったく同じ分野を専門としている人よりも，むしろ別の専門性や経験をもつ人のほうがよい場合が多い。

たとえば，「夜食をとる人は肥満傾向が強い」という仮説を立てたとする。この場合，夜食の頻度について質問し，身長と体重を測定しただけでは，仮説は検証できない。喫煙習慣も運動習慣も体重に影響を与えることがわかっているため，これらについても調べなくてはならず，これらの調べ方に詳しい人に仲間に入ってもらわなくてはならない。誰を調べるのか。高校生か大学生かサラリーマンか。高校生なら高校の養護の先生，大学生なら大学保健センターの医師・保健師，サラリーマンなら企業の健康管理担当者に仲間に入ってもらわなくてはならない。夜食をとっていなくても昼間にたくさん食べていれば，それが肥満の原因となるであろう。当然ながら食事調査も必要であり，食事調査の専門家にも仲間に入ってもらいたい，となる。また，「夜食→肥満？」を明らかにするためには，夜食以外で肥満に関連する可能性のある要因が一定である集団を用いるのか，解析のときに多変量解析を用いて調整を行うのかを考えねばならない。すると，疫学や統計学に詳しい人もいないと困るだろう。

このように，栄養疫学研究は，栄養の専門家や栄養士だけでできるものではない。栄養の専門家がいない栄養疫学研究はありえないが，栄養以外の専門家がいない栄養疫学研究もほとんどありえない。

◯**仲間とは，同じ特技をもった人の集まりのことではない。同じ志をもち，異なる特技をもっ**た人の集まりをいう。

計画を修正し，研究内容を具体化させる

研究仲間を交えて研究計画を修正する。この段階では，実施可能性を重視する，というか，せざるをえない。この場合でも，何を明らかにしたいのかを忘れてはならない。

この段階で，質問票の内容や文章，その他の測定項目の詳細が決定される。少し遅れて，実施時期や実施方法が具体的に決定される。

ここまでで，研究全体の時間と労力の6割以上が費やされている。逆にいうと，時間や労力のかけ方が6割未満だと感じる場合は，研究計画が未熟であると考えたほうがよい。未熟な部分は，調査の途中や解析のときに解決すればよいと考えてはいけない。どこが未熟なのかをこの時点で立ち止まって考えるべきである。

研究倫理審査委員会の承認を得る

人には人権がある。それを侵してはならない。もっと単純に考えて，人がいやがることを無理矢理してはならない。人を対象とした研究では，対象者にいろいろな苦労をお願いしなくてはならない。そこで，研究を進める際は，人の倫理に照らして問題がないことを確認する必要がある。

この役割を果たしているのが，研究倫理審査委員会である。名称は統一されていないが，この種の委員会は，大学や研究所，学会などに設けられている。研究を行おうとする人は，それぞれの研究倫理審査委員会が定めた書式に沿って研究倫理審査申請書を作成し，研究計画書を添えて，その研究の代表者が所属する機関や学会の研究倫理審査委員会に提出し，承認を得なければならない。研究倫理審査委員会では，提

出された書類をもとに，その倫理性を審議し，研究方法の訂正を求めることがある。「疫学研究に関する倫理指針」が文部科学省・厚生労働省から発表されている[6]ので，研究倫理審査申請書と研究計画書を作成する際の参考になるだろう。

調査を実施する

調査は，研究計画に従って実施する。

生態学的研究では資料の収集が中心になることがあるが，それ以外の疫学研究では，たくさんの人を相手に何かを調べる。横断研究では調査期間は比較的に短いが，コホート研究や介入研究では調査期間は長期にわたる。大切なことは，調査実施中に計画変更をしてはならないということである。質問内容についても，一字一句変更してはならない。そのため，実施可能性を試すことを目的として，小さな調査を事前に行うことがある。これをパイロット研究（pilot study）と呼ぶが，パイロット研究は必ずしも必要なものではない。

この段階でもっとも必要なことは，すべての調査担当者が仲よく，楽しく調査に携われるように配慮することであり，調査担当者の笑顔と誠実な対応が何よりも大切である。

疫学研究はたくさんの人（対象者）の協力によって成り立っている。せっかく収集したデータは最大限に活用したい。それを考えると，欠損値のあるデータについては，「もう一度聞くのは申し訳ない」ではなく，「答えてもらった部分を使わないで捨ててしまうのは申し訳ない」と考えるべきであり，再調査をていねいに行い，収集したデータをすべて最大限に活用できるように努力すべきである。

収集したデータは，できる限り，個人ごとの結果に，集計した全体の結果を添えて対象者に返却すべきである。結果の返却は，研究には直接関係しないが，一種のお礼と考え，実行したいものである。とくに，食事調査や血液検査の結果は，説明会を設けて対象者に返したり，結果の読み方をつけて郵送で返却したりすると喜ばれることが多い。食事調査は対象者の負担が大きいものが多いが，調査前に，個人結果の例を示して，結果が返却されることを知らせておくと，対象者の協力度が上がるとともに，データの質の向上も図れるため，活用したいものである。

ただし，結果返却が目的としている研究成果を乱すような場合は返却してはならない。たとえば，ある食事指導法の有効性を検証するためのランダム化割付比較試験の対照群に「食事指導は何もしない」と決めた場合には，介入前の食事調査の結果を返却するのは問題があるだろう。このような場合には，なぜ返却できないかを事前に対象者に説明して理解を得ておく。そして，研究がすべて終了した後に結果を説明し，返却するなどの処置を考えるのが好ましい。

解析する

研究計画に書かれている方法に従って解析のためのデータセットを作成し，解析する。データが集まってから，「さあ，どう解析しよう」はありえない。

報告・発表する

研究が終了したら必ず報告・発表を行う。報告・発表をしないと研究を終えたことにはならない。報告・発表とは原著論文（original paperまたはoriginal publication）である。単に，paperと呼ぶことも多い。よい原著論文を書くことが，研究に協力してくださった対象者への最高のお

File 6-08　疫学研究で魅力的な抄録を書くための注意ポイント

タイトル（演題）
①具体的な用語を使っているか。
②略語は使っていないか。
③実施した研究内容が想像できるか（少しくらい長くてもよい）。
④「AとBの関連」「AがBに与える（及ぼす）効果」「…の一例」のように，単純明快な文章構成か。それぞれ，観察研究，介入研究，症例報告の例。例外あり。

序論
①背景（一般論,先行研究）,研究目的,研究内容概略がそろっているか。
②背景は,直接に関連する事柄に留められているか。
③一般論は,最小限に留められているか（省略可）。
④先行研究は引用されているか（省略可。ただし省略はすすめない）。
⑤研究目的と研究内容概略は具体的に書かれているか。
⑥研究目的と研究内容概略は,今回の研究内容に限定されているか。

方法
①短すぎないか。
②第三者が読んで,行われたことを具体的にイメージできるか　→　研究に関与しなかった誰かに読んでもらうとよい。
③「対象者」「方法（調査方法,測定方法）」「介入研究の場合は,介入方法（指導方法,治療方法を含む）」「解析方法」に大別されているか。
④対象者：人数も必要。研究参加者数と解析対象者数は異なる点に注意。
⑤解析方法：検定方法だけでなく,群分けの方法やその他,解析に必要な情報を書き込む。

結果
①長すぎないか。
②仮説（研究目的）にかなったことだけに絞られているか。仮説（研究目的）に沿っていないものはその研究内で行われたものであっても記述する必要はない。
③内容は方法に書いたことだけに限られているか。
④記述は具体的か。→　「者がいた」より人数,「多かった」より有意差の有無と程度（95%信頼区間やp-値）を書く。

考察
①長すぎないか。
②先行研究との比較は書かれているか（省略可）。
③弱点,欠点,限界は書かれているか。
④結果を自分の都合のよいように評価していないか。
⑤今回得られた結果が実際の現場でどのような意味をもつかについて書かれているか（字数が限られている場合は省略可）。
⑥今回得られた結果から言える範囲を超えて,現場での利用可能性について言及していないか（今回の研究で得られた結果,言える範囲に留めるべきである。字数が限られている場合は省略可）。
⑦これからの研究の方向性について書かれているか（字数が限られている場合は省略可）。

結論・まとめ・結語
①この研究から逸脱した一般論が書かれていないか。
②結果を誇大宣伝していないか。
③タイトルとの整合性はあるか（タイトルと文字がだぶってもよい）。

礼である。

　原著論文を書く前にしばしば行われるのが学会発表である。学会は，その学問領域を専門としている研究者や実務者が自分の研究を発表しあって，研究情報を交換することを目的とした集まりであり，学会誌（原著論文を掲載する雑誌）を発行すると同時に，大会（学術集会とも呼ぶ）を開催している。学会発表は，情報収集の場として役に立つし，若手の研究者では原著論文を書く前の練習の場としても役に立つ。学術集会で発表を希望する者は，抄録（abstract）を提出する。学会は，それをまとめて抄録集（講演集）を作成する。魅力的な抄録を書くことは，魅力的な論文を書くためのよい練習になる。そこで，魅力的な抄録を書くためのポイントをFile 6‐08に示しておく。繰り返しになるが，研究報告の場は原著論文である。学会発表ではない。File 6‐08は，論文を書く際にも参考になるだろう。

● 研究もトイレもペーパーワーク（paper work）が終わらなければ終わったことにはならない。

03 まとめ

　栄養だけでなく医療でもそうだが，エビデンスに関して日本は甚だしい輸入超過国である。日本が世界の健康に貢献できる日はいつ来るのか，その前に，自分たちに必要なエビデンスをいつになったら自前でそろえられるようになるのか。そのためには，このCHAPTERで説明した内容があたりまえのこととして実践されることが，まず必要であろう。

　このCHAPTERで基礎編は終了である。ここまでで得た知識がエビデンスの正しい理解にどれくらい大切なものであるかを実感していただくため，生活習慣病予防を例としたエビデンスについてCHAPTER 7で，食事摂取基準の考え方と使い方についてCHAPTER 8でみてみることにしたい。

【参考文献】

1. 中山健夫, 他. EBMを指向した「診療ガイドライン」と医学データベースに利用される「構造化抄録」作成の方法論の開発とそれらの受容性に関する研究. 平成13年度厚生科学研究費補助金21世紀型医療開拓推進研究事業報告書. 2002: 1-145.
2. Haynes RB, Mulrow CD, Huth EJ, et al. More informative abstracts revisited. Ann Intern Med 1990; 113: 69-76.
3. Sasaki S, Katagiri A, Tsuji T, et al. Self-reported rate of eating correlates with body mass index in 18-y-old Japanese women. Int J Obes Relat Metab Disord 2003; 27: 1405-10.
4. Sasaki S, Yanagibori R. Association between current nutrient intakes and bone mineral density at calcaneus in pre- and postmenopausal Japanese women. J Nutr Sci Vitaminol 2001; 47: 289-94.
5. Takashashi Y, Sasaki S, Takahashi M, et al. A population-based dietary intervention trial in a high-risk area for stomach cancer and stroke: changes in intakes and related biomarkers. Prev Med 2003; 37: 432-41.
6. 文部科学省・厚生労働省. 疫学研究に関する倫理指針. 2004. http://www.mhlw.go.jp/shingi/2002/09/s0904-3e.html

3．EBNの実例を知る
To know practical examples of evidence-based nutrition

CHAPTER 7

Evidence-based nutrition of lifestyle-related diseases

生活習慣病予防のEBN

このCHAPTERでは，栄養や食品，食べ方など，食事と病気との関連を今までの疫学研究から拾ってみたい。ここではとくに，現在の日本における問題を考え，扱う病気を生活習慣病に限る。さらに，生活習慣病で大切なのは予防（一次予防：primary prevention）であるから，この内容にしぼることにしたい。なお，生活習慣病に関連する食事・栄養因子が明らかになれば，それをどのように実行するかの段階（栄養指導や食環境整備など）に移る。そこで，代表的な生活習慣病について，栄養との関連を紹介し，その後，栄養指導に関連した話題について触れることにする。

生活習慣病のなかでも，現在の日本人の3大死因である循環器疾患（脳卒中と心筋梗塞）とがん，そして，糖尿病，骨折と骨粗鬆症，肥満を取り上げる。

なお，循環器疾患には高血圧と高脂血症が大きな危険因子として関与しており，これらと栄養との関連は循環器疾患の一次予防を考えるうえで欠かせない。そこで，高血圧・高脂血症と栄養の関連について触れた後で，循環器疾患と栄養との関連について述べることにする。

また，このCHAPTERでは，質の高い研究成果や系統的レビュー，メタ・アナリシスを優先して紹介する。しかし，これらは栄養と生活習慣病予防との関連のごく一部に過ぎない。その意味で，どのような研究成果を信頼すればよいか，研究成果をどのように評価すればよいかについて考えるための糸口としていただきたい。世の中に流れている情報や他の教科書などに書かれていることと，どこが違うかという視点で読むのも一興かもしれない。

残念ながら，ここで用いた研究のほとんどは欧米のものであり，日本人を対象としたものはわずかである。食習慣も遺伝素因も異なる欧米人を用いた研究成果の利用可能性に疑問はあるが，「人間である」という一点を根拠として，細胞や実験動物から得られた結果よりはましであろう。

01 高血圧

なぜ，高血圧が怖いのか？

高血圧（hypertensionまたはhigh blood pressure）は，それ自体が病気というよりも，循環器疾患の大きな危険因子であるという点に特徴がある。また，血圧は健診で必ず測定されることや，家庭や職場で測っている人が増えていることなど，われわれにとって身近な疾患であるともいえるだろう。

循環器とは，血液が循環している臓器という意味で，血管と心臓のことをさす。そして，命にかかわるもっとも重要な血管は，脳の中を走り脳細胞に血液を供給している動脈（脳内動脈）と，心臓のまわりを走り心臓の筋肉に血液を供

File 7-01

拡張期血圧別にみた脳卒中発症の相対危険（±95％信頼区間）：東アジア（中国と日本）における18のコホート研究（対象者数＝12万4,774人，発症数＝1,798，平均追跡期間＝7年間）

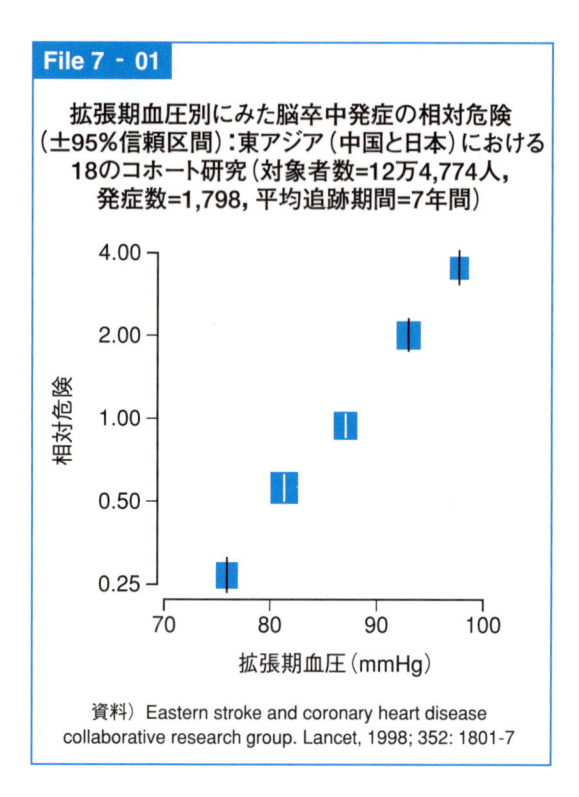

資料）Eastern stroke and coronary heart disease collaborative research group. Lancet, 1998; 352: 1801-7

File 7-02

収縮期血圧値（1回目の測定値）の平均値の推移（男性）

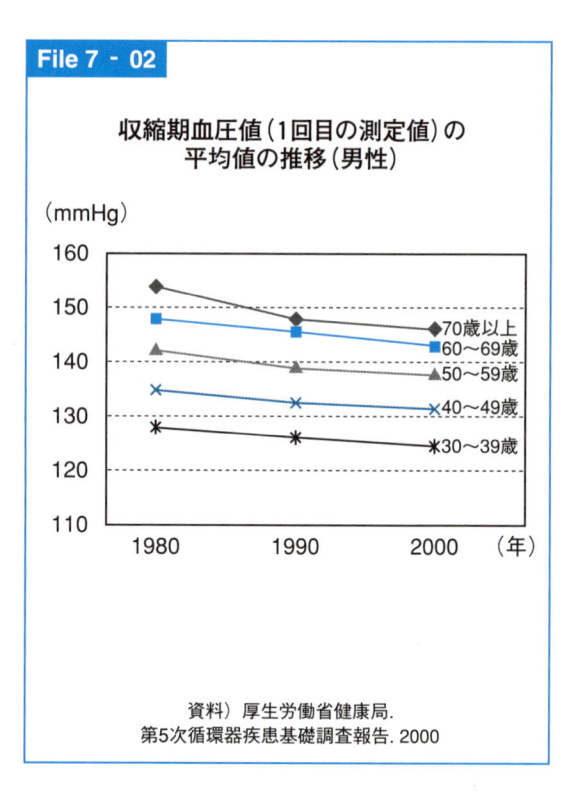

資料）厚生労働省健康局．第5次循環器疾患基礎調査報告．2000

給している動脈（冠動脈）である．循環器の病気，すなわち，循環器疾患（circulatory diseaseまたはcardiovascular disease）とは，これらの動脈が破れるか詰まるかして，酸素や栄養素が組織（脳細胞や心臓）に供給されなくなってしまうために起こる病気である．脳内動脈が破れると脳出血（cerebral hemorrhage），詰まると脳梗塞（cerebral infarction），冠動脈が詰まると心筋梗塞（coronary heart diseaseまたはischemic heart disease）となる（冠動脈が破れることはない）．脳出血と脳梗塞を合わせて脳卒中（stroke）と呼ぶ．また，脳のまわり（外側）にはクモ膜という膜があり，そのまわりを走っている動脈が破れた場合をクモ膜下出血と呼ぶ．

File 7-01は，中国人と日本人の合計12万人以上を約7年間追跡して，血圧と脳卒中発症率との関連を調べたコホート研究の結果である[1]．血圧高値群（拡張期血圧88 mmHg）に比べた相対危険は，正常血圧群（拡張期血圧77 mmHg）が0.3倍とかなり低いのに対して，高血圧群（拡張期血圧97 mmHgの群）では3.7倍となっている．つまり，高血圧者が脳卒中にかかる危険は正常血圧者の3.7÷0.3≒12.3倍にものぼる．ここでは拡張期血圧を指標にしたが，収縮期血圧でも結果はほぼ同じである．また，高血圧は脳卒中だけでなく心筋梗塞に対しても非常に強い危険因子であるため[2]，高血圧予防は循環器疾患全体の一次予防のかなめである．

脳卒中は日本人の国民病といわれたほどに頻度の高い疾患であったが，さいわい，1965年をピークに，その後は一貫して死亡率が減少している（⇒chap. 3-03）[3]．一方，心疾患も増えているわけではなく，わずかずつではあるが，減り続けている．

日本人全体の血圧の推移を調べるのは難しいが、5年ごとに実施されている循環器疾患基礎調査の結果が参考になる（File 7-02）[4]。2000年における60歳台と70歳以上の平均収縮期血圧はそれぞれ143 mmHgと146 mmHgで、これは1980年の50歳台と60歳台の142 mmHgと148 mmHgとほぼ同じである。収縮期血圧だけで考えれば、この20年間で日本人の血管が10歳も若返ったわけで、これは驚くべき改善である。ただし、このデータには降圧剤の服用によって血圧が下がっている人も含まれているため、生活改善の効果なのか、高血圧治療の改善の効果なのかをこの結果から特定することはできない。

高血圧予防からみた食事因子

血圧との関連が明らかにされている食事因子には、①ナトリウム（食塩）、②カリウム、③アルコール（エタノール、飲酒）、④肥満がある[5]。先の2つは誰もが食べている栄養素であり、すべての人に関連する因子であるが、後の2つは飲酒習慣や肥満のない人には関係のない因子である。また、後の2つは測定やアセスメントが比較的容易なのに対して、先の2つのアセスメントはかなり困難だという点でも異なる。なお、食物繊維についても報告があるので、後で簡単に触れる。

ナトリウム（食塩）

質の高い最近の研究によると、2 g/日の減塩で2.1 mmHgくらい収縮期血圧の降下が期待できると報告されている（File 1-09）[6]。この結果に基づくと、減塩だけに期待した食事指導はあまり有効でないといわざるを得ない。類似の研究を集めたメタ・アナリシスではこれよりさらに小さめの効果になっている[7]。

一方、CHAPTER 1で紹介したように、世界52集団、1万79人について、尿中ナトリウム排泄量と血圧との関連を検討した横断研究によると、加齢による血圧上昇と食塩摂取量の間には強い相関が認められ、食塩1 g/日摂取による年間収縮期血圧上昇量は0.05812 mmHgと計算されている（File 1-12）[8]。この値を用いると、たとえば、20歳の人が現在食塩を15 g/日摂取していて、それを8 g/日にしたとすると、40年間における高血圧予防効果は16.3 mmHgと計算される。つまり、減塩しなかったら60歳で160 mmHgになってしまう人なら144 mmHgに抑えることができることを示している。

このように、減塩は、すでに高血圧傾向の人の血圧を下げるための治療よりも生涯を通じての予防としての価値が大きいことがわかる。

カリウム

高血圧の予防や治療で野菜や果物をすすめる理由は、主として、豊富に含まれるカリウムにある。そして、カリウムが血圧に与える影響は、塩化カリウムを食事に付加するというかたちの試験で検証が可能であり、食品から食塩を抜かなくてはならない減塩の効果の検証に比べるとはるかに容易である。33のランダム化割付比較試験をまとめたメタ・アナリシスによると、1日当たり75 mmol（2,933 mg）付加で収縮期血圧が3.1 mmHg程度下がるという結果が得られている（File 7-03）[9]。

しかし、現在の日本人の平均摂取量が2,700 mg/日程度であることを考えると倍増に当たるため、その実行は困難かもしれない。なお、アメリカで行われたランダム化割付比較試験は、アメリカ人の平均的な野菜・果物摂取頻度（1皿を1回とする）である3.6回/日を8.5回/日にすることによってカリウム摂取量は3,000 mg増加し、

File 7 - 03

カリウム負荷（食事またはサプリメント）が血圧に及ぼす効果

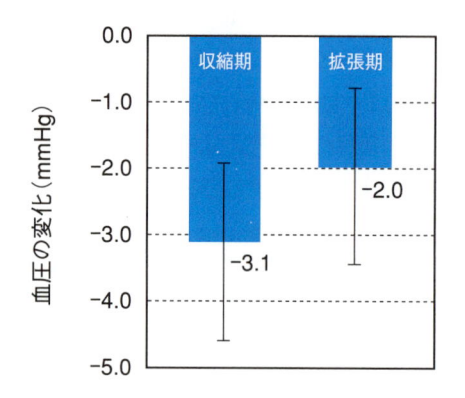

（収縮期 −3.1、拡張期 −2.0）

33のランダム化割付比較試験のメタ・アナリシス（n=2,609）
変化量（平均±95％信頼区間）
カリウムの負荷量は60mmol [2,346mg] /日以上。
中央値は75mmol [2,933mg] /日。
カリウムの負荷方法（研究数）：
塩化カリウムのサプリメント（26），食事（5），その他（2）
資料）Whelton, et al., JAMA 1997; 277: 1624-32

収縮期/拡張期血圧ともに2 mmHg下がったと報告している（File 7 - 04）[10]。

飲 酒

飲酒（というよりも節酒）が血圧に及ぼす効果を検討したランダム化割付比較試験は，日本も含めて世界各地で実施されている。15のランダム化割付比較試験を用いたメタ・アナリシスによると，節酒前の飲酒量や節酒の程度は研究によってばらつきがみられたものの，飲酒量がおよそ2.4合/日（日本酒換算）の人が，0.7合/日まで節酒（7割の節酒）すると，収縮期/拡張期血圧はそれぞれ3.3/2.0 mmHgだけ低下するという結果が得られている（File 7 - 05）[11]。血圧の改善は2週間程度の節酒でも観察されているため，日常的に大量の飲酒癖がある高血圧者では，節酒または禁酒の効果は大きいかもしれない。

File 7 - 04

食事が血圧に及ぼす効果に関するランダム化割付比較試験

- Control diet
- Fruits-and-vegetables diet
- Combination diet

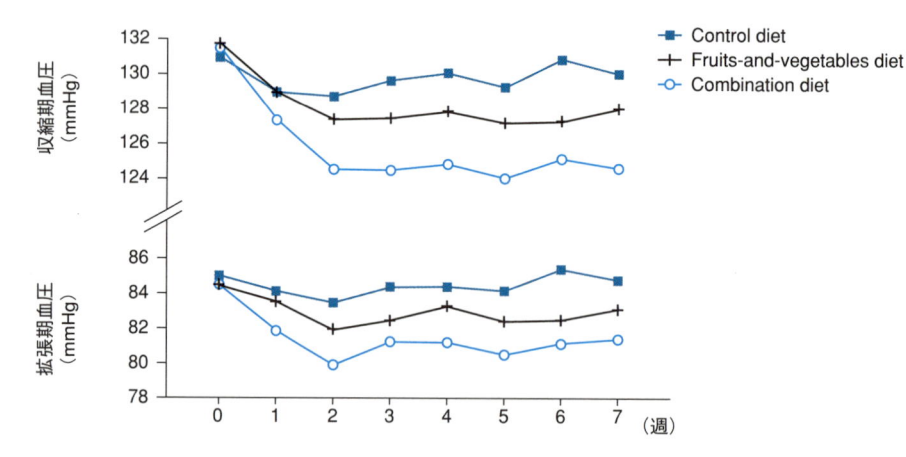

459人の成人（収縮期血圧<160, 拡張期血圧=80〜95mmHg）
3週間コントロール食を食べた後に，ランダムに3群に割り付け，3種類の食事を8週間与えた。
Control diet=典型的アメリカ人食
Fruits-and-vegetables diet=野菜・果物付加
Combination diet=野菜・果物付加，低脂肪乳製品，低飽和脂肪酸・低総脂肪
食塩摂取量と体重は実験期間中一定に保った。
資料）Appel, et al., New Engl J Med, 1997; 336: 1117-24

File 7-05

節酒が血圧に及ぼす効果

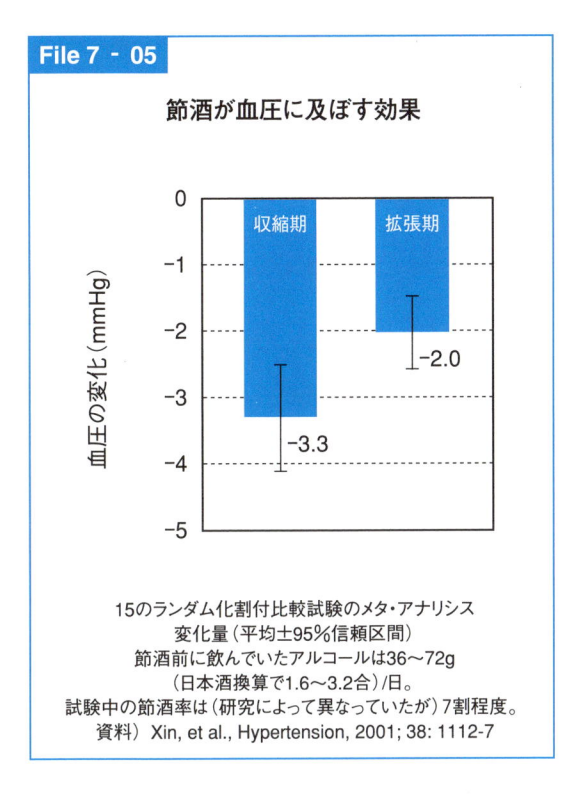

収縮期 −3.3 mmHg、拡張期 −2.0 mmHg

15のランダム化割付比較試験のメタ・アナリシス
変化量（平均±95％信頼区間）
節酒前に飲んでいたアルコールは36〜72g
（日本酒換算で1.6〜3.2合）／日。
試験中の節酒率は（研究によって異なっていたが）7割程度。
資料）Xin, et al., Hypertension, 2001; 38: 1112-7

File 7-06

減量（体重変化）が血圧に及ぼす効果

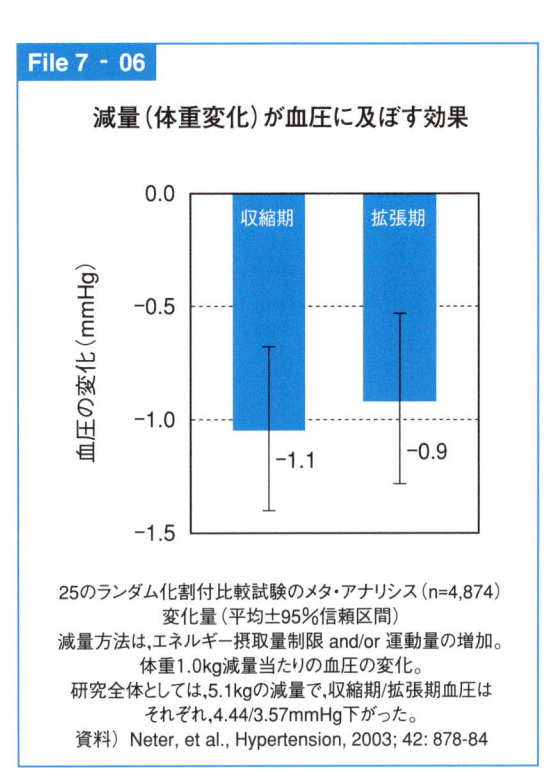

収縮期 −1.1 mmHg、拡張期 −0.9 mmHg

25のランダム化割付比較試験のメタ・アナリシス（n=4,874）
変化量（平均±95％信頼区間）
減量方法は、エネルギー摂取量制限 and/or 運動量の増加。
体重1.0kg減量当たりの血圧の変化。
研究全体としては、5.1kgの減量で、収縮期／拡張期血圧は
それぞれ、4.44/3.57mmHg下がった。
資料）Neter, et al., Hypertension, 2003; 42: 878-84

　飲酒が血圧を上げることはこのように明らかであるが、その一方、アルコールがもつ血液抗凝固作用やHDLコレステロール上昇作用によって、飲酒が心筋梗塞や脳梗塞に予防的に働くことも知られている。このように、飲酒と循環器疾患との関連はなかなか難しいため、後ほど再度取り上げる。

肥　満

　肥満（というよりも減量）が血圧に与える効果を検討したランダム化割付比較試験をまとめたメタ・アナリシスによると、減量1kgごとに期待できる血圧の降下は収縮期／拡張期血圧でそれぞれ1.1/0.9 mmHgと報告されている（File 7-06）[12]。ただし、このデータのもとになった研究のほとんどは、BMIが30 kg/m^{2}以上の肥満者を対象としたものである。それを考えると、保健分野で指導対象となりやすいBMIが25 kg/m^{2}程度の人たちにおける減量の効果はこれより小さいかもしれない。

食物繊維

　食物繊維の摂取増加が血圧に与える効果を観察した24のランダム化割付比較試験（合計1,404人）をまとめた結果によると、食物繊維負荷量は平均で11.5 g／日、介入期間は平均9週間で、血圧の低下は収縮期が1.1 mmHg、拡張期が1.3 mmHgであった（File 7-07）[13]。しかし、収縮期血圧の低下は有意ではなかった。日本人の平均摂取量が15 g／日程度であることを考えると、この負荷量はかなりであり、そして、血圧の低下はわずかである。その一方、すべての人が毎日摂取している栄養素であるから、食塩と同様に、治療よりも予防に有効な栄養素である

File 7 - 07

食物繊維負荷が血圧に及ぼす効果

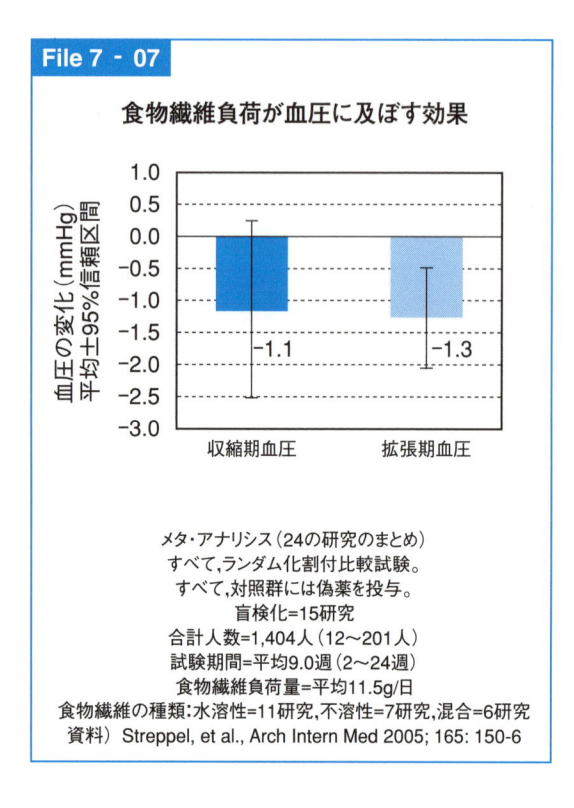

[グラフ：収縮期血圧 −1.1、拡張期血圧 −1.3（血圧の変化 mmHg、平均±95％信頼区間）]

メタ・アナリシス（24の研究のまとめ）
すべて，ランダム化割付比較試験。
すべて，対照群には偽薬を投与。
盲検化＝15研究
合計人数＝1,404人（12〜201人）
試験期間＝平均9.0週（2〜24週）
食物繊維負荷量＝平均11.5g/日
食物繊維の種類：水溶性＝11研究,不溶性＝7研究,混合＝6研究
資料）Streppel, et al., Arch Intern Med 2005; 165: 150-6

ことがわかる。

　なお，このうちの11研究が水溶性食物繊維を，7研究が不溶性食物繊維を，残りの6研究が混合物を使用していて，食物繊維の種類による降圧降下の違いは明確でなかった。野菜や果物には，カリウムと食物繊維の両方が豊富なことを考えると，野菜や果物が果たす高血圧予防効果はもっと強調されるべきかもしれない。

効果的な高血圧予防のために

　以上，代表的な食事因子について，信頼できる研究結果を中心に紹介した。それぞれが高血圧を予防したり，血圧を下げたりする効果は意外に小さいと感じたのではないだろうか。しかし，もし，食事因子の問題をたくさんもっている人がいたら，これらを合わせて改善することで目にみえる大きな効果が期待できるかもしれない。肥満で，飲酒癖があり，塩辛い物が好きで野菜・果物嫌いであれば，10 mmHg以上の改善も可能だろう。生活の改善でこのくらい血圧を改善できれば，その価値は大きい。

　高血圧予防の目的は循環器疾患の予防である。これを考えると，高血圧は治療よりも予防の大切さがもっと強調されるべきだろう。その意味で，食塩や野菜・果物といった毎日食べているものこそが大きな力をもっていることを強調したい。つまり，「血圧が気になる人」だけでなく，「脳卒中や心筋梗塞など何十年も先の話だと思っている人」も含めて，すべての人が対象である。

　ここで，食塩とカリウム，食物繊維摂取量を世代別にみておきたい（File 7 - 08）[14]。どれも年齢が高いほど多く摂取している。ここでは，年齢によるエネルギー必要量の違いを考慮して比較するために，密度法によるエネルギー調整済み値（重量/1,000 kcal）で表現してある。摂取量だけからみれば，高齢者は食塩を，若年者はカリウムと食物繊維を注意したいとなるが，食塩の摂取量は必要量に比べて著しく多いこと（必要量は3g/日程度），そして，長い年月の結果としての血圧上昇を考えれば，若年者でも多すぎるのは明らかである。

　一方，飲酒習慣のない人や，肥満傾向がまったくない人たちには，節酒指導や肥満予防指導の意味は乏しいだろう。その意味で，飲酒と肥満に関しては，限られた高危険度群が対象となる。

●血圧を上げないために自分は何ができるか，何をすべきかをよく考えよう。血圧＝減塩，ではない。しかし，減塩はすべての人に必要で，誰にでもできる一次予防である。

CHAPTER 7 ● 生活習慣病予防のEBN

File 7 - 08

母系3世代110組における栄養素摂取量の比較

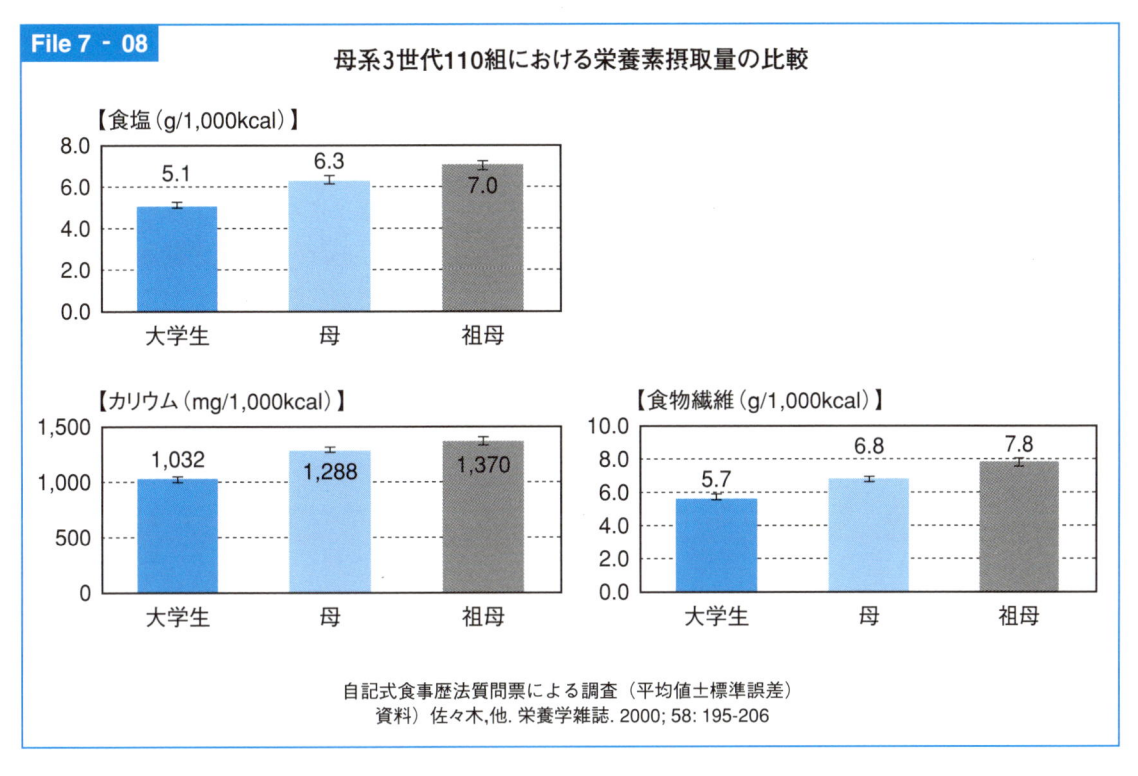

【食塩(g/1,000kcal)】
- 大学生：5.1
- 母：6.3
- 祖母：7.0

【カリウム(mg/1,000kcal)】
- 大学生：1,032
- 母：1,288
- 祖母：1,370

【食物繊維(g/1,000kcal)】
- 大学生：5.7
- 母：6.8
- 祖母：7.8

自記式食事歴法質問票による調査（平均値±標準誤差）
資料）佐々木,他. 栄養学雑誌. 2000; 58: 195-206

02 高脂血症

なぜ，高脂血症が怖いのか？

　高脂血症（hyperlipidemia）が循環器疾患，とくに心筋梗塞の危険因子であることは広く知られている。高脂血症にはたくさんの種類があるが，心筋梗塞の予防の観点からとくに注意すべきものに，高コレステロール血症（hypercholesterolemia），高LDLコレステロール血症，低HDLコレステロール血症がある[15]。高LDLコレステロール血症はとくに重要な危険因子である[15]。なお，血清総コレステロールのなかでもっとも多いのはLDLコレステロールであるため，LDLコレステロールが測定できない場合は，血清総コレステロールが代理指標として用いられる。
　File 7 - 09は，血清コレステロールと心筋梗塞

File 7 - 09

沖縄県在住者3万8,053人を5年間から8年間追跡して心筋梗塞の発症を観察した結果

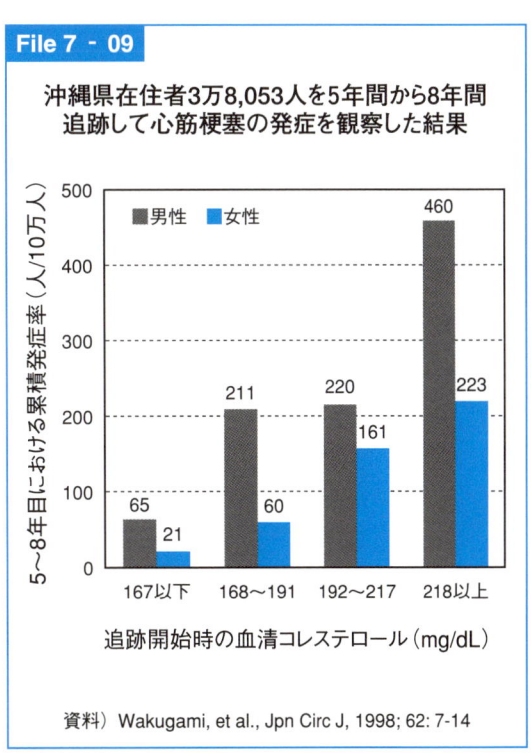

5～8年目における累積発症率（人/10万人）

追跡開始時の血清コレステロール(mg/dL)	男性	女性
167以下	65	21
168～191	211	60
192～217	220	161
218以上	460	223

資料）Wakugami, et al., Jpn Circ J, 1998; 62: 7-14

の発症率との関連に関する沖縄でのコホート研究の結果である[16]。心筋梗塞の発症に対して，これ以下だったら大丈夫という値（閾値）が存在しない様子がわかる。欧米や日本の他地域での研究でも同じような結果が得られている。

一方，薬剤を使って高脂血症者の血清コレステロールを下げた介入研究では，かなり高めの人たち（240 mg/dL以上）では下げると心筋梗塞予防の効果があるが，少し高めの人たち（218〜239 mg/dL）では効果はあまりないという報告もある[17]。治療や改善と一次予防は分けて考えたほうがよさそうである。そこで，ここでは一次予防と，高脂血症にはいたっていない高危険度群のコントロールに限って話を進めることにする。

ところで，循環器疾患だけでなく，すべての死因を含めた総死亡率でみると，血清コレステロールの高い人よりも，むしろ低い人のほうで死亡率が高いという報告がある[18]。高齢者ではとくにこの傾向が顕著である[19]。これは，潜在的にがんや感染症をもっている人たちで血清コレステロールが低い傾向にあり，同時に，その後これらの疾患で死にいたる確率がそうでない人たちよりも高いために起こる，いわば，見かけの現象ではないかと考えられているが，詳細はまだ明らかになっていないようである。

脂質・コレステロール・水溶性食物繊維

脂質（脂肪酸），コレステロール，水溶性食物繊維の各摂取量ならびに体重を変化させた場合に期待される血清総コレステロールの量的変化を代表的な論文から引用すると，File 7‐10のようになる[20〜22]。たとえばFile 7‐10（下）のように，体重65 kgの人が食べ方を変え，同時に何らかの方法によって体重を5 kg減らしたと仮定

File 7‐10 脂質（脂肪酸），コレステロール，水溶性食物繊維の各摂取量ならびに体重の変化によって期待される血清総コレステロールの量的変化

要因	血清総コレステロール（mg/dL）の変化	文献
脂質（脂肪酸）・コレステロール摂取量	＝2.7×（ΔSFA（%E）－ΔPUFA（%E）/2）＋1.5×Δ√（コレステロール（mg/1,000kcal）） ここで，%E＝総エネルギーにしめる割合（%），mg/1,000kcal＝エネルギー1,000kcal摂取当たりの摂取量（mg） この式を使って計算される値をキースの値（Keys score）と呼ぶ。	Keys, et al., Am J Clin Nutr, 1966; 19: 175-81
水溶性食物繊維摂取量	＝－1.1×Δ水溶性食物繊維（g/日）	Brown, et al., Am J Clin Nutr, 1999; 69: 30-42
体重	＝1.9×Δ体重（kg）	Dattilo, et al., Am J Clin Nutr, 1992; 56: 320-8

Δは変化（差）を表す。

高脂血症患者における体重と栄養摂取量の改善例（仮想データ）

要素（単位）	前	後
体重（kg）	65	60
エネルギー摂取量（kcal/日）	2,200	2,000
牛乳（g/日）	普通乳200	低脂肪乳200
卵（g/日）	75	40
牛肉脂身部分（g/日）	20	5
水溶性食物繊維（g/日）	2.0	5.0

すると，血清総コレステロールの期待低下量は 26.3 mg/dL（それぞれの寄与は，脂質・コレステロールから－13.5，水溶性食物繊維から－3.3，体重から－9.5）となる．

ただし，ここに示した食習慣の改善は決して容易なものではない．それを考慮すると，この期待低下量は小さすぎると感じるかもしれない．逆に，非薬物療法でこれだけ下がれば意味は大きいと解釈できるかもしれない．それは，現在の血清総コレステロール値，現在の体重や栄養素摂取量，そして，患者自身のやる気や実行能力によって個別に判断されるべきであろう．また，これはあくまでも期待値であって，実際におけるばらつきは相当に大きいこともあらかじめ理解しておく必要がある．

File 7-11は，63人の軽度高脂血症者に3カ月間の食事指導を行ったときのキースの値（File 7-10を参照）と血清コレステロール値の変化をみたものである[23]．集団全体としては，キースの値と血清コレステロールとの間には有意な相関があるが，同時に，個人ごとにみるとかなりのばらつきがあることもわかる．

ところで，キースの式には一価不飽和脂肪酸が入っていない．これは，一価不飽和脂肪酸が血清コレステロールに対して，あまり明確な上昇作用も下降作用も有していないことを示している．日本人がよく使う調理油であるサラダ油や調合油は，飽和脂肪酸/多価不飽和脂肪酸<0.5である．つまり，総エネルギー摂取量を変えなければ，調理油は摂取するほうが血清コレステロール値は低下する計算になる．

効果的な高脂血症予防のために

血清コレステロールと聞くと，栄養素としてのコレステロールを気にする人がいるが，両者は異なるものであり，キースの式でみたように，コレステロール摂取は，血清コレステロールに影響する因子の1つでしかない．また，キースの式からわかるように，多価不飽和脂肪酸は血清コレステロール値を下げる方向に働くため，脂質（総脂質）のとりすぎを控えればよいという単純なものでもない．世間の関心が高いにもかかわらず，高脂血症の予防に関する情報は意外に正しく普及していないように感じられる．

ところで，キースの式でわかるように，血清コレステロールに関連する栄養素に飽和脂肪酸がある．File 5-16でみたとおり，食品群別にみると，肉類と乳類がそれぞれ25％程度で，この2つの食品群だけで全体の半分を占めている[24]．別の集団で飽和脂肪酸摂取量を調べ，寄与が高い食品，20種類を示したのがFile 5-17（右）である[25]．おもしろいのは，飽和脂肪酸が豊富な

File 7-11

未治療の軽度高脂血症者（63人）への
3カ月間の食事指導の前後におけるキースの値と
血清コレステロール値の変化との相関

ピアソンの相関係数＝0.32
（p<0.01）

資料）Sasaki, et al., J Cardiol, 1999; 33: 327-38

食品[26]が必ずしも寄与の高い食品ではないことである。注意すべきは，寄与の高い食品であって，100 g当たり含有量の多い食品ではない。そして，寄与率を知るには，食事調査を行わなければならない。まして，飽和脂肪酸→動物性脂肪→肉類，と短絡的に指導してはならない。

なお，肥満は高脂血症の明らかな危険因子であるため[27]，高脂血症予防，ひいては，心筋梗塞予防は肥満予防を抜きにしては進められない。

⮕「高脂血症の人は，お肉の脂身に注意，揚げものに注意」って，誰がいったのだろう。きっと，人間栄養学をあまり知らない人だったに違いない。でも，信じるほうも信じるほうだ。少しは考えればいいのに。

03 循環器疾患と栄養

高血圧と高脂血症という循環器疾患危険因子と栄養についての関連をみてきたが，血圧や血清コレステロールが高くなくても，循環器疾患にかかる場合がある。そこで，栄養と循環器疾患の関連について，代表的な話題をいくつか紹介する。

飲 酒

高血圧の危険因子として飲酒を紹介したが，循環器疾患との関連を考えるためにはもう少し詳しく説明する必要がある。それは，エタノールは血圧を上げるにもかかわらず，心筋梗塞や脳卒中（とくに脳梗塞）を予防するからである。

脳卒中については，35の観察研究をまとめたメタ・アナリシスがあり（File 7-12）[28]，脳出血と脳梗塞で少し異なった関連が示されている。脳出血では，1.0合/日までならほとんどリスクの上昇はみられないが，それ以上になると急に上がる。一方，脳梗塞は0.5〜1.0合/日程度の飲酒者でリスクがやや低くなっているが，2.7合/日以上の大量飲酒だと脳出血と同様にリスクの上昇が観察されている。軽い飲酒で脳梗塞のリスクが下がるといってもわずかであるため，脳卒中全体の予防を考えると，「1日平均1合まで」が科学的にも正しいようである。

ところで，高血圧によって脳梗塞のリスクは上がる。それにもかかわらず，軽い飲酒によって脳梗塞のリスクが下がる理由としては，アルコールによる血液の抗凝固作用が考えられる。

File 7-13は，飲酒と心筋梗塞発症に関する35の症例対照研究と28のコホート研究のメタ・アナリシスである[29]。お酒の種類にかかわらず，エタノールが心筋梗塞の予防に寄与していることを示している。しかし，20 g/日以上ではそれ以上の効果は期待できず，80 g/日程度になると非飲酒群を上回っている。これらの結果から，心筋梗塞の一次予防は3合/日程度までということになる。

しかし，これらの研究では「血圧が同じなら」と仮定してリスクを計算していることに注意したい。つまり，軽い飲酒によって脳梗塞や心筋梗塞のリスクが下がるといっても，飲酒によって血圧が上がれば，高血圧によってこれらの疾患のリスクは上がるため，「軽い飲酒は脳梗塞や心筋梗塞のリスクを下げる」とはあまり大きな声でいわないほうがよいようである。

ワイン

お酒のなかではワインのもつ心筋梗塞予防作用がとくに注目されている。循環器疾患と飲酒の関連をワインとビールを分けて調べた17の疫学研究（コホート研究＝8，症例対照研究＝9）

CHAPTER 7 ● 生活習慣病予防のEBN

File 7 - 12

飲酒習慣と脳卒中発症に関する35の観察研究
（症例対照研究・コホート研究）のメタ・アナリシス

縦軸：相対危険（±95%信頼区間）
横軸：1日当たり飲酒量（日本酒（合）換算）
カテゴリ：飲まない／0.5合未満／0.5〜1.0合／1.1〜2.6合／2.7合〜
凡例：脳出血、脳梗塞

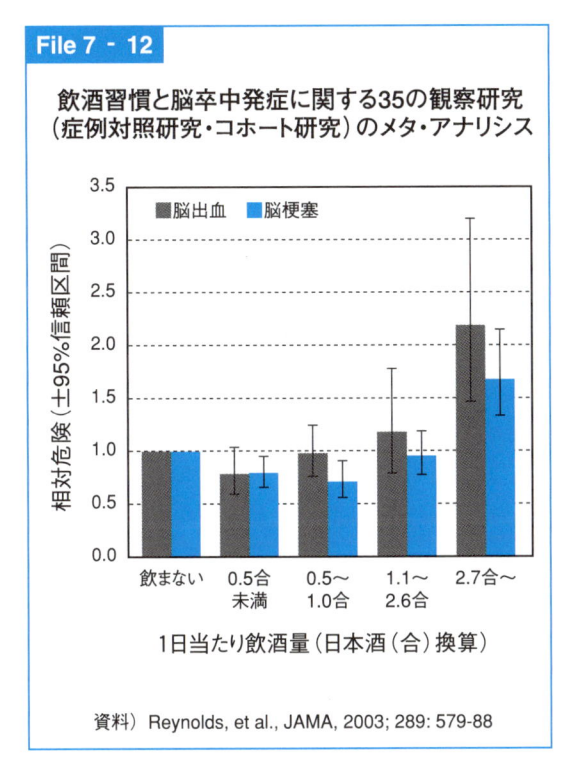

資料）Reynolds, et al., JAMA, 2003; 289: 579-88

File 7 - 13

飲酒習慣と心筋梗塞発症に関する
35の症例対照研究と28のコホート研究の
メタ・アナリシス

縦軸：相対危険（±95%信頼区間）
横軸：アルコール摂取量（g/日）
20g/日、72g/日、80g/日

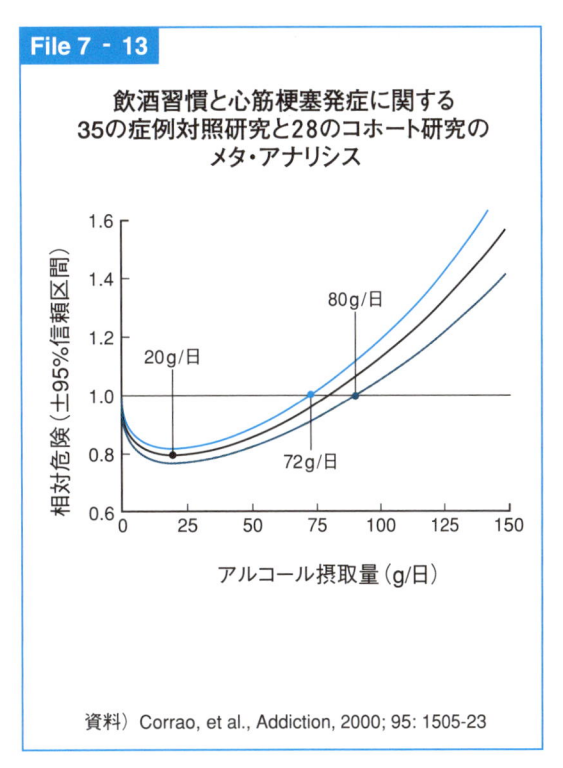

資料）Corrao, et al., Addiction, 2000; 95: 1505-23

File 7 - 14

ワインとビールで比べた飲酒者の循環器疾患リスク（非飲酒者に対する相対危険）
に関するメタ・アナリシス

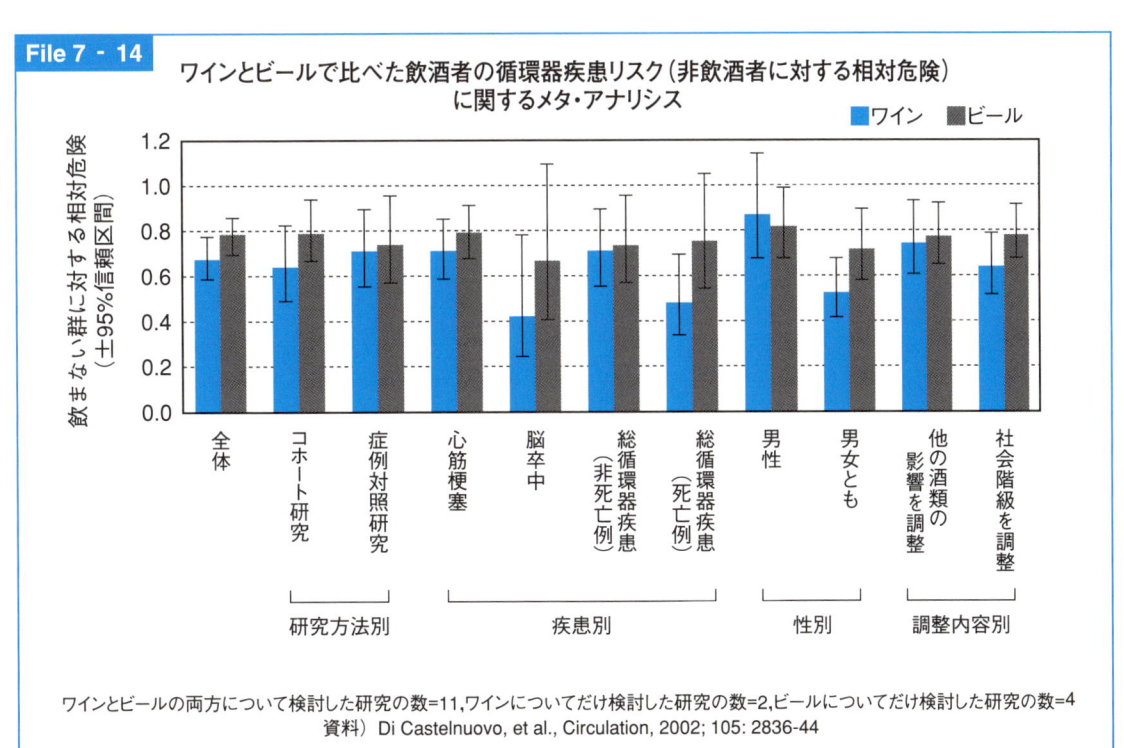

凡例：ワイン、ビール
縦軸：飲まない群に対する相対危険（±95%信頼区間）

カテゴリ：
- 研究方法別：全体／コホート研究／症例対照研究
- 疾患別：心筋梗塞／脳卒中／総循環器疾患（非死亡例）／総循環器疾患（死亡例）
- 性別：男性／男女とも
- 調整内容別：他の酒類の影響を調整／社会階級を調整

ワインとビールの両方について検討した研究の数=11, ワインについてだけ検討した研究の数=2, ビールについてだけ検討した研究の数=4
資料）Di Castelnuovo, et al., Circulation, 2002; 105: 2836-44

に関するメタ・アナリシスがある[30]。非飲酒群に比べた飲酒群のワイン相対危険は0.68と、ビールの0.78に比べてやや低めであった（File 7 - 14）。研究方法別にみても、ワインのほうがビールよりも相対危険はやや低めであった。しかし、疾患別にみると、心筋梗塞ではほとんど差はなく、脳卒中で大きな差がみられたが、研究数が2つと少なく、その信頼度は低いものと考えられる。また、他の酒類の影響を調整すると、ワインとビールの差はほとんどみえなくなる。一方、対象者の社会階級を調整すると、ワインのほうがビールよりも予防的という結果になる。このように、同じ量を飲むならわずかにワインのほうが循環器疾患の予防効果が大きいことをこの研究は示しているが、その結果は必ずしも安定したものではない。食品学の分野では、ワインに含まれる健康物質探しが盛んのようだが、「生活のなかで飲んでいるワインとビールが循環器疾患に及ぼす実際の影響」という視点からすれば、その差は小さなもので、少しのアルコールは循環器疾患に予防的に働くと覚えておくだけで十分なように思われる。

●もしも、あなたが将来、脳出血でも食道がんでもなく、心筋梗塞にかかることに決まっているのなら、お酒を毎日2合飲むことをすすめる。でも、それで脳出血になっても、食道がんになっても、交通事故を起こしても、夫婦げんかをしても、ぼくは責任をとらない。

魚

魚、とくに脂の多い背の青い魚に豊富に含まれる脂肪酸（n-3系脂肪酸のうち、EPA、DHAと呼ばれる種類）は血液の凝固を阻止する作用があるため、梗塞（心筋梗塞と脳梗塞）に予防的

に働くであろうと長い間考えられてきた。

魚摂取と心筋梗塞死亡率との関連について、13のコホート研究を集めたメタ・アナリシスがある[31]。13の研究の全対象者数は22万2,364人、追跡期間は平均11.8年であった。13のうち6つがアメリカ、同じく6つがヨーロッパ、残りの1つが中国で行われていた。8つの研究が男性だけを調べていた。追跡期間中の心筋梗塞死亡率（まったく食べない群に比べた相対危険）を追跡開始時の魚摂取頻度別にまとめてみた（File 7 - 15）。週に5回以上魚を食べていた群の相対危険は0.62（95％信頼区間＝0.46～0.82）であり、死亡率が4割近く減少している。

同じ研究グループが、ほぼ同じ手法を使って、魚摂取と脳卒中発症リスクとの関連も報告している（File 7 - 16）[32]。脳卒中は脳出血と脳梗塞に分けて検討したいところであるが、このよう

File 7 - 15

魚摂取頻度と心筋梗塞死亡率の関連

魚の摂取頻度	相対危険
1回/月未満	1.00
1～3回/月	0.89
1回/週	0.85
2～4回/週	0.77
5回/週以上	0.62

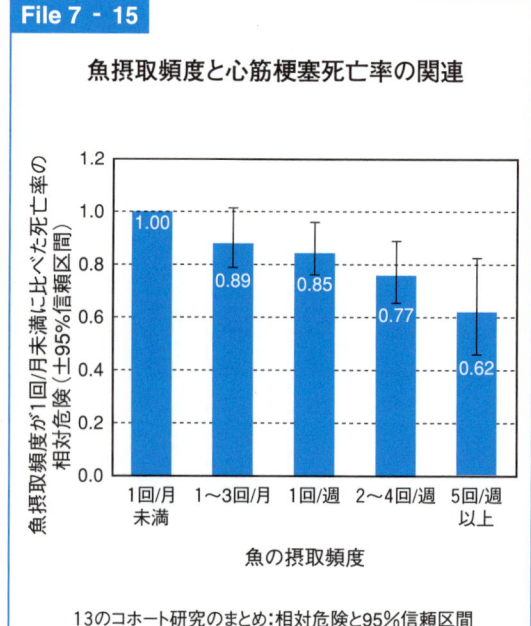

13のコホート研究のまとめ：相対危険と95％信頼区間「1回/月未満」群に比べて、摂取頻度が「1回/週」以上の群で、有意に相対危険が低かった。
資料）He, et al., Circulation, 2004; 109: 2705-11

な検討ができる研究は世界に3つ（2つがアメリカ，1つが日本での研究）しかみつからなかったそうで，脳卒中についてはこの3つの研究のまとめとなっている．脳梗塞については，ほんの少しだけ（月に1回以上）食べればリスクが下がることがわかる．しかし，それよりたくさん食べてもリスクはそれより下がっていない．このことから，「魚を食べるとリスクが下がる」というよりも，「魚をまったく食べない食生活はリスクを上げる」と解釈するほうが正しいかもしれない．一方，脳出血では，少しだけ食べるとリスクが上がり，たくさん食べると少し下がっているようにみえる．しかし，いずれの結果も有意ではない．

これらの結果は，積極的に魚を食べることで心筋梗塞と脳梗塞をある程度予防できることを示している．一方，n-3系脂肪酸がもつこの作用は脳出血には促進的に働くと考えられる．しかし，これはメカニズムからの推論にすぎず，疫学研究からは明確な答えは得られていない．少なくとも通常の摂取頻度の範囲では脳出血を増やす可能性は乏しいと理解してよいと思われる．

食物繊維

アメリカとヨーロッパで行われた世界的に有名な10のコホート研究のデータをまとめて心筋梗塞死亡率との関連を解析したプールド・アナリシスを紹介する．解析対象となった総追跡人数は男性9万1,058人，女性24万5,186人であった．6～10年間の追跡が行われ，2,011例の死亡が確認された（File 7 - 17）[33]．12 g/日から24 g/日の間では違いはなく，それより少ない群で2割程度のリスク上昇が，そして，それより多い群で2割程度のリスク減少が観察された．

ちなみに，日本人は穀類や野菜など，植物性

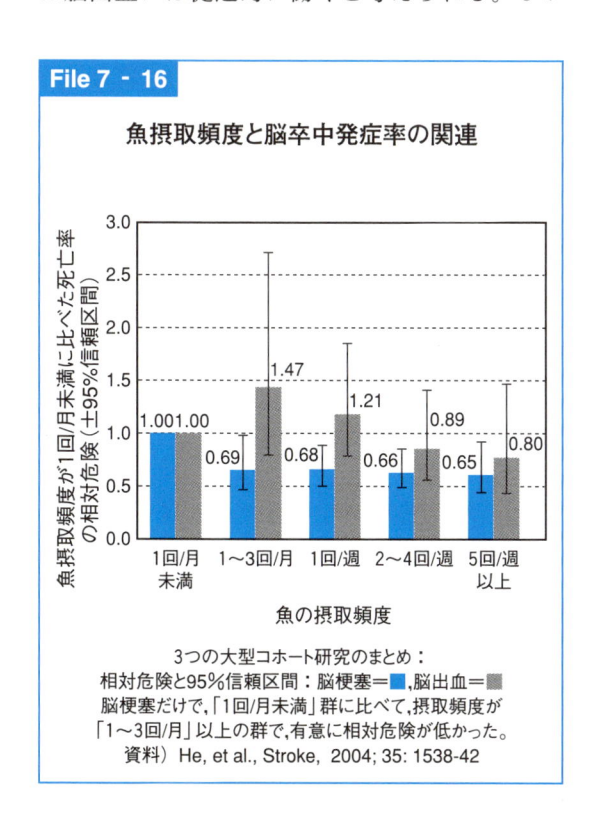

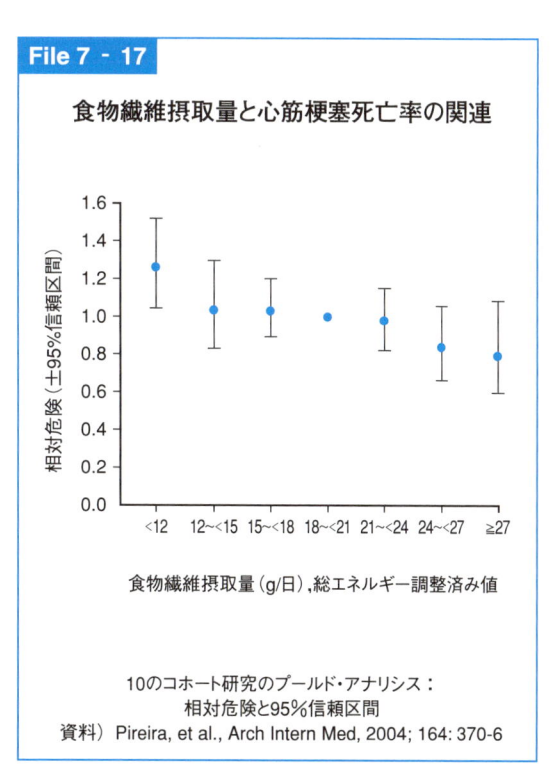

File 7 - 16

魚摂取頻度と脳卒中発症率の関連

[図：魚の摂取頻度別の相対危険（±95%信頼区間）。脳梗塞（青）と脳出血（灰）について。1回/月未満を基準（1.00）として、1～3回/月：脳梗塞0.69、脳出血1.47；1回/週：0.68、1.21；2～4回/週：0.66、0.89；5回/週以上：0.65、0.80]

3つの大型コホート研究のまとめ：
相対危険と95%信頼区間：脳梗塞＝■，脳出血＝■
脳梗塞だけで，「1回/月未満」群に比べて，摂取頻度が「1～3回/月」以上の群で，有意に相対危険が低かった．
資料）He, et al., Stroke, 2004; 35: 1538-42

File 7 - 17

食物繊維摂取量と心筋梗塞死亡率の関連

[図：食物繊維摂取量（g/日、総エネルギー調整済み値）別の相対危険（±95%信頼区間）。<12, 12～<15, 15～<18, 18～<21, 21～<24, 24～<27, ≧27]

食物繊維摂取量（g/日），総エネルギー調整済み値

10のコホート研究のプールド・アナリシス：
相対危険と95%信頼区間
資料）Pireira, et al., Arch Intern Med, 2004; 164: 370-6

File 7 - 18

心筋梗塞患者の再発予防を目的とした食事指導の
効果を検証したランダム化割付比較試験の結果

介入期の脂質摂取量

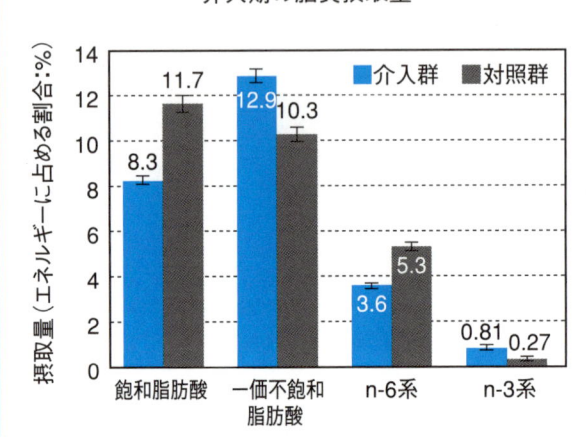

飽和脂肪酸：介入群 8.3、対照群 11.7
一価不飽和脂肪酸：介入群 12.9、対照群 10.3
n-6系：介入群 3.6、対照群 5.3
n-3系：介入群 0.81、対照群 0.27

摂取量（エネルギーに占める割合：%）

介入期の脂質（脂肪酸）摂取量の比較：平均値（±標準誤差）
ただし、一価不飽和脂肪酸はオレイン酸のみ、n-6系脂肪酸は
リノール酸のみ、n-3系脂肪酸はα-リノレン酸のみ。
資料）de Lorgeril, et al., Lancet, 1994; 343: 1454-59

**介入開始後の再発死亡の経過：
心筋梗塞の再発または心筋梗塞による
死亡が起こっていない者の割合（%）**

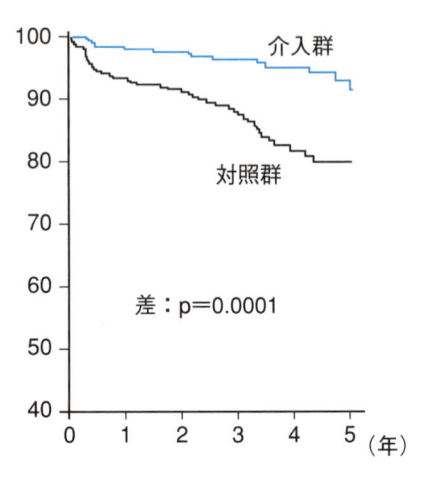

差：$p=0.0001$

資料）de Lorgeril et al. Circulation, 1999; 99: 779-85

食品を好む民族であるが、成人の平均的な食物繊維摂取量は 15 g/日弱（平成13年国民栄養調査）であり、この図では少なめの群に入る。

地中海食

地中海食と心筋梗塞の関連も興味深い。これは、西ヨーロッパでは、北欧や中部ヨーロッパの国に比べて地中海地域の国で心筋梗塞が少ないことに注目したものであるが、これに関連した研究としては、心筋梗塞の再発予防を目的としてフランスで行われたランダム化割付比較試験が注目される[34, 35]。この研究では心筋梗塞の患者を食事指導（介入）群（302人）と対照群（303人）に割り付け、食事指導群には地中海式の食事がすすめられた。具体的には、パン、根菜、緑葉野菜、魚を増やし、肉を減らし、果物を毎日食べ、バターやクリームをマーガリンに変えるというものであった。マーガリンはなたね油からつくられたもので、栄養価はオリーブ油に近く、ややα-リノレン酸が多めであった。そして、サラダにはオリーブ油かなたね油を使うように指導がなされた。その結果、2つの群の脂質（脂肪酸）摂取量はFile 7 - 18（左）のとおりであり、その後5年間の再発や死亡には大きな差が観察された（File 7 - 18：右）。この結果、地中海食が心筋梗塞の再発に有効であることが証明された。

しかし、注意を要する事実がある。この研究における地中海食の特徴は、オレイン酸（一価不飽和脂肪酸の代表でオリーブ油やなたね油に豊富）が増えたのに呼応して、飽和脂肪酸とリノール酸（n-6系脂肪酸の代表）が減っていることである。そして、α-リノレン酸（植物性食品由来のn-3系脂肪酸の代表）が少し増えている。

そして，もっとも大きな変化を示したのは，飽和脂肪酸であった．つまり，この研究は，摂取量から考えると，n-6系脂肪酸をn-3系脂肪酸に変えるというよりも，飽和脂肪酸を一価不飽和脂肪酸に変えることの効果を検証したものと理解される．ところで，日本人の飽和脂肪酸摂取量は成人で5～8％エネルギー程度であり[24]，この研究の介入群よりも少ない．これを考えると，飽和脂肪酸摂取量が少ない日本人が積極的にオレイン酸を摂取することに意味があるか否かをこの研究の結果から判断することはできない．そのうえ，この研究で地中海食としてすすめられた内容は，果物を除けば，日本の伝統的な食習慣に近いものである．現在の日本人の食事を地中海式に変えるのではなく，日本食を守るほうが科学的であるかもしれない．日本人の心筋梗塞死亡率が地中海諸国よりも低いという事実もそれを間接的に支持しているようである．

ことわざの疫学的解釈：
1日1個のリンゴは医者を遠ざける

イギリスのことわざである．知っている人も多いだろう．これを疫学の言葉に翻訳すると，「リンゴを食べている人は（食べていない人に比べて），病気にかかる確率が低い」となる．

ところが，リンゴが他の果物に比べて，とくに病気の予防に効果的だという研究成果はそれほど多くない．一方，リンゴに限らず，果物全般が，脳卒中（脳出血と脳梗塞），心筋梗塞，がんといったいわゆる生活習慣病の予防に効果を有しているという報告はたくさんある．たとえば，約5万人の食習慣を調べ，その後3年間にわたって脳卒中の発症を観察したデンマークの研究によると，果物をたくさん食べる人たち（1日に250 g以上）の脳梗塞発症率は，果物をあまり食べない人たち（同41 g程度）に比べて4割程度も少なかった（File 7 - 19）[36]．

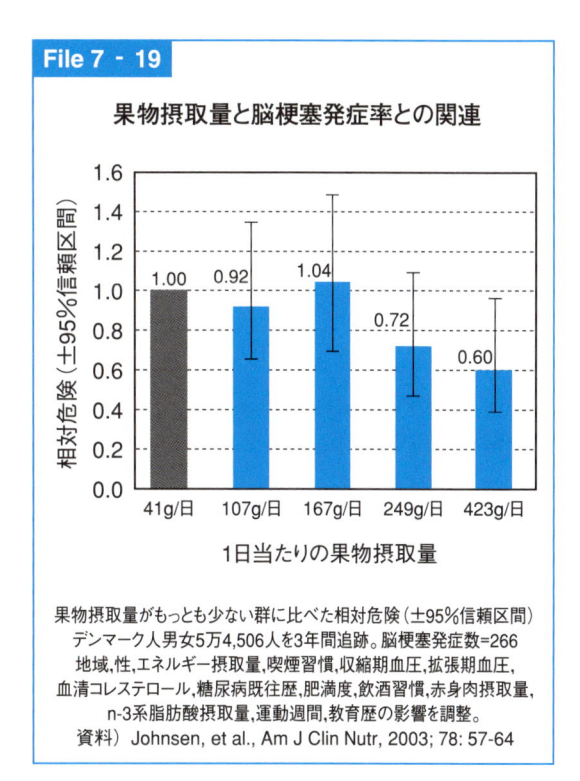

脳卒中の大きな危険因子は高血圧であり，高血圧を予防する栄養素であるカリウムがリンゴには豊富に含まれている．そのため，脳卒中予防，高血圧予防にリンゴはおすすめであるが，ミカン，イチゴ，バナナなど，他の代表的な果物にもカリウムは豊富なため，いろいろな果物を積極的に食べることが大切である．

イギリスの代表的な果物といえばリンゴである．これらの事実から考えると「1日1個のリンゴは…」は，「1日1個の果物（リンゴも含む果物全体）は…」と解釈するほうがよさそうである．

File 7 - 19

果物摂取量と脳梗塞発症率との関連

縦軸：相対危険（±95％信頼区間）
横軸：1日当たりの果物摂取量

41g/日	107g/日	167g/日	249g/日	423g/日
1.00	0.92	1.04	0.72	0.60

果物摂取量がもっとも少ない群に比べた相対危険（±95％信頼区間）．デンマーク人男女5万4,506人を3年間追跡．脳梗塞発症数＝266．地域，性，エネルギー摂取量，喫煙習慣，収縮期血圧，拡張期血圧，血清コレステロール，糖尿病既往歴，肥満度，飲酒習慣，赤身肉摂取量，n-3系脂肪酸摂取量，運動習慣，教育歴の影響を調整．
資料）Johnsen, et al., Am J Clin Nutr, 2003; 78: 57-64

04 がん

がん予防の特徴

いわゆる高危険度群が存在しないという点で、がん（cancer）の一次予防は他の生活習慣病の予防と異なる。高血圧や高脂血症、高血糖、肥満には要治療の前に要注意の時期がある。ところが、がんには要注意の時期はなく、あえていえば、精密検査を受けるようにすすめられる時期がそれに当たるだろう。そして、がんが他の生活習慣病と異なるのは、精密検査でがんが発見された場合、生活習慣の改善によってがんが治ることはほとんど期待できないという点である。これは、高血圧などが生活習慣の是正によって、ある程度の改善が期待できるのと大きな違いである。したがって、がんの予防は「純粋な一次予防」である。その意味で、「どのような食事や栄養が、がんを治すか」ではなく、「どのような食事や栄養を摂取している人が、がんにかかりにくいか」が大切である。そこで、この観点から、AICR（American Institute for Cancer Research）が行った系統的レビューの結果を紹介する[37]。

がんの原因は発生部位によって異なり、発生状況（死亡率、発症率）も部位によって異なる（File 7-20）[38]。男女ともに1960年にピークを迎えた胃がんの死亡率は、その後減少を続け、男性では肺がんに抜かれて第2位になった。女性では現在も第1位だが、増加してきている大腸がんとの差はかなり縮まっている。増加が懸念されるがんとしては、肺がん、乳がん（女性）、大腸がん、肝臓がんがある。ここでは発症率の高いがんに限って食事との関連を考えることにする。

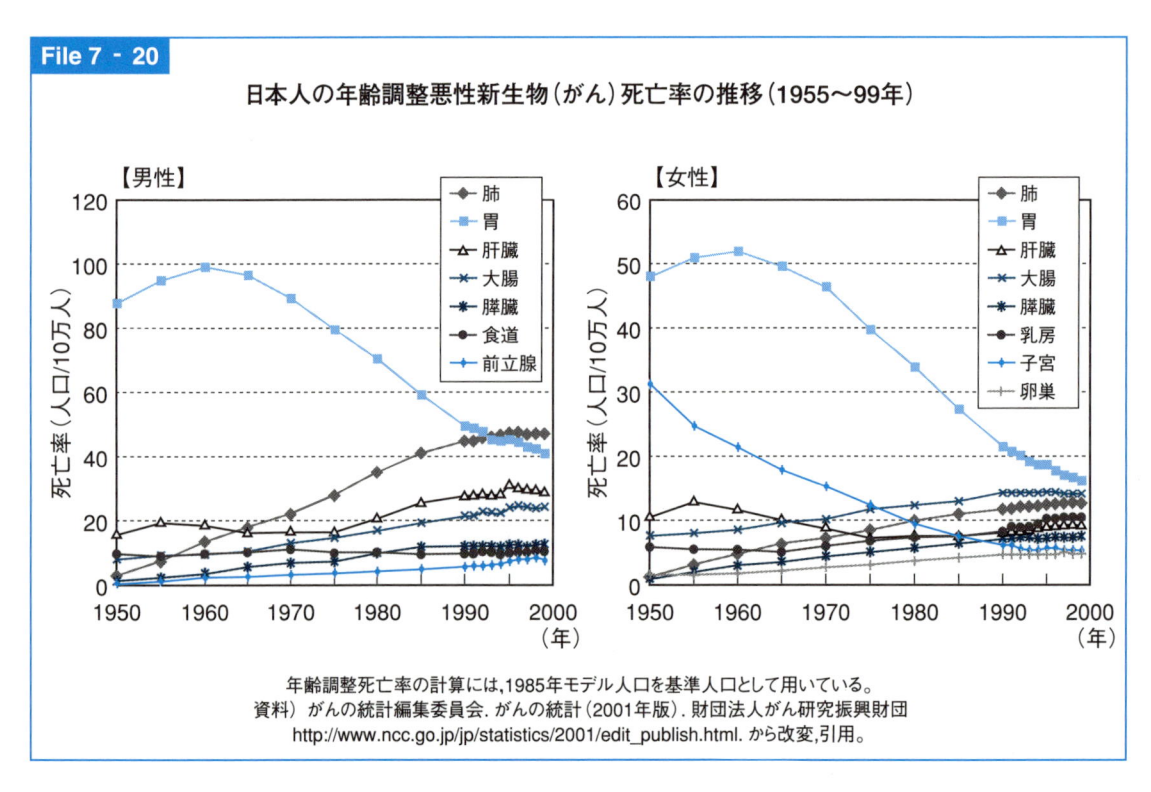

File 7-20

日本人の年齢調整悪性新生物（がん）死亡率の推移（1955～99年）

年齢調整死亡率の計算には、1985年モデル人口を基準人口として用いている。
資料）がんの統計編集委員会. がんの統計（2001年版）. 財団法人がん研究振興財団
http://www.ncc.go.jp/jp/statistics/2001/edit_publish.html. から改変, 引用.

胃がん

 胃がんと食事因子との関連はFile 1-14に示したとおりである[37]。この表の特徴は、結果が信頼度によって、「確実（convincing）」、「高い可能性（probable）」、「可能性あり（possible）」、「不十分（insufficient）」に分かれていることである。系統的レビューによって得られるこのような表の重要さと、その読み方のポイントはCHAPTER 1で触れたとおりである。繰り返しになるが、胃がんの予防の中心は、野菜と果物を食べ、塩辛いものを避けることである。

乳がん

 高脂質摂取は長い間乳がんの危険因子として考えられてきた。ところが、File 7-21のように、脂質（および飽和脂肪酸）は「可能性あり」

File 7-21

食べ物と乳がんの関連（世界の疫学研究のまとめ）

	予防的	関連なし	促進的
確実		コーヒー	急な成長・高身長
高い可能性	野菜・果物	コレステロール	肥満・成人期の体重増加・アルコール
可能性あり	運動・食物繊維・カロテノイド	一価不飽和脂肪酸・多価不飽和脂肪酸・レチノール・ビタミンE・鶏肉・紅茶	総脂質・飽和脂肪酸・動物性脂質・肉
不十分	ビタミンC・イソフラボン・リグナン・魚		動物性たんぱく質・DDT残留物

資料）Food, Nutrition and the Prevention of Cancer: a Global Perspective
World Cancer Research Fund, American Institute for Cancer Research, 1997 から改変，引用。

のレベルにとどまっている[37]。また、最近、厚生労働省研究班報告として発表された「科学的根拠に基づく乳がん診療ガイドライン」でも、詳細な系統的レビューを行った結果、脂肪の食事摂取は危険因子にならないとしている[39]。しかし、一次予防とは、乳がんだけを予防するものではなく、現在かかっていない主要な疾患すべてを念頭において行うべきものである。高脂質摂取が乳がんの危険因子でないとしても、過度な脂質摂取は慎むのが望ましいという基本方針に変わりはないだろう。

 File 7-21をみると、「確実」な食事因子はまだ存在せず、食事による乳がんの予防の難しさを示している。食事のなかでもっとも高い信頼度にランクされているのが、予防因子としての野菜、果物と、促進因子としてのアルコール（飲酒）である。

 乳がんの特徴は、検診によって早期発見がかなり可能であることと、早期がんの治療成績がかなりよいことである。乳がんの予防に関する限り、食事に期待するよりも、早期発見、早期治療を心がけるほうが現実的である。

大腸がん

 AICRの報告によると、大腸がんに関連する食事因子はFile 7-22のようであり[37]、野菜摂取がもっとも確実な予防因子としてあげられている。一方、確実な促進因子はなく、可能性が高い促進因子が赤身肉とアルコールとなっている。しかし、赤身肉に関する研究報告は欧米に限られており、欧米に比べて赤身肉摂取量がはるかに少ない日本人にはこの結果は当てはまらないかもしれない。赤身肉と大腸がんの関連については、さまざまなメカニズムが提唱されているが、注目されるのは、肉を焼いたときに生成される

File 7-22

食べ物と大腸がんの関連（世界の疫学研究のまとめ）

	予防的	関連なし	促進的
確実	運動・野菜		
高い可能性			赤身肉・アルコール
可能性あり	食物繊維・炭水化物・カロテノイド	カルシウム・セレン・魚	肥満・高身長・多食事回数・砂糖・総脂質・飽和脂肪酸・動物性脂質・加工肉・卵・焼きすぎた肉
不十分	難消化性炭水化物・ビタミンC, D, E・葉酸・メチオニン・穀物・コーヒー		鉄

資料）Food, Nutrition and the Prevention of Cancer: a Global Perspective
World Cancer Research Fund, American Institute for Cancer Research, 1997 から改変, 引用。

File 7-23

イギリスとアフリカにおける糞便重量の比較

資料）Burkitt DP. Epidemiology of cancer of the colon and rectum. Cancer, 1971; 28: 3-13

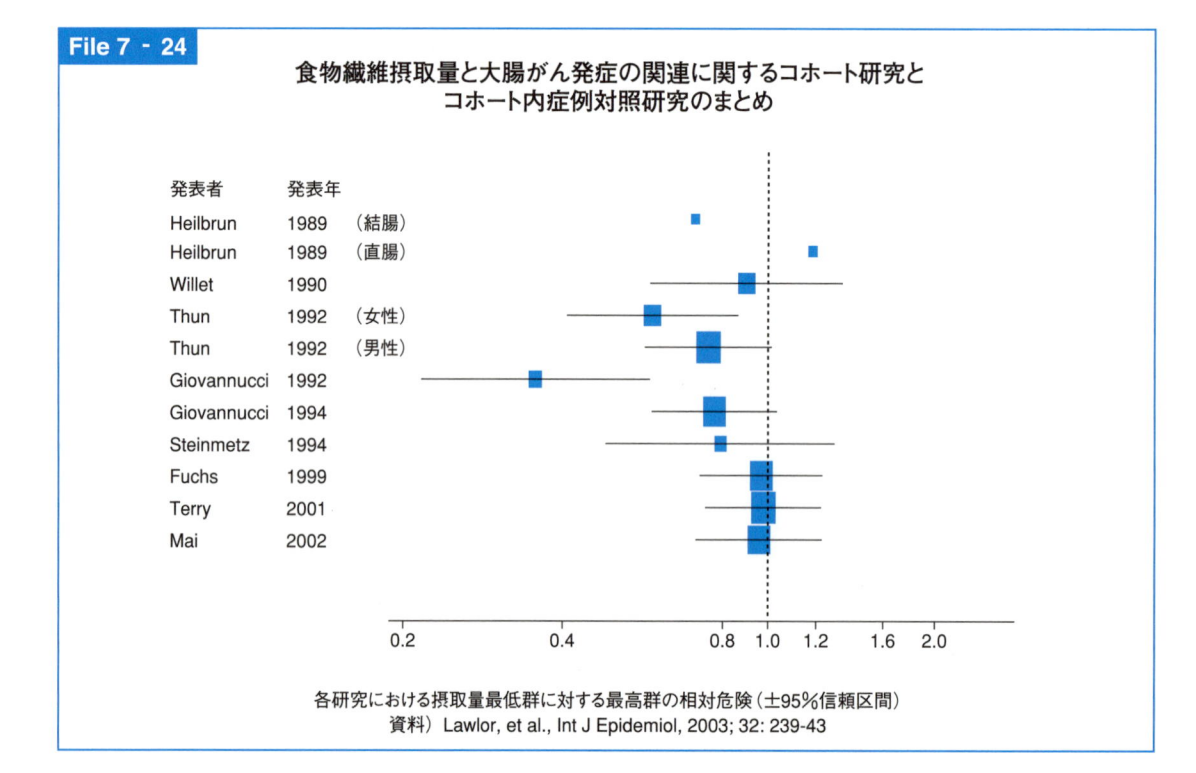

File 7-24

食物繊維摂取量と大腸がん発症の関連に関するコホート研究とコホート内症例対照研究のまとめ

発表者	発表年	
Heilbrun	1989	（結腸）
Heilbrun	1989	（直腸）
Willet	1990	
Thun	1992	（女性）
Thun	1992	（男性）
Giovannucci	1992	
Giovannucci	1994	
Steinmetz	1994	
Fuchs	1999	
Terry	2001	
Mai	2002	

各研究における摂取量最低群に対する最高群の相対危険（±95％信頼区間）
資料）Lawlor, et al., Int J Epidemiol, 2003; 32: 239-43

ニトロソアミンの関与であろう[40]。バーベキューのような焦げ目をつけた赤身肉を食べる頻度が低い日本人では，赤身肉のリスクはさらに低いかもしれない。しかし，このあたりはまだほとんどわかっていない，といったほうがよさそうである。

一方，長年にわたって，食物繊維が大腸がんの予防因子と考えられてきた。よく引用されるのは，1970年前後に提唱されたアフリカ人とイギリス人の糞便重量の差に基づく推論である（File 7-23）。ところが，最近のランダム化割付比較試験やコホート研究の結果は必ずしも一致しておらず，その予防効果に疑問が投げられている（File 7-24）[41, 42]。しかし，食物繊維が大腸がんにまったく関連していないかというと，そうでもないらしく，最近発表された西ヨーロッパ8カ国の共同による大規模なコホート研究では，食物繊維摂取量が13 g/日程度の群に比べて，21 g/日程度以上の群で大腸がん発症率が23％程度減少することが報告されている（File 7-25）[43]。

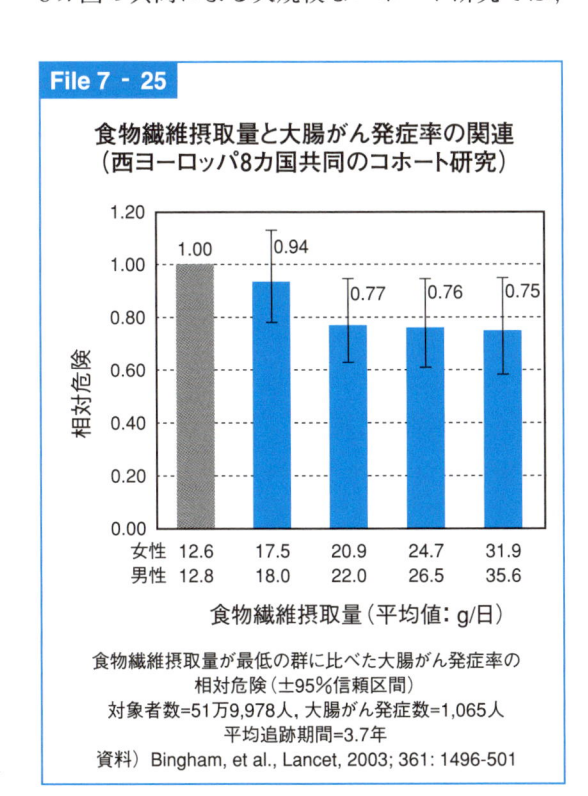

このように，疫学研究の結果が十分に一致していないこともあり，File 7-22では「可能性あり」のレベルにとどまっている。これは，食物繊維単独の効果に期待するよりも，野菜など食物繊維のおもな摂取源である食品に含まれる複数の栄養素（未知の物質も含む）にも期待するほうが現実的であることを示しているといえるだろう。また，File 7-24からわかるように，食物繊維が大腸がんのリスクを上げるという報告はほとんどないため，他の生活習慣病のことも考えれば，食物繊維を積極的に食べたいことに変わりはない。

肺がん

AICRの報告では，肺がんに関連する食事因子はFile 7-26のようになっている[37]。やはり，野菜・果物摂取がもっとも確実な予防因子である。ところが，予防因子としてもっとも有望視されていたベータカロテンの有効性を検証するためにフィンランドとアメリカで行われた大規模なランダム化割付比較試験では，ベータカロテンによる肺がん予防効果は認められず，むしろ発症が増えるという予想外の結果に終わった[44, 45]。そのうちの1つは，CHAPTER 3で紹介したとおりである（File 3-26, 27）。しかし，これらの研究で投与されたベータカロテンは，食物からは摂取できないほど大量（フィンランドの研究では20 mg/日，アメリカの研究では30 mg/日）であった。ちなみに，食品からの摂取量は平均値として2〜3 mg/日程度，ほとんどの人で5 mg/日以下である。野菜・果物に含まれる他の栄養成分の存在も考えると，コホート研究などの

File 7-25

食物繊維摂取量と大腸がん発症率の関連
（西ヨーロッパ8カ国共同のコホート研究）

食物繊維摂取量（平均値: g/日）	相対危険
女性 12.6 / 男性 12.8	1.00
女性 17.5 / 男性 18.0	0.94
女性 20.9 / 男性 22.0	0.77
女性 24.7 / 男性 26.5	0.76
女性 31.9 / 男性 35.6	0.75

食物繊維摂取量が最低の群に比べた大腸がん発症率の相対危険（±95％信頼区間）
対象者数=51万9,978人，大腸がん発症数=1,065人
平均追跡期間=3.7年
資料）Bingham, et al., Lancet, 2003; 361: 1496-501

File 7-26

食べ物と肺がんの関連（世界の疫学研究のまとめ）

	予防的	関連なし	促進的
確実	野菜・果物		
高い可能性	カロテノイド		
可能性あり	運動・ビタミンC・ビタミンE・セレン	レチノール	総脂質・飽和脂肪酸・動物性脂質・コレステロール・アルコール
不十分			

食事以外の危険因子：喫煙

資料）Food, Nutrition and the Prevention of Cancer: a Global Perspective World Cancer Research Fund, American Institute for Cancer Research, 1997 から改変，引用．

File 7-27

世界の7つの大規模コホート研究の再解析（プールド・アナリシス）

摂取量によって5つのグループに分けた場合

追跡期間＝7〜16年，対象者数＝39万9,765人，肺がん発症数＝3,155人
肥満度，飲酒習慣，喫煙習慣などの影響を統計学的に除外して計算．

資料）Mannisto, et al., Cancer Epidemiol Biomarkers Prev, 2004; 13: 40-8

観察型疫学研究で明らかにされた野菜・果物の予防効果は，介入研究の結果を覆すものではないと理解される．一方，サプリメントによる単一栄養成分の大量摂取による予防は，まだ研究段階であると理解しておくほうがよさそうである．

カロテノイド摂取と肺がんの発生との関連を検討した7つの大規模コホート研究のデータを再解析したプールド・アナリシスがある（File 7-27）[46]．ベータカロテンによる予防効果は意外に小さく，リコペンやベータクリプトキサンチンのほうが顕著な予防効果を示している．しかし，それ以上に注目されるのは，個々のカロテノイドの比較ではなく，すべてが少しずつ肺がん予防に寄与しているらしいということである．これらのなかには，緑黄色野菜でなく，果物に豊富なものもあるため，野菜と果物の両方を積極的に食べたい，となる．

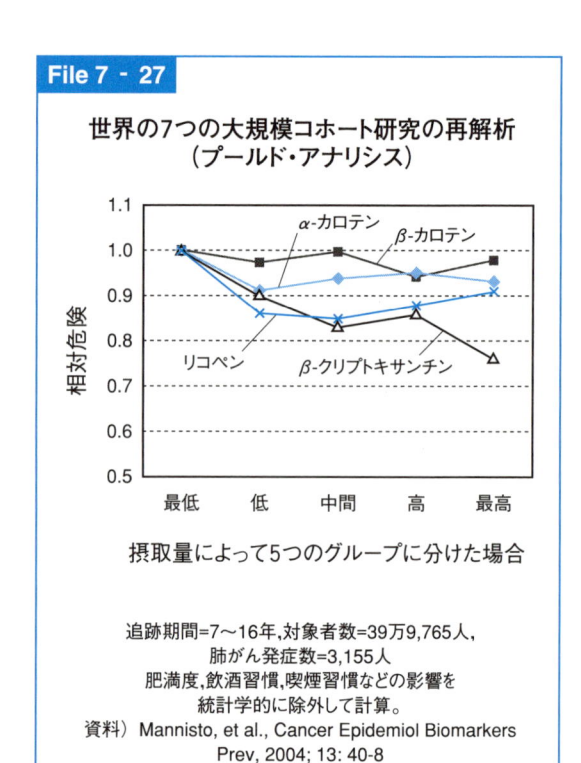

アルコール関連がん

口から咽喉（のど）を経て食道までを上部消化器（upper digestive tract）と呼ぶ．このあたりのがんではアルコールとの関連が認められる．延べ187の症例対照研究と48のコホート研究について，18の部位のがんとの関係をまとめたメタ・アナリシスの結果がFile 7-28である[47]．ただし，1つの研究で複数の部位について検討したものがあるため，上記の研究数と図中の研究数は一致しない．口腔・咽頭，食道，喉頭，乳房（女性），肝臓（女性）で，非飲酒群に比べて100g/日以上摂取していた群は2倍以上にリスクが上昇している．このように，男性だけなく女性でも，アルコールによるがんのリスク上昇が認められていることを考えると，がんに対するアルコールの危険はもっと強調される必要がある．

CHAPTER 7 ● 生活習慣病予防のEBN

File 7 - 28
アルコール摂取とがん（メタ・アナリシス）

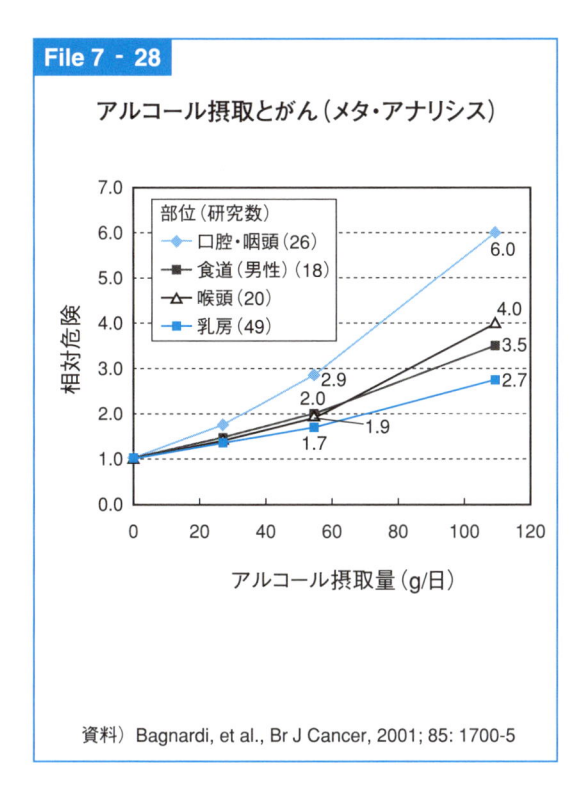

部位（研究数）
- 口腔・咽頭 (26)
- 食道（男性）(18)
- 喉頭 (20)
- 乳房 (49)

資料）Bagnardi, et al., Br J Cancer, 2001; 85: 1700-5

File 7 - 29
食べ物とがん（予防因子）

◯◯ 確実　　◯ 高い可能性

	野菜	果物	カロテノイド	ビタミンC	冷蔵保存
口腔・咽頭	◯◯	◯◯			
喉頭	◯	◯			
食道	◯◯	◯◯			
肺	◯◯	◯◯	◯		
胃	◯◯	◯◯		◯	◯◯
膵臓	◯	◯			
大腸	◯◯				
乳房	◯	◯			
膀胱	◯	◯			

世界の疫学研究のまとめ
資料）Food, Nutrition and the Prevention of Cancer: a Global Perspective
World Cancer Research Fund, American Institute for Cancer Research, 1997

File 7 - 30
野菜と果物摂取量を100g/日食べ増やしたときに期待できる発がんリスクの変化に関するメタ・アナリシス（コホート研究の結果に基づく）

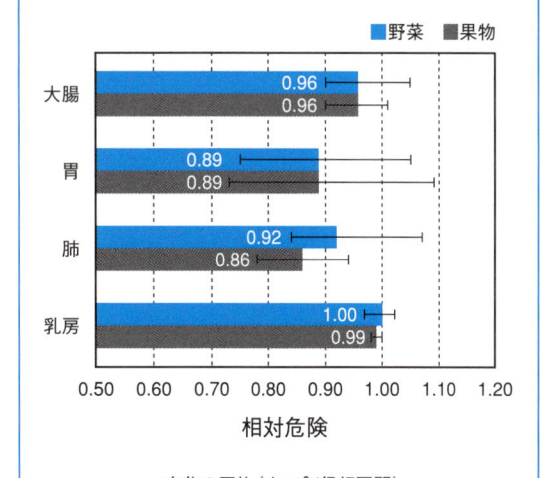

部位	野菜	果物
大腸	0.96	0.96
胃	0.89	0.89
肺	0.92	0.86
乳房	1.00	0.99

変化の平均（±95%信頼区間）
資料）Riboli, et al., Am J Clin Nutr, 2003; 78 (3 Suppl): 559S-69S

まとめ

1つのがんだけを予防できたとしても，意味のある一次予防とはいえない。そこで，がん全体を予防するためのエビデンスを探すとFile 7-29のようになる[37]。これは，「確実」および「高い可能性」だけを取り出した表であるが，明らかにされていることが少ないのに驚くかもしれない。そのなかで，予防因子としての野菜と果物の働きが注目に値する。科学的根拠に基づいた信頼度の高い情報に基づいてがんを予防したいと考えるのならば，「野菜と果物を積極的に食べよう」となる。

しかし，この表では，「どれくらい（1日当たり何gくらい）の野菜と果物を食べればよいのか」はわからない。そこで，野菜と果物を100g/日だけ食べ増やしたときに期待できる発がんリスク

の変化をまとめたのが File 7-30 である[48]。ざっとみると、肺がんと胃がんで10％程度、大腸がんで5％程度の減少効果を期待できることがわかる。一方、乳がんの減少は1％程度と非常に小さく、食事による乳がん予防の難しさがここでも示されている。

　代表的ながんについて、食事との関連を一次予防の観点からみてきた。がんと食事については、数多くの情報が流れている。ところが、科学的な信頼度が高いものに限定すると、意外なほど少ないのが現実である。その一方、「食塩または塩辛い物」、「野菜や果物」、「飲酒」のように、日常的な食べ物ががんと密接に関連している。つまり、ある特殊な食品や栄養素によってではなく、ごくあたりまえの食べ物にがん予防の可能性が潜んでいるのである。

●食事だけでがんを予防することはできない。しかし、少しでもできることがあったら積極的に取り入れたい。でも、正しいことを取り入れないと後でバカをみる。つまり、がんにかかるリスクが上がるということだ。笑っては済まされない。

05 糖尿病

なぜ糖尿病が怖いのか

　糖尿病（diabetes mellitus）は、日本人の代表的な死亡原因には入っていない。それにもかかわらず、深刻な健康問題として話題になっている。その理由として、長い間気づかれずにじわじわと進行し、発見されたときにはかなり悪化しているケースが多く、たとえ、発見できても完全に治すことは困難で、生活に特別な注意と専門的な治療が不可欠だということがあげられる。とくに注意すべきは、網膜症、腎症、神経障害といった合併症である。しかし、最近、それ以上に深刻な問題と考えられているのは、糖尿病や高血糖の人は循環器疾患のリスクが高いということである[49]。

　そして、厚生労働省が近年行った調査によると、糖尿病が強く疑われる人は全国で約740万人、糖尿病の可能性を否定できない人を合わせると約1,620万人に上るという[50]。糖尿病は高血圧に匹敵する新たな国民病といえるかもしれない。

肥満

　肥満が糖尿病発症の大きな危険因子であることは数多くの研究で明らかにされている。たとえば、アメリカ人を対象としたコホート研究では、糖尿病にかかっていない11万4,281人の女性を14年間追跡し、18歳のときのBMIと糖尿病の発症リスクとの間に非常に強い正の相関が認められている（File 7-31）[51]。BMIが22未満の群の発症リスクに比べた相対危険は、BMIが25～26の群では3.3倍、BMIが27以上の群では5.1倍と、ほぼ直線的にリスク増加していた。また、18歳のときのBMIだけでなく、その後の体重の変化も糖尿病の発症に関連していることが、同じ研究で明らかにされている（File 7-32）[51]。この2つの結果から、若いころの肥満度（体重）と、その後の肥満度（体重）の変化は、それぞれ独立に糖尿病の発症に関与していることがわかる。

　ところで、糖尿病は遺伝が関与する疾患で、糖尿病の家族歴がある人は家族歴がない人に比べて糖尿病が発症しやすい[51]。では、家族歴の有無と肥満の有無はどちらが大きな影響を及ぼしているのだろうか。

　先ほどのFile 7-32の結果を家族歴の有無によ

CHAPTER 7 ● 生活習慣病予防のEBN

File 7 - 31

18歳時の体重と30歳以後の糖尿病発症の関連

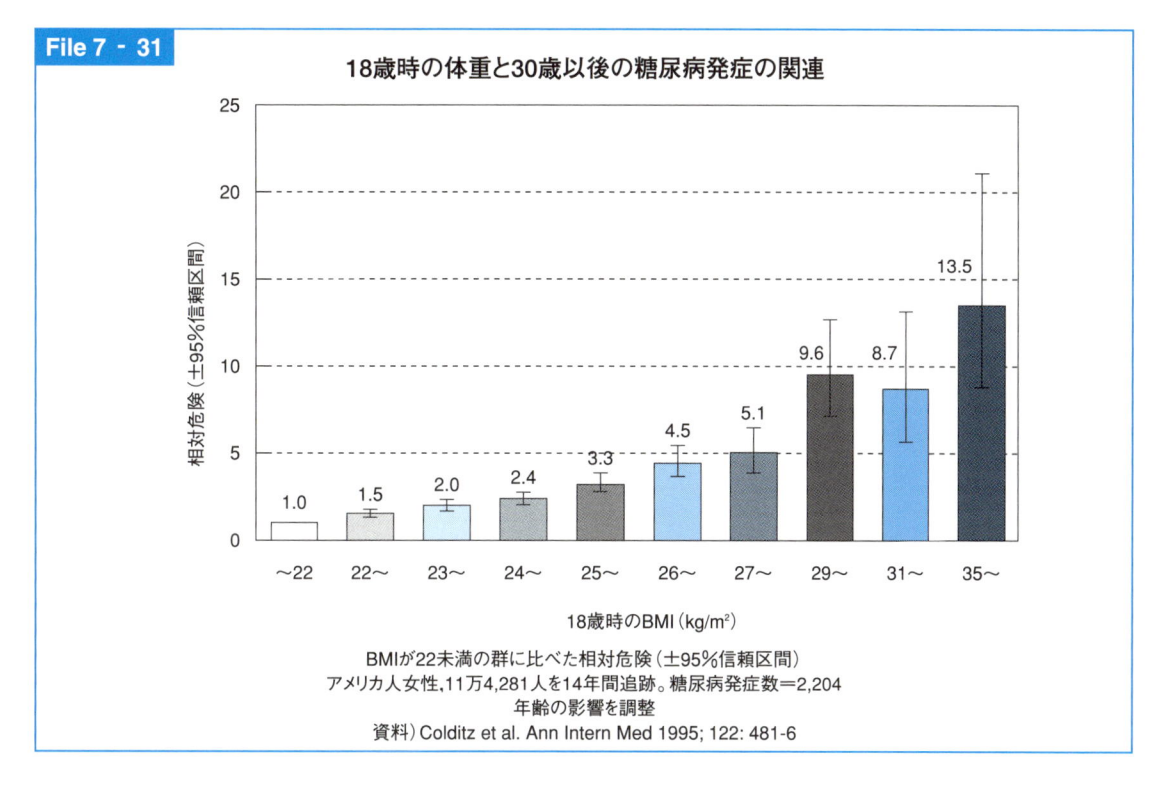

相対危険（±95%信頼区間）

18歳時のBMI (kg/m²)	相対危険
～22	1.0
22～	1.5
23～	2.0
24～	2.4
25～	3.3
26～	4.5
27～	5.1
29～	9.6
31～	8.7
35～	13.5

BMIが22未満の群に比べた相対危険（±95%信頼区間）
アメリカ人女性, 11万4,281人を14年間追跡。糖尿病発症数＝2,204
年齢の影響を調整
資料）Colditz et al. Ann Intern Med 1995; 122: 481-6

File 7 - 32

18歳時からの体重の変化と糖尿病発症の関連

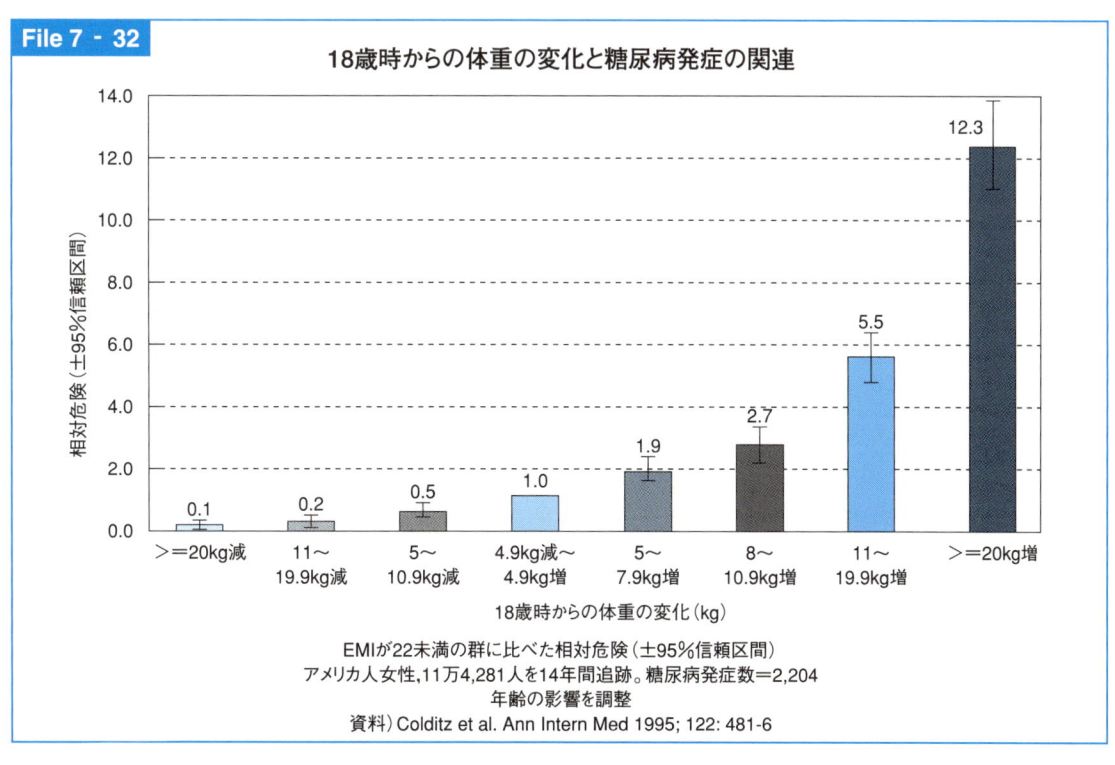

相対危険（±95%信頼区間）

18歳時からの体重の変化 (kg)	相対危険
≥20kg減	0.1
11～19.9kg減	0.2
5～10.9kg減	0.5
4.9kg減～4.9kg増	1.0
5～7.9kg増	1.9
8～10.9kg増	2.7
11～19.9kg増	5.5
≥20kg増	12.3

EMIが22未満の群に比べた相対危険（±95%信頼区間）
アメリカ人女性, 11万4,281人を14年間追跡。糖尿病発症数＝2,204
年齢の影響を調整
資料）Colditz et al. Ann Intern Med 1995; 122: 481-6

File 7-33

18歳時からの体重の変化・糖尿病家族歴と糖尿病発症の関連

両親は糖尿病か？	なし	1人	なし	両親
兄弟・姉妹は糖尿病か？	なし	なし	あり	あり
11〜19kg減	0.5	2.1	—	—
5〜10kg減	0.9	1.9	4.3	3.7
4.9kg減〜4.9kg増	1.0	3.6	1.0	1.6
5〜9kg増	2.3	6.8	5.8	11.7
10〜19kg増	6.1	12.6	11.9	21.3
20kg以上増	20.1	27.9	32.8	48.7

体重変化が5.0kg未満で家族歴のない人と比較した相対危険
アメリカ人女性，11万4,281人を14年間追跡した結果
資料）Colditz, et al., Ann Intern Med, 1995; 122: 481-6

File 7-34

生活・環境要因と2型糖尿病の関連
（世界のヒト研究のまとめ）

	予防的	関連なし	促進的
確実	過体重者・肥満者の自発的体重減少，運動	—	過体重，肥満，腹部肥満，運動不足，妊娠糖尿病
高い可能性	非でんぷん性多糖類	—	飽和脂肪酸，子宮内発育遅滞
可能性あり	低グリセミック・インデックス食品，完全な母乳栄養		総脂質，トランス型脂肪酸
不十分	ビタミンE，クロム，マグネシウム，軽度な飲酒		過度な飲酒

資料）Steyn, et al., Public Health Nutr, 2004; 7(1A): 147-65

って細分類したものがFile 7-33である[51]。体重の変化が同じ場合，家族歴がある人の発症率は，家族歴のない人たちよりもやや高い傾向がみられるが，体重変動の少ない群（±5.0 kg未満）では，家族歴の有無やその程度は糖尿病の発症にあまり明確な影響は与えていない。一方，家族歴が同じでも，体重の増加が大きいほど糖尿病の発症率の増加は大きく，その増加は家族歴のある群でとくに顕著なようにみえる。この結果は，①糖尿病の発症には家族歴（遺伝）と肥満の両方が関与している，②家族歴（遺伝素因）よりも肥満（体重の増加）の影響のほうが大きい，という2つのことを教えてくれる。

糖尿病の食事因子

糖尿病は，その名前や，肥満が大きく関連することから，食事との関連が十分に考えられる疾患である。ところが，今までに行われた介入研究や観察型疫学研究を参考にしてまとめられた結果（File 7-34）をみると，糖尿病に関連する栄養素で「確実」なものはないようである[52]。そして，「高い可能性」のところに，予防因子として非でんぷん性多糖類（食物繊維と同じ意味と考えて大きな問題はない）が，促進因子として飽和脂肪酸があげられている。

なお，「可能性あり」や「不十分」にリストアップされている栄養素や栄養成分がいくつかあるが，エビデンスが十分に確立しているわけではないため，気にしないほうがよいだろう。

食物繊維

食物繊維摂取量と糖尿病発症との関連を調べた疫学研究はいくつかあり，注目されるのは，穀物由来の食物繊維が他の食品に由来する食物

File 7 - 35

穀物由来食物繊維摂取量と糖尿病発症リスクとの関連（3つのコホート研究の結果）

（グラフ：横軸「群ごとの穀物由来食物繊維摂取量（中央値：g/日）」0〜12、縦軸「摂取量が最低の群に比べた相対危険」0.5〜1.2。3つの研究の結果が示されており、最高摂取群の値はそれぞれ0.70、0.72、0.64）

資料）Salmeron J, et al., Diabetes Care, 1997; 20: 545-50
Meyer KA, et al., Am J Clin Nutr, 2000; 71: 921-30
Salmeron, et al., JAMA, 1997; 277: 472-7

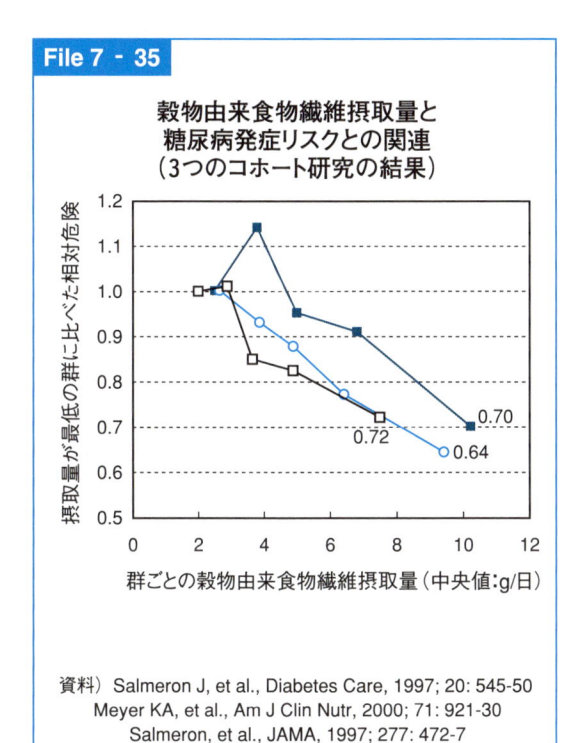

繊維よりも糖尿病と強く関連していることである。同じような方法で結果が示された3つのコホート研究の結果は，File 7 - 35のようになっている[53〜55]。もっともたくさん食べていた群は，もっとも食べ方が少なかった群に比べて3割から4割ほど発症率が低いという結果になっている。日本人の平均的な穀物由来食物繊維摂取量は3.0 g/日程度であり[34]，これは，ここに示した研究の最低群に近い値である。この3つの研究は，すべてアメリカで行われたものである。日本人は穀類を主食とする食習慣をもっているにもかかわらず，穀物由来の食物繊維摂取量が少ないことがわかる。

グリセミック・インデックス

グリセミック・インデックス（グライセミック・インデックス：glycemic index：GI）という言葉をしばしば耳にする。GIとは，「基準となる食品（ブドウ糖または白パンが一般に使われている）と同エネルギーのそれぞれの炭水化物を摂取した後の血糖反応曲線下面積（5〜10人の結果の平均）」と定義される指標である。同じ量のエネルギーをもつ食品ならば，同じ血糖上昇になりそうなものだが，実際には食品によって異なる。この現象に着目し，摂取後の血糖の上昇を食品ごとに測定して決めた数値がGIである。ところが，食品によって異なるGIが糖尿病の発生にどのように関係しているかは，つい最近まであまり研究されてこなかった。

これまでに4つのコホート研究でGIと糖尿病の発症との関連が検討されており，そのなかの2つでGIが高い食品を多く摂取している人ほど糖尿病の発症が多いことが観察されている[53, 54, 56, 57]。興味深い結果であるが，まだ研究数が少なく，結論を下すのは早すぎるだろう。ただ，GIの低い食品は，食物繊維が豊富な穀物が多いため，GIのことを気にするよりも，食物繊維が豊富な穀物を積極的に食べるように心がけるほうが，少なくとも現時点では，科学的かもしれない。

砂　糖

「糖」という言葉から，砂糖の食べすぎが糖尿病の原因になっているのではないかという疑問を耳にすることがある。45歳以上のアメリカ人女性（3万9,345人）の食事を調べ，約5年半の追跡を行い，砂糖摂取量と糖尿病の発生との関連を検討した研究によると，砂糖の摂取量と糖尿病の発症との間には関連が認められなかった（File 1 - 05：右）[58]。糖尿病は血糖値が高い状態であり，血糖に関与するのは砂糖だけではないこと，血糖のコントロールに関与する食品のなかで，砂糖の摂取量はそれほど大きなもので

はないことを考えればあたりまえという気もするが，この疫学研究もこの類推を支持している。

しかしながら，この結果をもって「お菓子や砂糖は好きなだけ食べてもよい」と解釈してはならない。間食がすぎれば，3度の食事が減る。砂糖を多く含むいわゆる嗜好品は，普通の食事に入っているさまざまな栄養素の含有量が少ない傾向にあるために気をつけたいものである。砂糖そのものが悪いわけではなく，「お菓子を食べたために食べなかった大切な食べ物は何か」という見方で考えるべきであろう。さらに，砂糖が加えられた飲み物，いわゆるソフトドリンクをたくさん飲んでいた人は体重が増える傾向にあり，その結果として糖尿病にかかるリスクが上昇していたことが，File 1‐05（右）の研究の再解析で明らかにされている[59]。この結果も，砂糖が直接に糖尿病の原因になっているわけではないからといって，むやみにたくさん食べてもよいわけではないことを示している。ただし，この研究はアメリカで行われたものであることは覚えておいたほうがよいかもしれない。アメリカ人のソフトドリンクの飲み方と日本人の飲み方の違いを考慮して，この結果を解釈しなくてはいけないからである。

飲　酒

アルコール（エタノール）は同じ重量の炭水化物やたんぱく質の倍以上のエネルギーを産生する。そのため，過度な飲酒は糖尿病の危険因子であると考えても不思議ではないだろう。ところが，質の高い15のコホート研究を用いたメタ・アナリシスによると，6〜48 g/日（日本酒換算で1/4〜2合）のエタノール摂取では，発症率が減少している（File 7‐36）[60]。

しかし，これは「体重が同じなら」という条件をつけたうえでの結果である。飲みすぎによって，そしてそれに伴った過食によって体重が増えれば，糖尿病のリスクは上がる。やはり，飲酒は適度にということになるだろう。

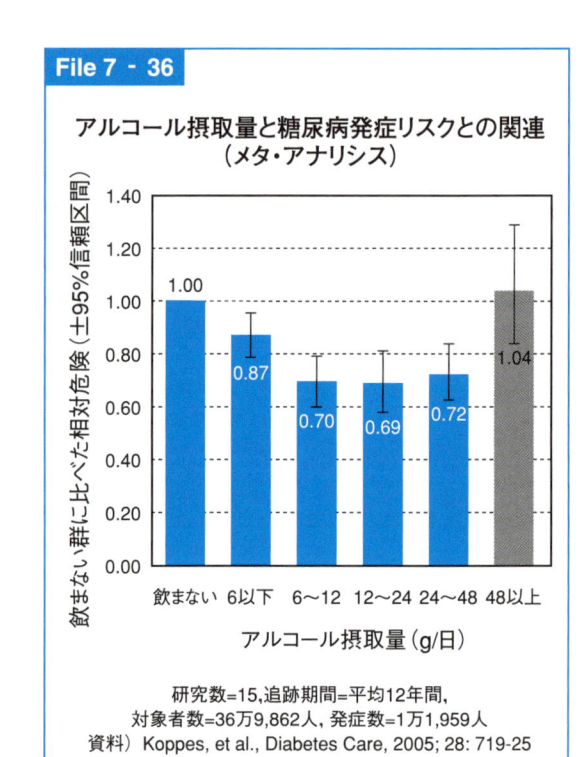

File 7‐36

アルコール摂取量と糖尿病発症リスクとの関連
（メタ・アナリシス）

縦軸：飲まない群に比べた相対危険（±95%信頼区間）
横軸：アルコール摂取量（g/日）

飲まない	6以下	6〜12	12〜24	24〜48	48以上
1.00	0.87	0.70	0.69	0.72	1.04

研究数=15，追跡期間=平均12年間，
対象者数=36万9,862人，発症数=1万1,959人
資料）Koppes, et al., Diabetes Care, 2005; 28: 719-25

脂　質

いくつかのコホート研究が，総脂質または飽和脂肪酸の摂取が多い群で，糖尿病の発症が多いことを報告している[61〜64]。また，多価不飽和脂肪酸（P）と飽和脂肪酸（S）の比（P/S比）が低い群で，発症が多いという報告もある[65]。これらの結果から，脂質，とくに，飽和脂肪酸の過剰摂取が糖尿病の発症に関係し，逆に，脂質であっても多価不飽和脂肪酸は発症を抑える方向に働いている可能性があることがわかる。

File 7‐34では，糖尿病の促進因子として，飽和脂肪酸が「高い可能性」にランクされ，他の

栄養成分に比べると，信頼度が高めになっているが，これを否定した研究結果もあり，飽和脂肪酸と糖尿病の関係は，まだ十分に明らかにはなっていないと理解するほうがよいだろう。また，この結果は欧米での研究に基づくものであり，脂質（とくに飽和脂肪酸）摂取量の違いを考えると，日本人が現在の摂取量よりもさらに制限する必要があるか否かについてはよくわかっていない。また，促進因子の「可能性あり」にトランス型脂肪酸があるが，マーガリンが主な摂取源であり，日本人の摂取量は欧米人に比べるとはるかに少なく，今のところ問題にはならないようである。

まとめ

糖尿病というと「エネルギー（カロリー）のとりすぎ」と簡単に考え，「食べすぎに注意しましょう」と安易な結論に終わりがちである。しかし，糖尿病と栄養の関係はそれほど単純ではない。そして，精力的な研究にもかかわらず，その関係は意外なほど明らかにされていない。そのなかで確かなことは，「肥満の予防」の大切さであろう。ところが，肥満の予防も「食べすぎにだけ気をつければよい」という単純なものではなく，やせていればそれでよいというものでもないようである。

◯糖尿病になったら厳重な食事療法が必要になることが多い。好きなものを好きなように食べられない。そうならないために今から気をつけるか，今のうちに好きなものを好きなだけ食べておくかは，個人が選ぶ問題である。ただ，どのように気をつければよいかの情報は，どちらを選ぶ人にも教えてあげたい。

06 肥満と食行動

エネルギーのアンバランスとしての肥満

体重の増減は，単純にいえば，摂取エネルギーと消費エネルギーのアンバランスの結果である。ほとんどの人は，自分の摂取エネルギーや消費エネルギーを知らない。それにもかかわらず，かなり厳密にこのバランスを保っている。しかし，なかには，その無意識のセンサーが少しだけずれてしまったり，うまく働かなかったりする人がいるようである。そこに肥満の問題がある。

肥満の問題を正しく理解するには，摂取と消費の両方の問題について考えなくてはならないが，ここでは摂取の問題だけにしぼることにする。

日本人の肥満問題

日本人全体から1万人以上を抽出して毎年実施されている国民栄養調査（現在は「国民健康・栄養調査」に改称）の結果によると，1981～2001年の20年間における肥満者（BMIが25以上）の推移はFile 7-37のようになっている[66]。

大きな特徴は，男女で推移が異なること，女性では50歳未満と50歳以上で異なることである。男性ではどの年齢層でも肥満者の割合が増加しており，ほとんどの年齢層で10％以上も増加している。そして，20歳台と70歳以上を除けば，2001年には肥満者の割合は全体のおよそ30％に達している。一方，女性では49歳以下の年齢層で肥満者の割合が減少している。50歳以上では，目立った変化はない。生活習慣病が表面化してくる50～69歳についていえば，20年前は女性に肥満者が多かったのが，最近では，同程度の割合になっている。つまり，かつては女

File 7 - 37

肥満者（BMIが25以上）の割合（%）の年次推移

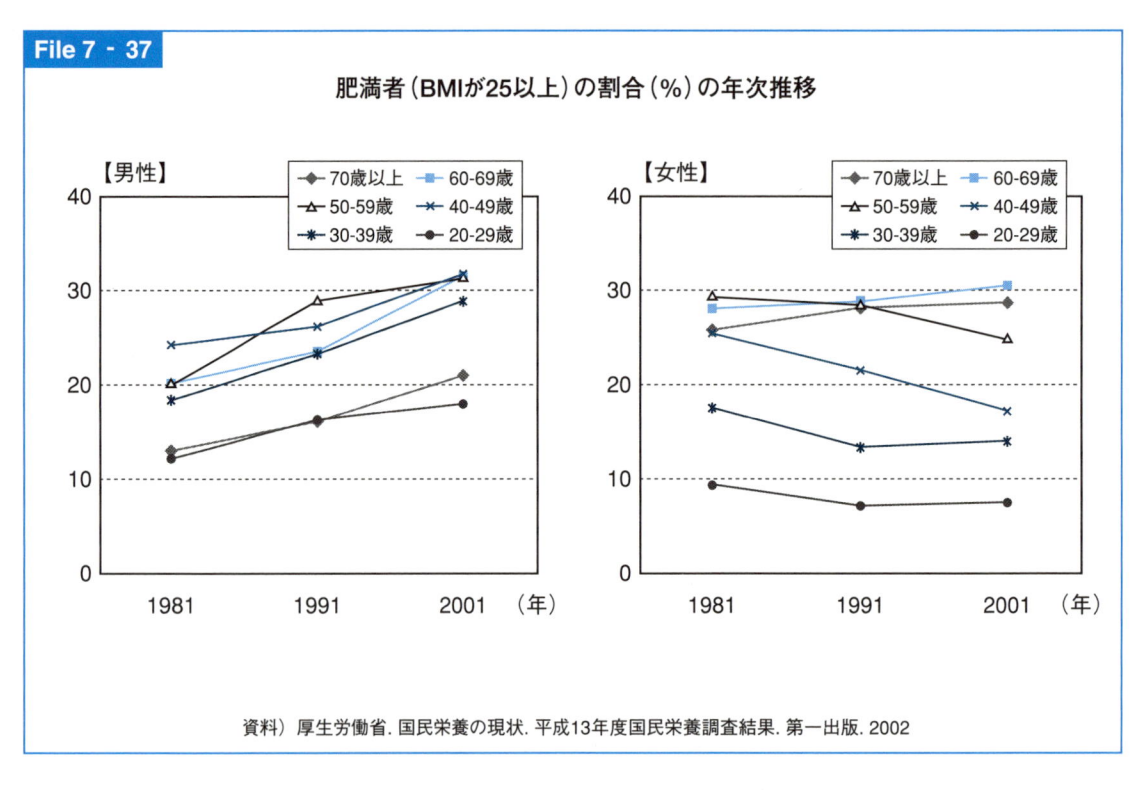

資料）厚生労働省．国民栄養の現状．平成13年度国民栄養調査結果．第一出版．2002

File 7 - 38

やせの者（BMIが18.5未満）の割合（%）の年次推移

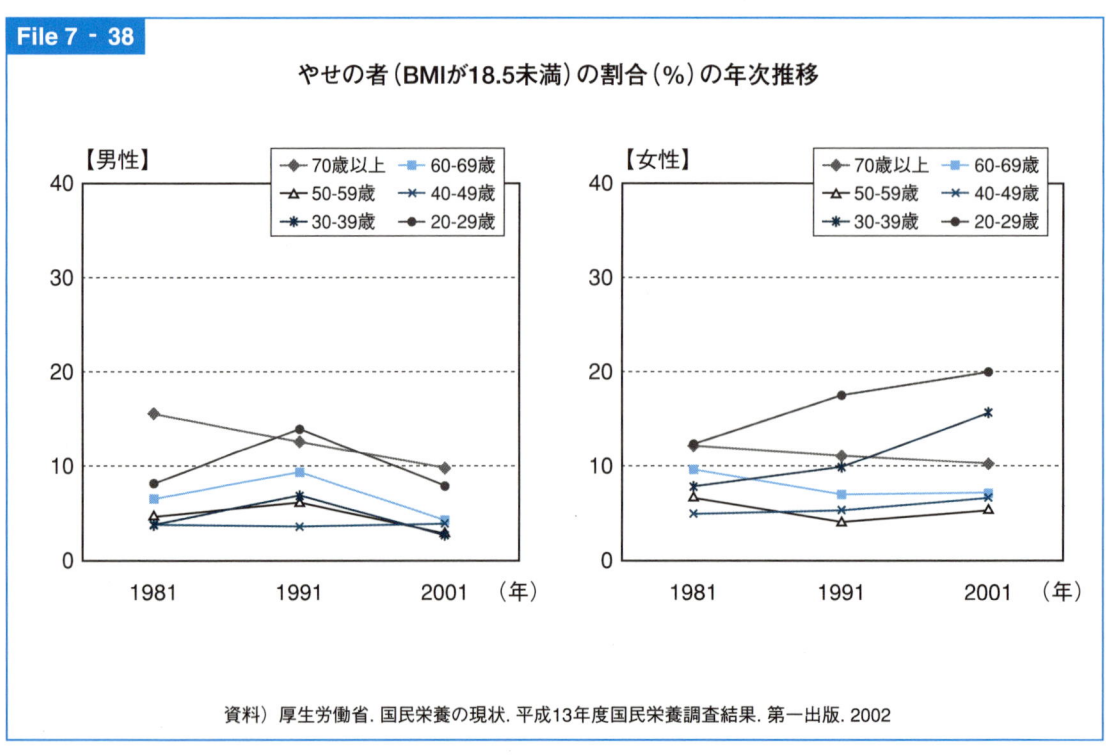

資料）厚生労働省．国民栄養の現状．平成13年度国民栄養調査結果．第一出版．2002

性が中心であった肥満の問題は男性に移りつつある。

File 7-38は，同じ調査によるやせの者（BMIが18.5未満）の割合の推移である。男性では1991年にピークがみられるが，20年前と比較すると最近は目立った変化は認められない。ただ，70歳以上でやせの割合が減少している。一方，女性では20歳台と30歳台で増加が目立ち，20歳台で2倍近く，30歳台では2倍以上もの増加を示している。このように，日本人の肥満問題は，「太る男性」と「やせる若い女性」という異なる方向への変化に特徴づけられる。

肥満と総死亡

たとえ高血圧や高脂血症にかからなくても，他の病気で命を落としたり，生活に支障をきたしたりしては困る。そこで，すべての病気にかからないことを健康と定義した場合，もっとも単純に肥満と健康との関連を検討するには，肥満と総死亡（死因を問わない死亡）との関連をみればよい。

File 7-39は，40～59歳の日本人男女，それぞれ1万9,500人と2万1,315人を10年間追跡した結果である[67]。追跡開始時のBMIが23.0～24.9だった群を基準として，10年間の死亡率の相対危険を示してある。男性では，BMIが23.0～24.9だった群の死亡率が最低で，それ以上でもそれ以下でも死亡率が上昇していた。上昇のカーブはやせている群のほうでやや大きいようであった。一方，女性はBMIが19.0～24.9の範囲に入る3つの群ではほとんど同じであった。そして，それ以上でもそれ以下でも死亡率の上昇がみられた。

このように，男女ともにU字型のカーブが認め

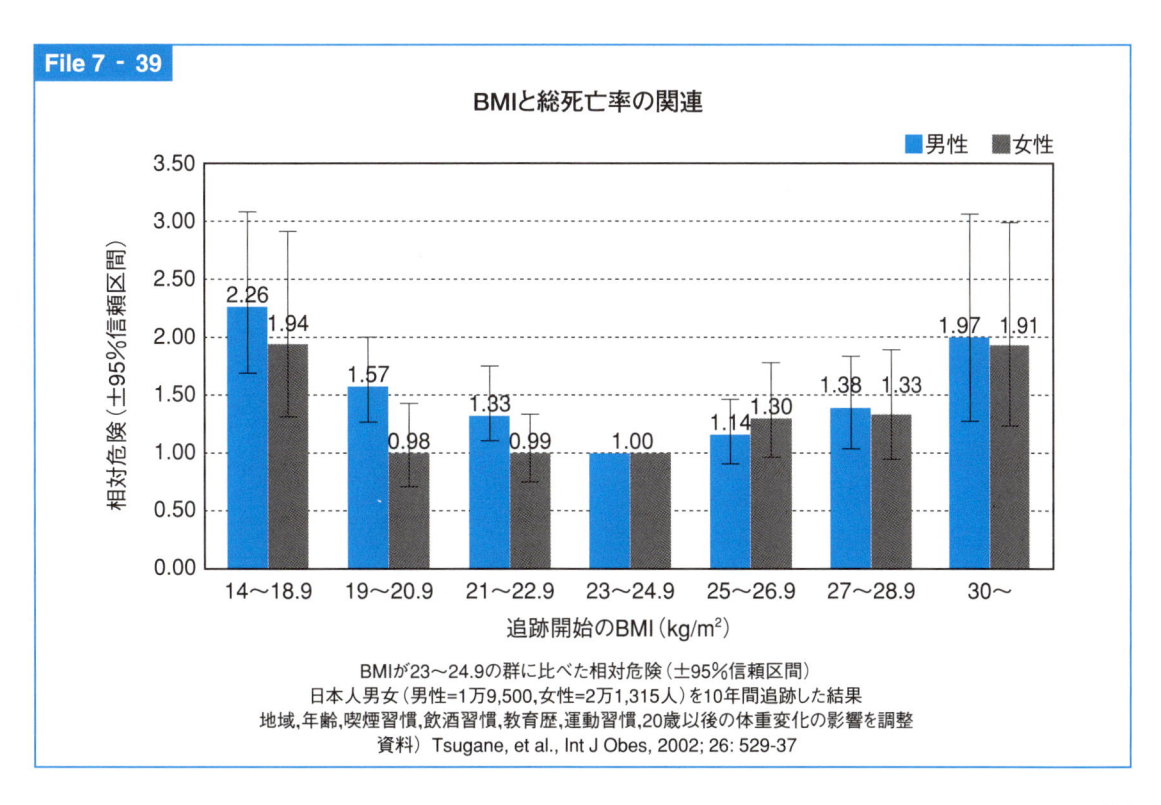

File 7-39

BMIと総死亡率の関連

追跡開始のBMI (kg/m²)	男性	女性
14～18.9	2.26	1.94
19～20.9	1.57	0.98
21～22.9	1.33	0.99
23～24.9	1.00	1.00
25～26.9	1.14	1.30
27～28.9	1.38	1.33
30～	1.97	1.91

相対危険（±95%信頼区間）

BMIが23～24.9の群に比べた相対危険（±95%信頼区間）
日本人男女（男性=1万9,500人，女性=2万1,315人）を10年間追跡した結果
地域，年齢，喫煙習慣，飲酒習慣，教育歴，運動習慣，20歳以後の体重変化の影響を調整
資料）Tsugane, et al., Int J Obes, 2002; 26: 529-37

られ、「太りすぎもよくないが、やせすぎもよくないこと」、「1つの理想体重は存在せず、理想体重の範囲が存在すること」の2つが明らかとなった。

日本人のBMIの現在の平均値は、40歳以上では男女ともに23.0から23.9の範囲内にある（40～49歳の女性だけ23未満）ため、少なくとも日本人中高年の肥満度は、集団レベルでみる限り、現在がほぼ理想であるといえるかもしれない。

ところで、「追跡開始時に病気をもっていて、そのためにやせていた人は、そうでない人に比べて、10年間に死亡する確率は高いのではないか」という疑問が生じる。この研究では、そのような要因についても追跡開始時に調査を行い、統計学的な方法を用いて、これらが死亡率に及ぼす影響を除いたうえで、BMIと死亡率との関連を検討している。また、追跡開始時に存在したかもしれない潜在的な病気による影響を可能な限り取り除くために、追跡開始から2年間以内の死亡を解析から除外し、残りの8年間の死亡だけで同じ検討を行い、ほぼ同じ結果を得ている。この結果は特殊なものではなく、体型が日本人に近い中国人でも同じような結果が得られている[68]。

高血圧も高脂血症も糖尿病も太っているほどリスクが高いのに[4, 27, 51]、総死亡でみると平均的な体型の人の死亡率がもっとも低いのはなぜだろうか。高血圧も高脂血症も糖尿病も循環器関連の病気である。日本人に多い死因には他にがんがある。そして、高齢者の死亡原因として無視できないのが肺炎などの感染症である。その理由は十分には明らかでないが、がんも感染症も、やせ型の人たちのほうで死亡率が高くなる傾向がある[67]。ただし、がんは発生する部位によって、その原因は大きく異なるため、やせている人はがんにかかりやすいと一概にはいえない。

エネルギー密度

肥満のない18人の女性に、エネルギー密度の異なる3種類の食事を2日間ずつ好きなだけ食べてもらう実験を行った[69]。エネルギー密度とは、食物のもつエネルギーをその食物の重量で割った値である。エネルギー密度が高い食事とは、重さの割にエネルギーの多い食事となる。結果はFile 7-40のとおりで、エネルギー密度が高い食事のときほど、エネルギー摂取量が多かった。興味深いのは、このときに食べた食事重量、食事直前の空腹感、食事直後の満腹感は、3種類の食事の間で差がなかったことである。この実験から、人はエネルギーではなく重量を感知して食べているようだということがわかる。

重量が同じであれば、脂質が多い食事のほうがエネルギー密度が高いため、脂質が豊富な食

File 7-40

非肥満3種類の女性18人にエネルギー密度の異なる食事を2日間ずつ摂取させたときのエネルギー摂取量（平均±標準誤差, kcal/日）の違い

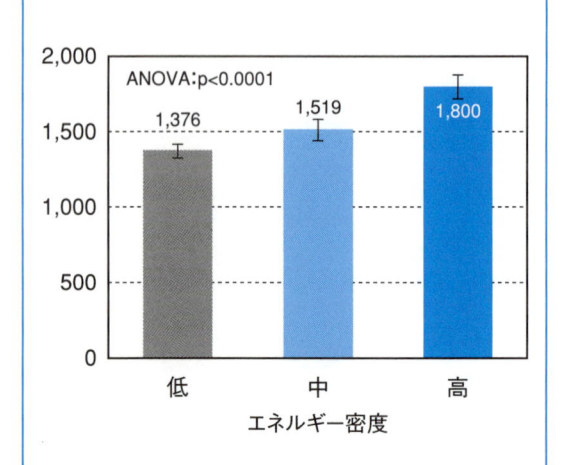

ANOVA: $p<0.0001$

エネルギー密度	kcal/日
低	1,376
中	1,519
高	1,800

摂取重量、摂取前後の空腹（満腹）感は3群間で異ならなかった。
資料）Bell, et al., Am J Clin Nutr, 1998; 67: 412-20

事は肥満の原因になるという推測が成り立つ。逆に、同じエネルギーであれば脂質も炭水化物やたんぱく質と同じ効果をもつとも解釈でき、なかなか難しいところである。

　また、今回の研究は、摂取エネルギーを調べただけで、それが肥満につながるか否かまでは検討していない。そのためには、BMIが同じ人たちを集めて、その人たちを2つの群にランダムに分け、エネルギー密度が異なる2種類の食事をつくり、それぞれを一定期間食べてもらって体重の変化を観察しなければならない。もっと正確には、3大栄養素のバランスは同じでエネルギー密度が異なる2種類の食事を用いるランダム化割付比較試験と、3大栄養素のバランスが異なり、エネルギー密度は同じ2種類の食事を用いるランダム化割付比較試験を行う必要がある。このようなことを考えると、今回の結果をもって、「肥満の有無や程度に関係するのはエネルギー密度である」と結論するのは早すぎるかもしれない。

栄養素による違い

　たんぱく質、脂質、炭水化物という3大栄養素のなかでは、脂質の過剰摂取がもっとも肥満につながりやすいことを示した疫学研究が欧米には多数存在する。しかし、大切なことは、このような研究の結果を評価する場合には、1 g当たりの比較ではなくて、1 kcal当たりの比較をしなくてはいけないことであり、少なくとも今までの栄養学研究が示すところは、3大栄養素の種類よりも、それらから摂取している総エネルギーのほうが、はるかに大きく影響しているということである。

　ところで、最近の研究成果で注目されるのは、食物繊維摂取量が多い群ほど肥満になりにくいというコホート研究による結果である（File 7 -

File 7 - 41

**食物繊維摂取量によって分けた5群
（合計=7万4,091人の女性）の体重の変化
（1984～94年）**

（グラフ：横軸 食物繊維摂取量 少→多、縦軸 体重の変化(kg)（±95%信頼区間）
値：5.1, 5.24／4.36, 4.8／3.94, 4.78／3.75, 4.61／2.65, 4.34）

■は1984年時のBMIが25以上の群、■は25未満の群。
多変量解析によって、年齢、運動習慣の変化、喫煙習慣の変化などは調整済み。
資料）Liu, et al., Am J Clin Nutr, 2003; 78: 920-7

41)[70]。食物繊維が多い食事は容積が大きくなるため、過度には摂取しにくく、その結果として総エネルギー摂取量が少なくなり、肥満予防につながることが推測される。さらに、総エネルギー摂取量を調整しても、食物繊維の肥満予防効果は有意であったとする報告もある。これは食物繊維による腸管からの食物の吸収阻害によるものと類推されるが、食物繊維がこのような2つの効果を合わせもって肥満予防に働いてくれるとすれば一石二鳥かもしれない。

過小見積もり

　食事調査ではエネルギー摂取量が過小に見積もられる傾向があることはCHAPTER 5で触れた（File 5 - 23）[71]。この傾向は肥満度（BMI）に比例して増えることにも触れた（File 5 - 24）[71]。二重標識水法を用いてかなり正確にエネルギー消

費量を測定した研究からも同様の結果が得られているため[72]，肥満者は食べていないのに太っていると理解するよりも，自分が食べているものを過小に認識していると考えたほうがよいだろう。「自分は食べていない」と信じながら，実際にはたくさん食べているようである。

朝食

食べなければ必ずやせる。では，食事を抜いている人はやせているのだろうか。1988年から1994年にかけてアメリカ全土で行われた食事調査では，24時間思い出し法を用いて，朝食で食べた食品のなかでもっともエネルギーが多かった食品をその人の代表食品として，対象者を9つの群（欠食者群を入れると10群）に分け，それぞれの群のBMIの平均値を計算している[73]。その結果，欠食していた人たちと，脂質が豊富な食品（乳製品・肉・卵類を含む）を中心とした朝食をとっていた人たちのBMIが高く，米などの穀類が中心だった人たちのBMIが低い傾向にあり，その差は1.4 kg/m^{2}であった（File 7-42）。この結果は，朝食を食べない人は朝食で摂取するはずだったもの以上のエネルギーを別の食事で摂取しているということを推測させる。

食べる速さ

CHAPTER 3で紹介したように，「速食いは肥満のもと」とよくいわれる。CHAPTER 3で，18歳の女子大学新入生1,695人を対象とした横断研究を紹介した（File 3-09）[74]。この研究では食べる速さと肥満度の間に顕著な関連が観察されたが，対象者に同じものを食べさせ，研究者が食べる速さを観察するような実験研究の結果は必ずしも一致していない[75, 76]。そのため，食べ

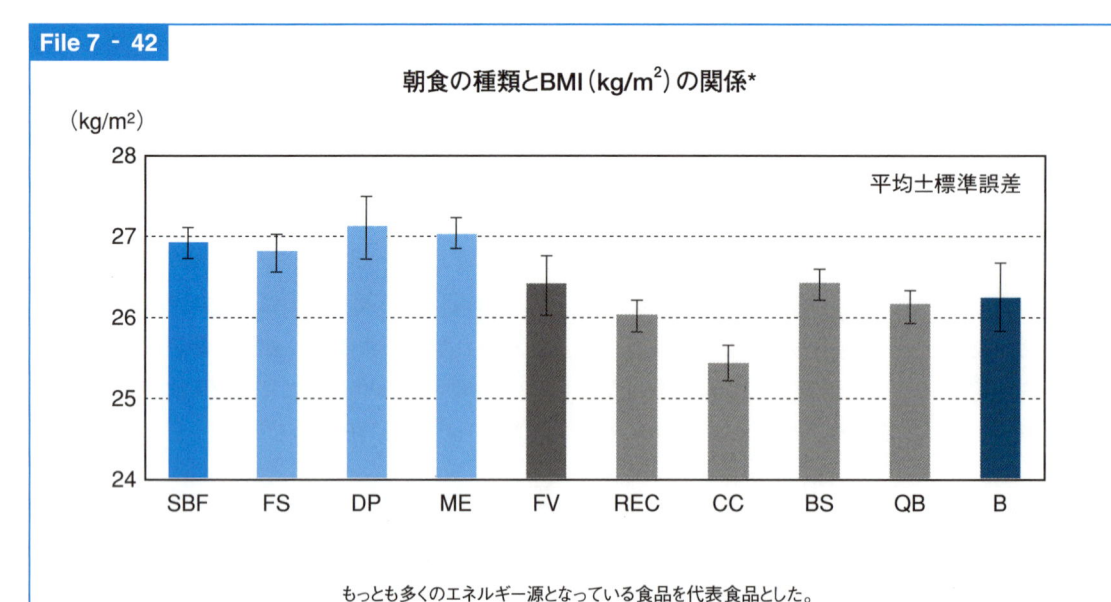

File 7-42

朝食の種類とBMI (kg/m^2) の関係*

もっとも多くのエネルギー源となっている食品を代表食品とした。
SBF=欠食 (3,652)，FS=脂質・菓子類 (558)，DP=乳製品 (710)，ME=肉・卵 (2,227)，FV=果物・野菜 (676)，REC=シリアル類 (2,371)，CC=調理穀類・米 (1,063)，BS=パン (2,585)，QB=ケーキ・クッキー・パイ・パストリー・パンケーキ・ワッフルなど (1,691)，B=飲み物 (919)
（　）内は人数。24時間思い出し法。NHANES III。
*年齢，年齢の2乗，性，人種，喫煙習慣，アルコール摂取量，運動量，貧窮の程度で調整済み。
資料）Cho, et al., J Am Coll Nutr, 2003; 22: 296-302

る速さが肥満に結びつくというエビデンスはまだ確実ではないかもしれない。しかし，実験研究でも，ゆっくり食べると肥満につながるという結果はないようなので，ゆっくり食べることを拒む理由はとくにないであろう。

まとめ

BMIは，身長と体重から簡単に計算できるが，計算しなくても，太り気味，やせ気味は，本人だけでなく，まわりの人にもわかる。肥満は単純にエネルギーのとりすぎとして片づけられがちでもある。しかし，肥満と健康との関連も，肥満の予防や改善の方法もそれほど単純なものではない。大切なのは，BMIの値を強調しすぎることなく，他のさまざまな健康指標と組み合わせながら，正しく活用することである。

● 肥満はエネルギー摂取量が消費量より多かった結果にすぎない。何を食べようと1 kcalはほとんど1 kcalである。ならば，できるだけおいしい1 kcalをゆっくり味わって食べたい。

07 骨折と骨粗鬆症

なぜ，骨折・骨粗鬆症が怖いのか？

骨折（bone fracture）で問題になるのは，大腿骨頭，腕の骨（とくに，前腕と呼ばれる肘から先の腕の部分で，尺骨ととう骨からなる），椎骨（いわゆる背骨）である。大腿骨頭と前腕の骨は転んだときなどに折れやすいが，椎骨は圧迫骨折が中心である。折れ方は異なるが，どこの骨が折れても生活の自由は大きく制限され，とくに高齢者では寝たきりの原因として大きな問題になる。これら3つの部位のなかで，大腿骨頭骨折（hip fracture）が疫学研究ではもっとも詳しく研究されている。

日本人の骨折率は世界では中レベルにランクされている[77]。そして，国を単位として生態学的研究を行うと，大腿骨頭骨折の発生率とカルシウム摂取量とは正の相関を示す（File 7-43）[78]。これは，骨折や骨粗鬆症（osteoporosis）と生活習慣との関連が複雑であり，カルシウムだけで片づく問題ではないことを示唆している。

1987，1992，1997年と5年ごとに行われた全国規模の大腿骨頭骨折の発生率を調べた調査によると，1987年から1992年への5年間で増加が観察されたが，その後の5年間では目立った変化はみられていない（File 7-44）[79]。しかし，どの年度の調査でも，高齢になると骨折発生率が急激に増加するのは明らかであり，そのため，粗発生率でみると増加している。つまり，日本人

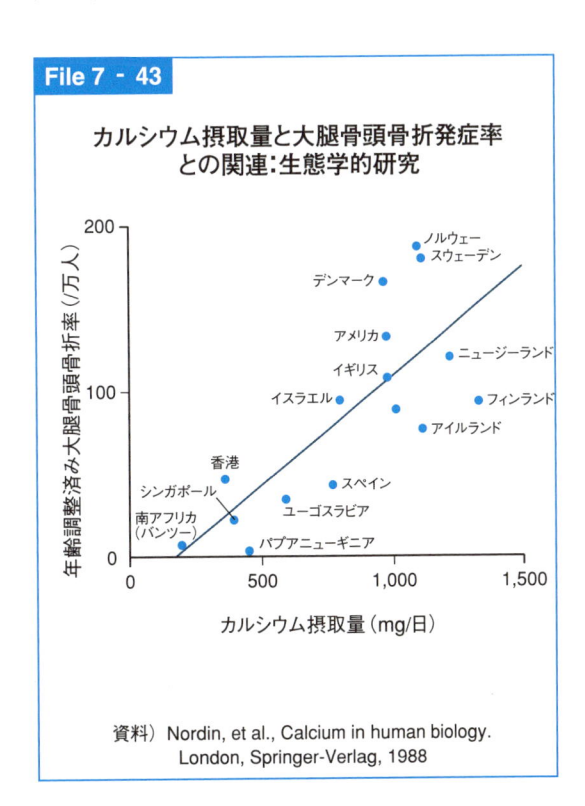

File 7-43

カルシウム摂取量と大腿骨頭骨折発症率との関連：生態学的研究

資料）Nordin, et al., Calcium in human biology. London, Springer-Verlag, 1988

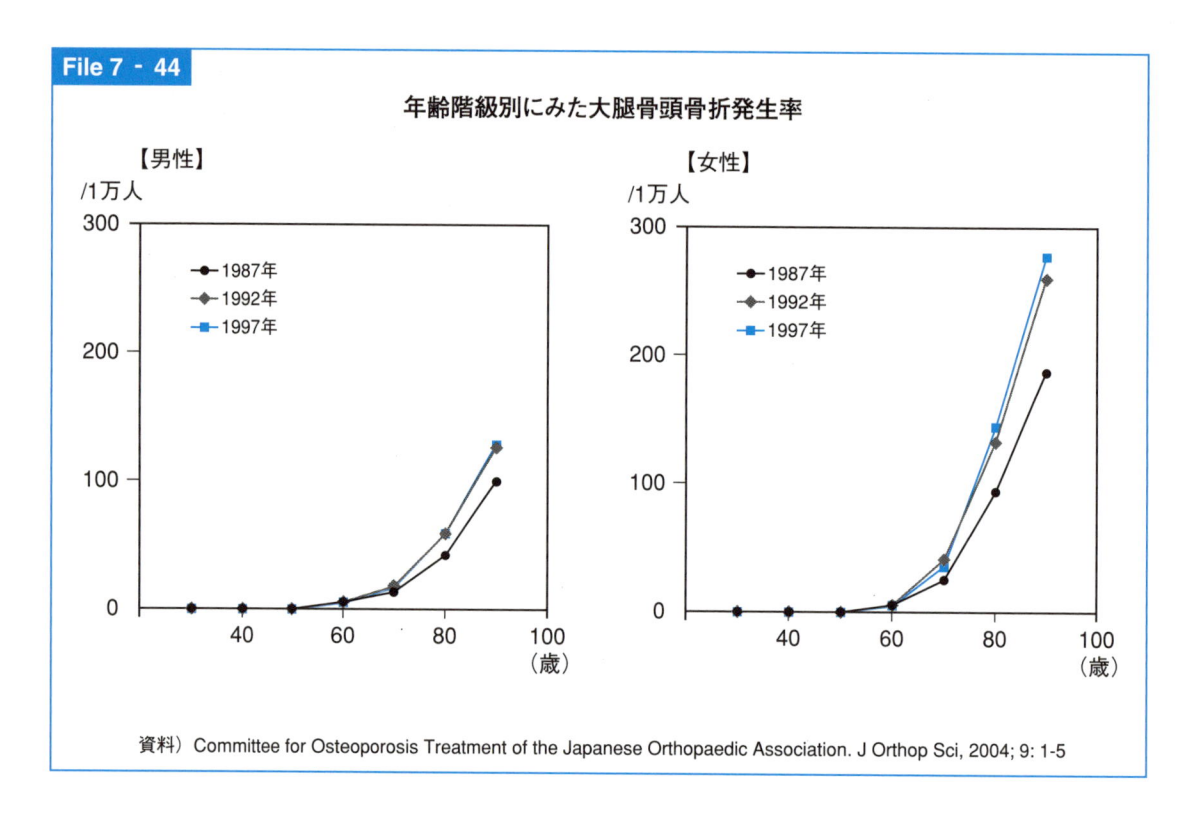

File 7 - 44

年齢階級別にみた大腿骨頭骨折発生率

【男性】　　　　　　　　　　　　　　　　　　【女性】

● 1987年　◆ 1992年　■ 1997年

資料）Committee for Osteoporosis Treatment of the Japanese Orthopaedic Association. J Orthop Sci, 2004; 9: 1-5

の骨折の問題は，日本人の骨が急に弱くなったわけではなく，高齢者人口の急増に伴うものであることがわかる。

カルシウム

カルシウム摂取量と骨密度との関連については2つの系統的レビューが知られている[80, 81]。1966年から1994年の間に発表され，Medlineに収載されている論文を，calcium（カルシウム）とbone mass（骨量）をキーワードとして抽出し，若年および中年層（18～50歳）を対象とした横断研究を用いたメタ・アナリシス[80]によると，若年者では偏回帰係数（⇒chap. 4 - 18）は有意でないものの，それ以外はカルシウム摂取量と骨密度（この解析では部位は不問）との間に有意な正の相関が観察されている（File 7 - 45）。閉経後の女性におけるカルシウム摂取量と骨密度との関連を検討したメタ・アナリシスでもほぼ同じ結果が得られている[81]。

続いて，コホート研究と症例対照研究を対象にして，カルシウム摂取量と骨折との関係を検討したメタ・アナリシスを紹介する[82]。この研究では，

① コホート研究か症例対照研究であり，英語で書かれた論文であること
② 大腿骨頭，前腕，または椎骨の骨折を検討したものであること
③ 骨折の確認が客観的（X線を用いた測定またはカルテによる確認）であること
④ カルシウムを豊富に含む3種類以上の食品から，カルシウム摂取量が計算され，報告されていること
⑤ 対象者が30人以上あること
⑥ 対象者の年齢が35歳以上であり，年齢の影

File 7-45

カルシウム摂取量と骨密度の関連に関する横断研究のメタ・アナリシス

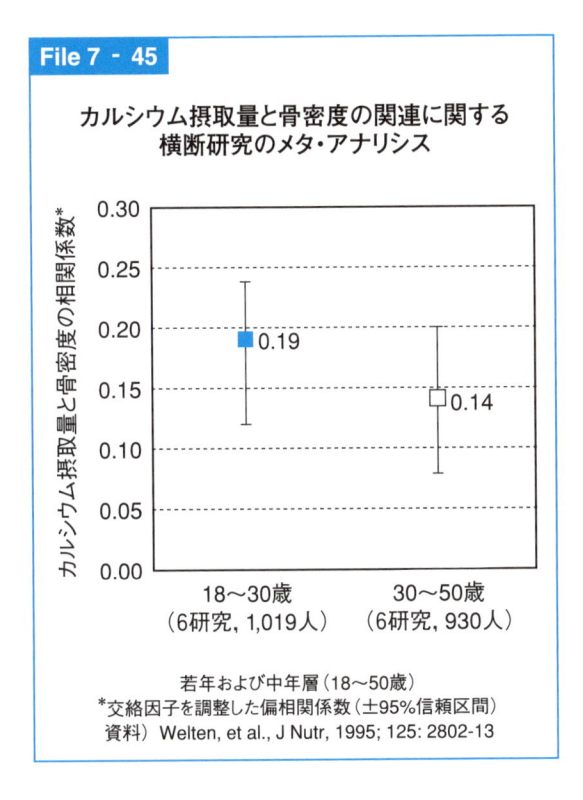

18～30歳（6研究, 1,019人）: 0.19
30～50歳（6研究, 930人）: 0.14

縦軸：カルシウム摂取量と骨密度の相関係数*

若年および中年層（18～50歳）
*交絡因子を調整した偏相関係数（±95%信頼区間）
資料）Welten, et al., J Nutr, 1995; 125: 2802-13

File 7-46

カルシウム摂取量と大腿骨頭骨折発生率との関連に関するコホート研究と症例対照研究の系統的レビュー

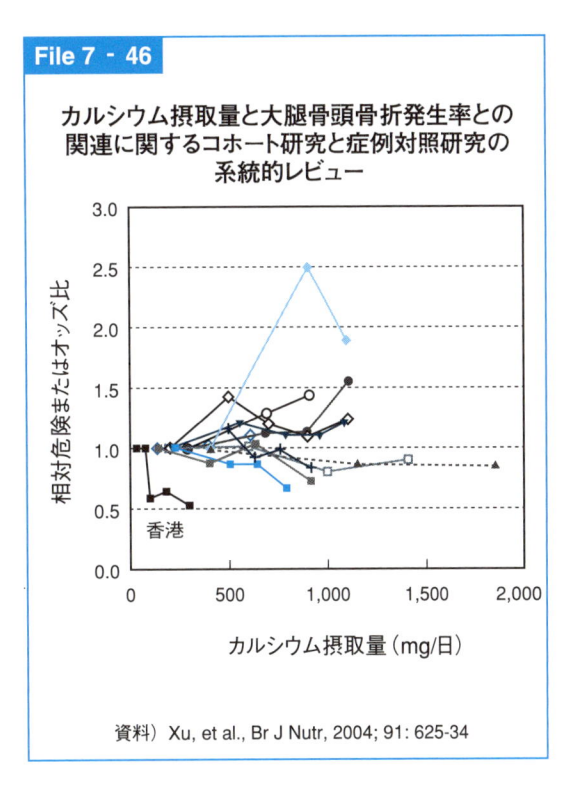

縦軸：相対危険またはオッズ比
横軸：カルシウム摂取量（mg/日）

香港

資料）Xu, et al., Br J Nutr, 2004; 91: 625-34

響を統計学的に取り除いて検討していること
⑦ 対象者は女性だけか, 男女であること：男女の場合は, 女性を抽出して解析しているか, 性別の影響を統計学的に取り除いて検討していること
⑧ コホート研究では追跡率が, 症例対照研究では参加率が50%を上回っていること
⑨ コホート研究では追跡期間が1年以上であること

というかなり厳しい条件で論文検索が行われた。

1,582の論文が候補としてみつかり, 内容が検討されて47に絞られた。さらに, 骨折の部位を大腿骨頭に限って, 16の研究（5つのコホート研究と11の症例対照研究）に絞られた。そのなかから, 結果の示し方の問題によって1つのコホート研究を除き, さらに, 日本人での利用可能性を考えて, カルシウム摂取量が非常に高い集団を調べた症例対照研究1つと, 牛乳についてだけ調べていた症例対照研究1つも除いて, それぞれの結果を比較した（File 7-46）。研究によってばらつきが大きいものの, カルシウム摂取量と大腿骨頭骨折との間に一定の関係はないようにみえる。ただ, カルシウム摂取量が非常に低い集団を対象とした香港の研究は, カルシウム摂取量が低いと骨折のリスクが上がることを示している。

一方, 閉経後女性にカルシウムサプリメントを負荷して骨折の発生を観察した6つのランダム化割付比較試験を用いたメタ・アナリシスは, カルシウムサプリメントを用いることで骨折率が2割程度下がったと報告している（File 7-47）[83]。ただし, 有意ではなかった。これらの研究で摂取されたカルシウムサプリメントは1日当たり500 mg以上であり, 食事で食べ増やすのは困難

File 7 - 47

カルシウムまたはビタミンDのサプリメントが椎骨骨折発生率に与える効果に関するランダム化割付比較試験のメタ・アナリシス

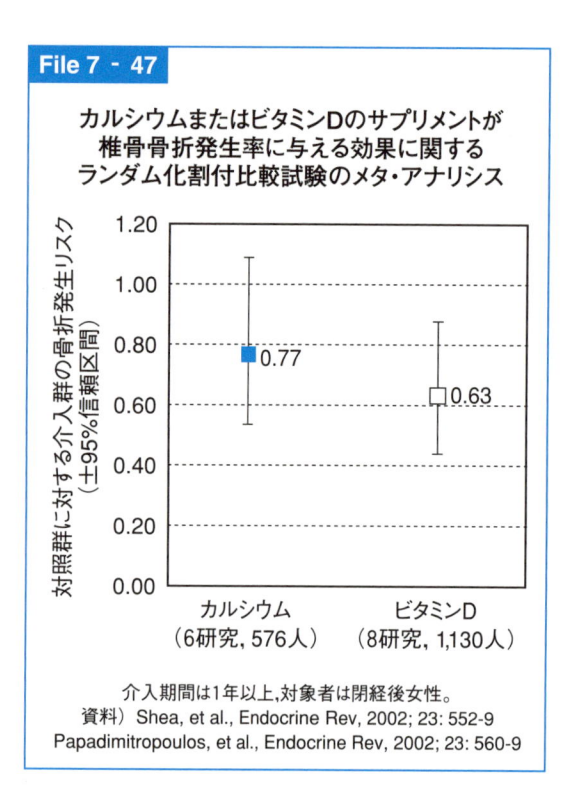

カルシウム（6研究，576人）：0.77
ビタミンD（8研究，1,130人）：0.63

（縦軸：対照群に対する介入群の骨折発生リスク（±95％信頼区間））

介入期間は1年以上，対象者は閉経後女性。
資料）Shea, et al., Endocrine Rev, 2002; 23: 552-9
Papadimitropoulos, et al., Endocrine Rev, 2002; 23: 560-9

File 7 - 48

カリウムとマグネシウム摂取量によって4群に分けた場合の各群の平均骨密度：横断研究

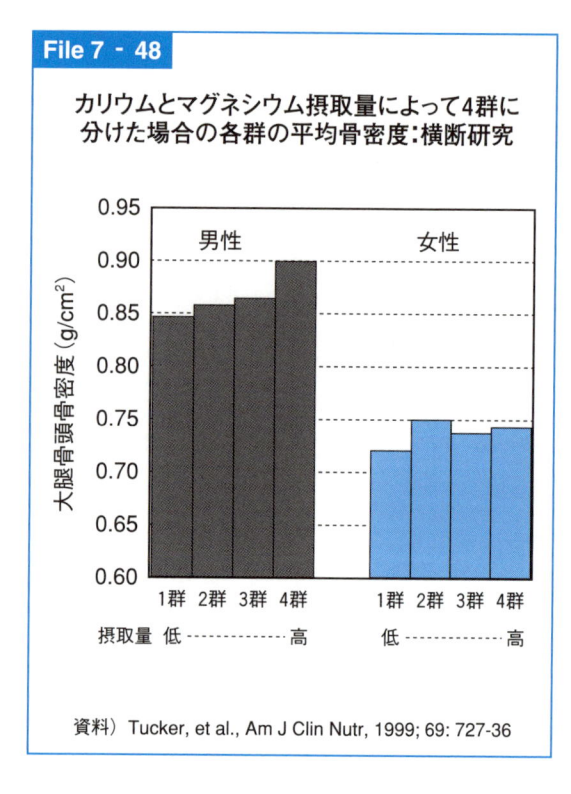

（縦軸：大腿骨頭骨密度（g/cm^2），男性・女性それぞれ1群〜4群，摂取量 低→高）

資料）Tucker, et al., Am J Clin Nutr, 1999; 69: 727-36

な量ではないかと思われる。

このように，研究方法によって結果が異なっている。食事から摂取するカルシウムは骨密度に関連しているようだが，それが骨折リスクの低下につながっているか否かはわからない。大量のカルシウムを摂取することによって骨折リスクを下げられる可能性はあるが，こちらもまだ結論は下せない。カルシウム摂取と骨折予防の問題は，「摂取量を増やせばよい」という単純なものでないようである。

ビタミンD

ビタミンDを大量に投与して骨折リスクの低下を検討したランダム化割付比較試験はカルシウムの効果を検討した試験よりもたくさん存在する（File 7 - 47）[84]。その結果，骨折発生率の有意な低下が観察されており，その低下率はカルシウムによる低下よりも大きい。一方，通常の食品から摂取されるビタミンDが骨折リスクや骨密度に与える影響を検討した研究は乏しい。したがって，大量のビタミンD投与が骨折予防に有効である可能性は高いが，食品由来のビタミンDを通常の摂取量の範囲内で食べ増やすことによる骨折予防や骨粗鬆症予防への効果は，明らかでないと考えるのが現時点では妥当であろう。

カリウムとマグネシウム

カリウムとマグネシウムには，骨からのカルシウムの溶出と腎臓からのカルシウム排泄を防ぐ機能があることが知られている。69〜97歳の男性229人と女性399人を対象とした横断研究で，年齢，体重，カルシウム摂取量などの影響を統計学的に除いた結果，カリウムとマグネシ

ウムの摂取量が多い人ほど骨密度が高かったという報告がある（File 7 - 48）[85]。女性ではやや不安定な結果だが，男性では摂取量が多い群ほど骨密度が高かった。カリウム・マグネシウム摂取量と骨密度との間に正の関連を示した研究は他にも知られているが，骨密度を正常に保つためにどれくらいのカリウム・マグネシウムが必要なのか，カリウム・マグネシウムとカルシウムとの関連はどうなっているのか，骨折予防への効果はどうかなど，細かいことはまだ明らかでない。これに関連して，野菜・果物の摂取量が多い群で骨密度が高いことを示した横断研究もあり[86〜88]，今後の研究結果が期待される。

大豆イソフラボン

大豆に豊富に含まれるイソフラボン（isoflavone）という物質が骨の形成に好ましい働きをする可能性が知られており，人が通常の食事として摂取するレベルで，それを示した研究は，観察研究が14，介入研究が18ほど存在する。しかしながら，結果は必ずしも一致していないようである[89]。

たとえば，42〜52歳の日系ならびに中国系のアメリカ人女性（それぞれ，227人と200人）を対象として，ジェニスタイン（イソフラボンの一種）の摂取量と骨密度との関連を検討した研究では，閉経前後（閉経期）の日系女性では，ジェニスタイン摂取量が多いほど，骨密度が高い傾向にあることが報告されているが（File 7 - 49）[90]，中国系や閉経前の日系女性では意味のある関連は認められなかった。

なお，大豆イソフラボンの中心となるのは，おもにダイゼインとジェニスタインという2つの物質だが，片方の摂取量が多いと他方も多くなるため，この研究ではジェニスタインだけを検討の対象としている。

File 7 - 49

ジェニスタイン摂取量によって3群に分けた場合の各群の平均大腿骨頭骨密度：横断研究

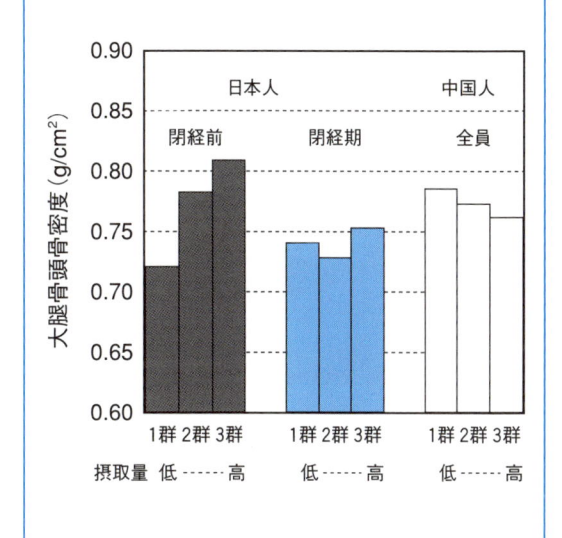

資料）Greendale, et al., Am J Epidemiol, 2002; 155: 746-54

日本人は世界的にみて，大豆摂取量の多い民族である。したがって，日本人を対象にした研究が不可欠である。この種の研究として，都道府県別の納豆消費量と骨折発生率との関連を調べた生態学研究が存在するが，分析疫学研究が少ないため，まだ研究の途上であるというべきであろう。また，骨折との関連を検討した研究は存在しないらしい[91]。

飲酒

飲酒が骨折の危険因子の1つであることは，今までにも知られていたが，最近，オランダ，オーストラリア，カナダの共同研究が，1万6,971人を平均4.4年間追跡して，飲酒量と骨折に関する結果を示した（File 7 - 50）[92]。これによると，2ユニット/日（およそ16.2 g/日，0.7合/日）までは骨折リスクは上がらず，その後，直線的に

File 7 - 50

アルコール摂取量と骨折との関連（3つのコホートのプールド・アナリシス）

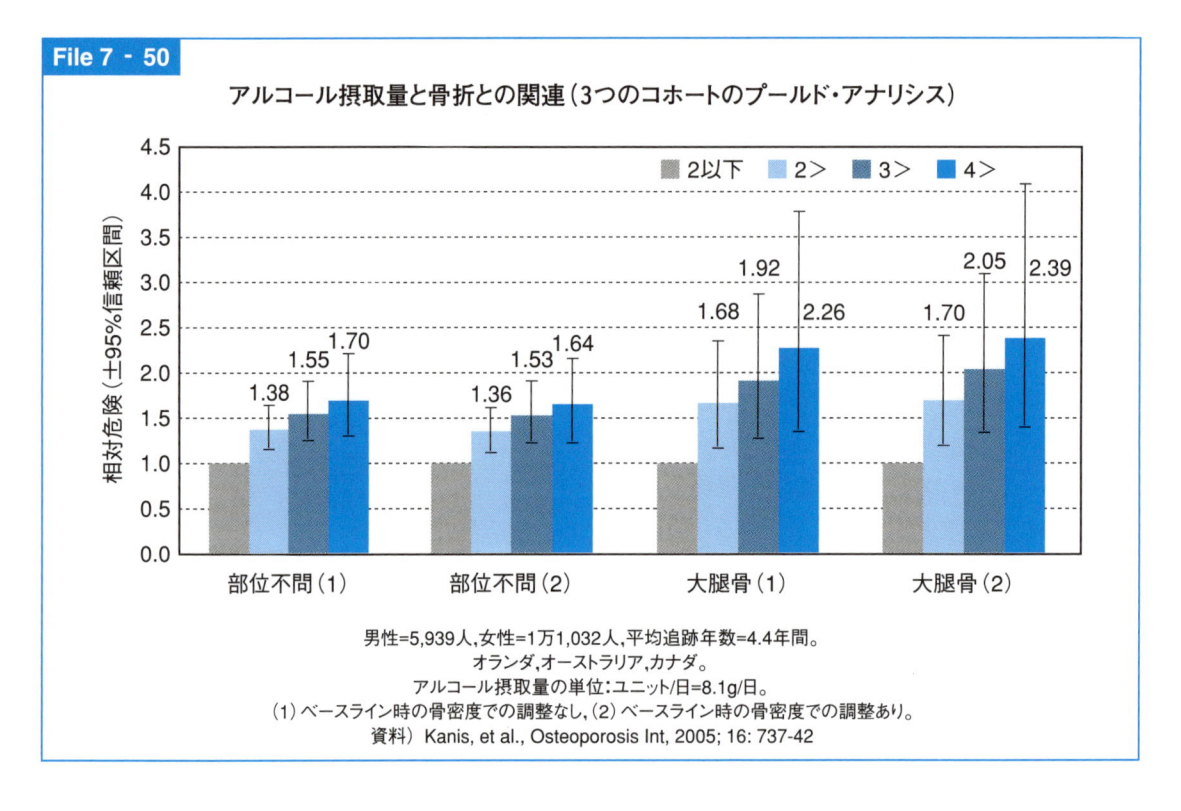

凡例：2以下、2>、3>、4>

部位不問（1）：1.38、1.55、1.70
部位不問（2）：1.36、1.53、1.64
大腿骨（1）：1.68、1.92、2.26
大腿骨（2）：1.70、2.05、2.39

男性=5,939人，女性=1万1,032人，平均追跡年数=4.4年間。
オランダ，オーストラリア，カナダ。
アルコール摂取量の単位：ユニット/日=8.1g/日。
(1)ベースライン時の骨密度での調整なし，(2)ベースライン時の骨密度での調整あり。
資料）Kanis, et al., Osteoporosis Int, 2005; 16: 737-42

File 7 - 51

高齢女性（65歳以上）における体重と骨折との関連

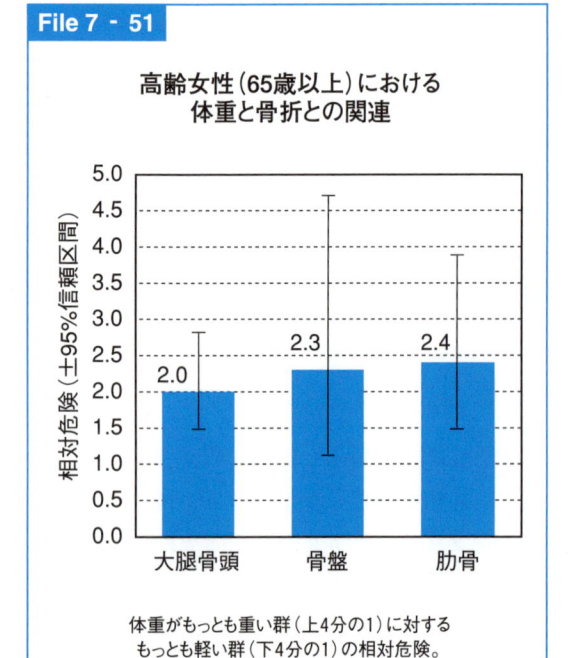

大腿骨頭：2.0
骨盤：2.3
肋骨：2.4

体重がもっとも重い群（上4分の1）に対するもっとも軽い群（下4分の1）の相対危険。
アメリカ人8,059人を6.4年間追跡。骨折発生数=1,576。
資料）Margolis, et al., Annal Intern Med, 2000; 133: 123-7

上昇していることが確認された。この関連はベースライン時の骨密度の影響を除いても変わらなかったため，飲酒が骨密度を介しないで骨折に関与している可能性も考えられる。しかし，その詳細は現時点ではわかっていないようである。ともあれ，大量飲酒者における骨折リスクの相対危険は大きいため，今後の研究結果が待たれるところである。

肥満度

BMIと骨密度との間には，強い正の相関がある[93]。そして，BMIと大腿骨頭骨折率の関連を検討したコホート研究でも，体重が重い群に比べた軽い群における骨折の相対危険は，どの部位でも2倍以上となっている（File 7 - 51）[94]。骨折予防にはやせすぎないことが大切であることをこの結果は示している。さらに，体重を体

脂肪部分と筋肉部分に分けると，体脂肪部分ではなく，それ以外の部分，すなわち，筋肉部分のほうが骨密度と大きく関連するという報告がある[95]。これは，次に触れる運動との関連を示唆するものであり，注目される。単に太っていればよい，というものではないようである。

運動

栄養との関連が意外に明確でないのに比べて，運動と骨密度や骨折との関連は，数多くの研究で明らかにされている[96〜98]。身体活動レベルの高い人は低い人よりも，大腿骨頭骨折のリスクが2割から4割程度低いという結果を得た研究が多い[98]。同じ強度の運動をした場合には，カルシウム摂取量が多いほうが骨密度の増加が大きいことを報告した研究もあるが[99]，その信頼度や程度についてはまだコンセンサスが得られていないようである。

妊娠と骨密度

妊娠中は大量の栄養素が母体から胎児に移行する。カルシウムも例外ではない。そのため，妊娠によって母体のカルシウム量は減少し，母親の骨密度が低下するのではないかと推測される。実際，妊娠中，母体の骨密度は低下する。ところが，妊娠回数別に骨密度を観察すると，妊娠回数が多いほど骨密度が高いという結果が得られている（File 1 - 06）[100]。この研究では異なる2つの集団について調査を行っており，ほぼ同じ結果を示している。この研究だけでなく，他の研究でもほぼ同じような結果が得られていることが系統的レビューによって示されている[101]。

また，出産回数と出産後の大腿骨頭骨折率との関連を検討した症例対照研究では，出産回数が多いほど大腿骨頭骨折リスクが低いという結果となっている（File 1 - 07）[102]。必ずしもすべての研究が同じ結果を示しているわけではないが，最近の系統的レビュー[101]によると，妊娠経験のない女性と妊娠経験のある女性との間で骨折リスクを比較した10の研究のうち，7つの研究で妊娠経験のある女性のほうでリスクが低く（そのうち5つの研究で有意な低下），残りの3つの研究で逆にリスクが高くなっていた（有意な上昇を示した研究はなし）。

このような一見矛盾ともみえる結果は，妊娠中から授乳終了後6カ月間程度にかけて，腸管からのカルシウム吸収率が大きく増加し[103]，授乳終了6カ月後ごろには妊娠前の骨密度に戻っていることを観察した研究結果[104]によって説明される。さらに，育児は母親にとって重労働である。生涯にわたる運動が骨折予防に与える効果を考えると，このような生活パターンが意外に大きな効果を及ぼしているのかもしれない。

まとめ

系統的レビューではないが，栄養と骨折に関する疫学研究を紹介した総説がある（File 7 - 52）[105]。これによると，「確実」といえる予防因子は高齢者の「ビタミンD＋カルシウム」だけであり，カルシウム単独ではない。まだ「可能性あり」のレベルであるが，野菜と果物，適度な飲酒が予防的に働いているかもしれないというのは興味深い。

一方，促進的に働くと考えられる要因としては，低体重だけでなく，高度の飲酒があげられている。なお，食塩が骨折のリスクになる可能性があることは，日本人としては気になるところである。

このように，栄養素や食品摂取と骨折との関連は意外にわかっていない。しかも，このレビ

File 7 - 52

骨折との関連が示唆されている栄養素・食品のエビデンスレベル

信頼度レベル	対象年齢	予防的	促進的
確実	高齢者*	ビタミンD＋カルシウム	高度の飲酒,低体重
	高齢者以外	―	―
高い可能性	高齢者*	カルシウム,ビタミンD	―
	高齢者以外	―	―
可能性あり	―	野菜と果物,適度の飲酒	食塩,低たんぱく質,高たんぱく質

*骨折発生率が高い集団にのみ作成した。そして,カルシウム摂取量が低く,かつ/または,ビタミンD摂取状態がよくない50歳または60歳以上の高齢男女について用いること。

資料) Prentice, et al., Public Health Nutr, 2004; 7(1A): 227-43

ューで,ビタミンDとカルシウムが「確実」または「高い可能性」に上げられている高齢者については,骨折発生率が高い欧米人を対象としてまとめられたものであり,それ以外の集団(骨折発生率が中程度の日本人も含まれる)には用いないようにという注釈が添えられている。

●骨がカルシウムだけからできているわけではないように,骨の健康に必要な栄養素はカルシウムだけではない。骨にまつわる謎は深い。

08 食育の評価方法と食育の効果

野菜・果物に関する系統的レビュー

子どもたちへの食教育,すなわち,「食育(dietary education)」が多くの学校で取り入れられるようになってきた。さまざまな側面からの食育が試みられているようだが,欧米の食育で中心に据えられているのは野菜と果物のようである。そこで,「野菜と果物」に焦点を当てて食育を行った系統的レビューをみてみたい[106]。

このレビューでは,PubMed (Medline) など3種類の電子データベースを用いて,

① 教育の前後で調査を行っているか
② 評価のための調査指標(質問など)は妥当か
③ 対照校を置いているか
④ 介入校と対照校をランダムに割り付けているか

の4点にとくに注意して論文を抽出・選択し,最終的に選ばれた8つの論文について内容がまとめられている(File 7 - 53)。ただし,この種の研究でのランダム化割付はとても難しいため,ランダム化割付でない研究も含めている。

ほとんどの研究で,対照群に比べて介入群で野菜と果物の摂取量や摂取頻度が有意に増加している。そのなかで気になるのは,研究①で24時間思い出しによる結果は「有意な増加」だが,第三者による昼食の観察では「変化なし」であること,研究④で1年目と2年目は有意な増加だったが3年目で有意でなくなってしまっていること(介入前に比べて変化なし)である。介入(教育)を受けていることは本人(生徒)も保護者も知っているため,実際には摂取量が変わっていなくても「多めに」申告するかもしれない。このような問題を回避するために,研究⑥では,生徒が食べている様子を第三者がカフェテリアで観察する方法が用いられている。

しかし,他の多くの研究では,食事思い出し法や食事記録法,質問紙法といったいわゆる自己申告による方法を用いているため,全体の結果はやや甘めに出ていると考えるほうがよいか

File 7 - 53 野菜と果物の摂取量増加を目的として学校で行われた介入研究のまとめ

著者,年	対象集団(学年)	学校数	ランダム化割付	介入理論	介入方法の数	介入方法	介入期間	効果の検討に用いた調査方法	結果
①Reynolds, et al. 2000	小学4,5年生	28	あり	社会的認知理論	複数	研究者による介入。売店スタッフへの教育。授業。保護者を通じた家庭での学習。環境改善	2年間	24時間食事思い出し	有意な増加:V,F,VF
								昼食の観察	有意な変化なし
②Perry, et al. 1998	小学4,5年生	20	あり	社会的認知理論	複数	学校教師による介入。授業。保護者を通じた家庭での学習。環境改善:給食の野菜・果物の増加、給食室でのポスター掲示	1年間	24時間食事思い出し	増加:VF,F
								昼食の観察	増加:VF,F
③Baranowski, et al. 2000	小学4,5年生	16	あり	社会的認知理論	複数	教師による介入。授業。保護者を通じた家庭での学習。雑貨店での活動。環境改善:なし	2年間	7日間食事記録	有意な増加:VF,V(昼食の摂取量は有意な増加なし)
④Nicklas, et al. 1998	中学3年生から高校3年生	12	あり	行動変容段階理論、プリシード・プロシード理論	複数	学校のマスメディア。訓練を受けた教師または研究者によって計画された教室でのワークショップ。両親へのニュースレター。売店スタッフへの教育。環境整備:給食での野菜・果物供給量の増加	3年間	教室での調査:自己申告による習慣的な野菜・果物摂取頻度	有意な増加:VF頻度(1年後,2年後),3年後は有意ではなかった
⑤Foerster, et al. 1998	小学4,5年生	49	なし	社会的認知理論	複数	教師による介入。授業。地域活動。学校給食への介入はなし	8週間	授業での食物調査	有意な増加:介入地域の学校でのVF頻度,介入校では地域介入の有無で有意差なし
⑥Perry, et al. 2004	小学1,3年生	26	あり	なし	単一	給食室での野菜・果物の増加。味覚テスト(1カ月ごと)。コンテスト(1年ごと)	2年間	校内カフェテリアでの観察	有意な増加:VF,F,ジュース
⑦Eriksen, et al. 2003	小学1~3年生	7	なし	なし	単一	両親は25セント/日の寄付をして午前中の間食に野菜・果物を提供	5週間	自己申告(両親の補助あり)による24時間思い出し質問票	有意な増加:F 有意でない:V
⑧French, et al. 1997	中学3年生から高校3年生	2	なし	なし	単一	校内カフェテリアにおける果物、にんじん、サラダの価格低下(50%オフ)	3週間	校内カフェテリアにおける果物、にんじん、サラダの売り上げ	有意な増加:果物、にんじん 変化なし:サラダ

略号:V=野菜, F=果物, VF=野菜と果物。

資料)French, et al., Prev Med, 2003; 37: 593-610

もしれない。

次に,研究④から推測されるのは,短期間の介入(教育)は効果があるけれど,長期にわたって介入(教育)しても,その効果は長続きしない,つまり,だんだん飽きられてきて,最後には効果がなくなってしまうかもしれないという可能性である。介入期間がもっとも長い研究④でこのような結果が出ているのは少々心配である。

「食育は効果があるのですか?」と聞かれても簡単な答えはない。どのような介入(食育)を行ったのか,何を評価指標にしたのかによって結果は異なる。したがって,方法が異なる研究をたくさん行って,結果をていねいに比較検討しなくてはならない。

カフェテリア・パワー・プラス・プロジェクト

研究⑥(カフェテリア・パワー・プラス・プロジェクト)についてもう少し詳しくみてみたい[107]。ここでいうカフェテリアとは学校の食堂のことである。

介入は,ⓐカフェテリアの食品選択台の上の果物・野菜の数を増やす,ⓑカフェテリアの果物・野菜の献立をもっと魅力的なものにする,ⓒカフェテリアのスタッフが生徒に(果物と野菜をもっと食べるように)声をかけるなどで,カフェテリアを介入の場としたものだった。介入開始前と介入終了時に,生徒全体からランダムに選んだ1,820人の食べ方を観察者がカフェテリアに入って観察した。選ばれた子どもたちの食べ方をたくさんの生徒が動き回るカフェテリアのなかで遠くから正確に観察することができ

File 7-54

介入終了時の果物・野菜摂取サービング（皿）数の平均値

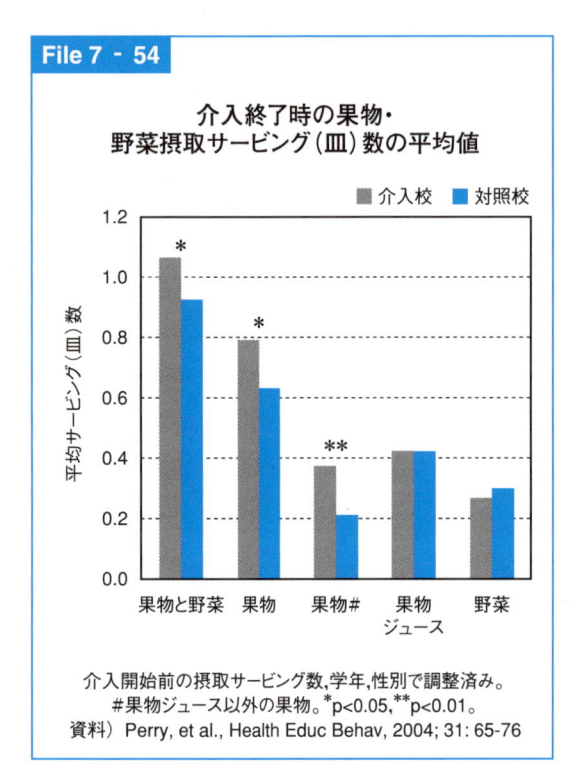

介入開始前の摂取サービング数，学年，性別で調整済み。
#果物ジュース以外の果物。*$p<0.05$, **$p<0.01$。
資料）Perry, et al., Health Educ Behav, 2004; 31: 65-76

るように，選ばれた子どもには色のついた腕章がつけられ，他の子どもたちには別の色の腕章がつけられた。実際に観察できたのは介入開始前の調査では1,668人，介入終了時の調査では1,168人だった。

結果はFile 7-54のとおりで，対照校に比べて介入校で，果物・野菜の摂取量（ここではサービング〈皿〉数でかぞえている）が有意に多かったことがわかる。しかし，詳しくみると，差があったのは果物だけで，野菜と果物ジュースには差はなかった。したがって，「この研究で用いられた介入方法は，果物には有効だが，果物ジュースと野菜には有効でないかもしれない」となる。

File 7-53のなかでは，研究⑦も果物だけで有意な増加が観察されているし，研究⑧でも果物とにんじんは増加したもののサラダは増えなか

った。これらの結果は，果物に比べると野菜の摂取量を増やすことの難しさを示唆しているように思われる。

ともあれ，カフェテリアのパワーアップによって子どもたちの果物摂取が実際に増えることがわかったのは大きな収穫であり，カフェテリアの環境整備の重要性を証明した貴重な科学的根拠といえる。

➡食育は科学か，流行（はやり）か？

09 生活習慣病予防を目的とした食事指導の効果

個人の食事アセスメントに基づく食事指導の効果

いわゆる生活習慣病高危険度群の同定が健康診断によって可能になれば，どの疾患にとくに注意して予防対策を立てればよいのかを明確にできるだろう。すると，生活指導も疾患別，個人別のきめ細かいものが求められるようになると予想される。こうなると，個人の栄養摂取状態や食行動を把握することなく，有効な指導を行うことは困難となるだろう。すなわち，信頼できる方法による食事・栄養診断を行い，それに基づいた食事指導を個人ごとに行う時代が来ると考えられる。そこで，個人の食事習慣・栄養摂取状態を明らかにするための食事調査（アセスメント）を中心に据えた食事指導システムを開発し，その有効性を検討した日本でのランダム化割付クロスオーバー比較試験を紹介したい[108]。

対象者は胃がんと脳卒中の死亡率が高い地域に住む健康な住民550人である。主な指導ポイントは，ほぼエビデンスが確立していると考えられる減塩，ビタミンC摂取量の増加，カロテン摂

CHAPTER 7 ● 生活習慣病予防のEBN

File 7 - 55

食事指導の効果を検討したランダム化割付
比較試験：介入対象にした栄養素摂取量の変化

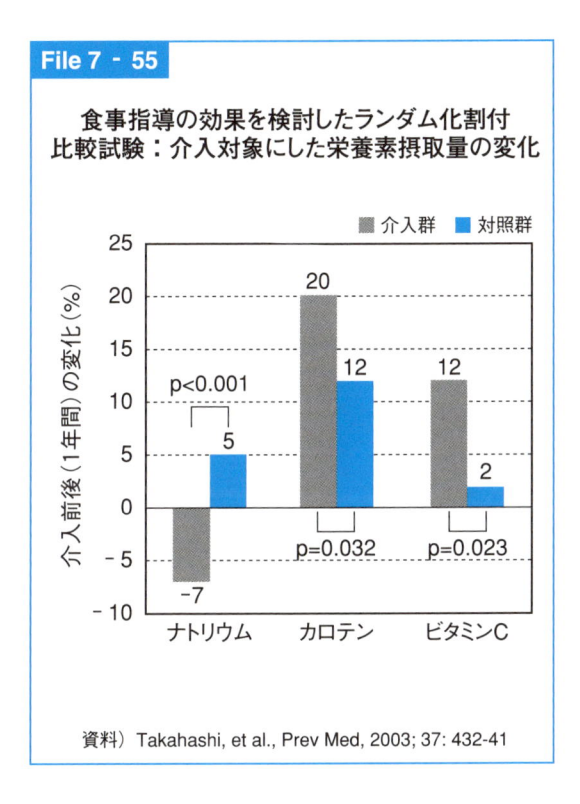

介入前後（1年間）の変化（％）
- ナトリウム：介入群 -7、対照群 5（p<0.001）
- カロテン：介入群 20、対照群 12（p=0.032）
- ビタミンC：介入群 12、対照群 2（p=0.023）

資料）Takahashi, et al., Prev Med, 2003; 37: 432-41

File 7 - 56

食事指導の効果を検討したランダム化割付比較
試験：介入対象にしなかった栄養素摂取量の変化

介入前後（1年間）の変化（％）
- エネルギー：介入群 2、対照群 3
- たんぱく質：介入群 1、対照群 1
- 脂質：介入群 4、対照群 6
- 食物繊維：介入群 3、対照群 3
- カリウム：介入群 3、対照群 2

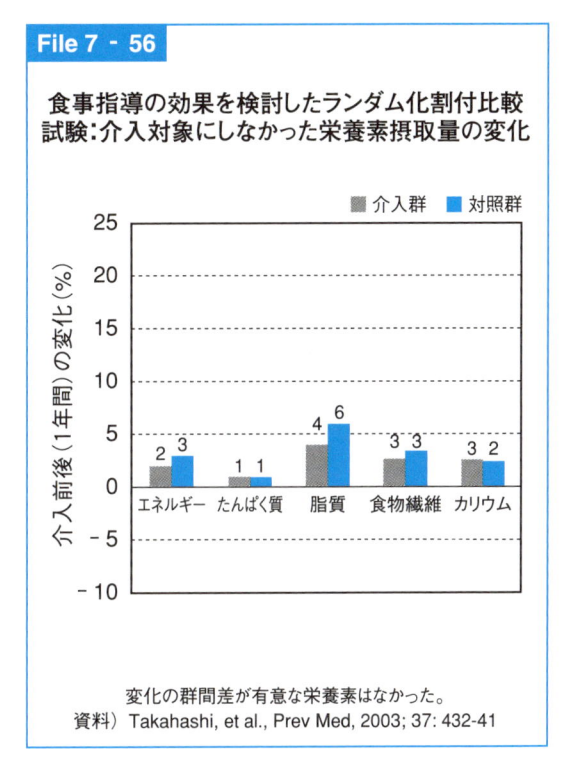

変化の群間差が有意な栄養素はなかった。
資料）Takahashi, et al., Prev Med, 2003; 37: 432-41

取量の増加の3点であった。家族ごとにランダム化割付を行い、前期指導（介入）群と後期指導（介入）群に分け、それぞれ1年間の食事指導が行われた。食事指導は、介入前に行った食事調査結果に基づいて個人ごとにつくられた結果を用いて、個人の問題点を明らかにしたうえで行われた。結果はあらかじめつくられた50種類の食事改善点に分類され、個人ごとに数種類の改善点がそこから選ばれ、具体的な改善方法を提案する方法がとられた。介入群では、半年後に栄養調査とその結果に基づく指導がもう一度行われた。対照群になった年にも栄養調査は行われたため、研究開始時と研究終了時を含め、調査は4回行われた。指導（介入）の効果を客観的に評価するために、栄養調査の結果だけでなく、2日間尿中ナトリウム排泄量、血清ビタミンC・カロテン濃度といった生体指標が用いられた。

研究から解析までの対象者数の流れは、File 6-07をみていただきたい。ただし、この図では、研究前半のデータを用いた解析を行ったため、後半の対象者数の変化は示されていない。

指導群での変化を対照群と比べると、食塩摂取量と24時間尿中ナトリウム排泄量で有意な低下、カロテン摂取量、血清カロテン濃度、ビタミンC摂取量で有意な増加が観察され、この指導が有効であったことがわかる（File 7-55）。血清ビタミンC濃度の増加も観察されたが有意ではなかった。一方、指導目標としなかった栄養素の摂取量はほとんど有意な変化を示さず（File 7-56）、変化を目ざした栄養素だけでなく、そうでない栄養素に関してもこの研究で用いられた指導方法が好ましいものであったことを示す結果であると考えられた。

File 7-57

研究および対象者の特徴,介入方法

研究番号	対象者	場所	国	期間(週)	栄養士による介入群			栄養士以外による介入群		
					介入方法	人数	指導回数	介入方法	指導者=人数	指導回数
1	従業員	職場	AUS	26	GRP	114	5	ビデオ・ワークブック・クイズ	本人=310	NA
2	一般住民	医院	USA	9	個人	169	3.6	個人	医師=262	0.9
3	耐糖能異常の一般住民	医院	UK・FRA	52	個人	111	4	医師からの情報伝達	本人=116	NA
4	一般住民	医院	USA	52	GRP	76	17	読み物	本人=91	NA
5	一般住民	医院	CAN	26	個人	135*	3	個人	医師=135*	3
6	患者	専門病院	AUS	13	個人	31	2	看護師からの食事ファクトブック	本人=28	NA
7	健診受診者	職場	USA	6	個人+GRP	37	4	担当医への紹介	医師=38	NA
8	一般住民	医院	UK	26	個人	103	2	個人	看護師=104	2
								リーフレット	本人=102	NA
9	健診受診者	職場	USA	6	個人+GRP	103	4	担当医への紹介	医師=53	NA
10	一般住民	医院	SWE	52	個人+GRP	47	3	医師からの情報	本人=45	NA
11	糖尿病リスク保有者	医院	USA	2年	GRP	47	51	行動変容のためのマニュアル配布	本人=40	NA

*栄養士と医師への割付人数の合計。
AUS=オーストラリア,FRA=フランス,CAN=カナダ,SWE=スウェーデン,GRP=グループ,NA=不明。
資料)Thompson, et al., Am J Clin Nutr, 2003; 77(Suppl): 1052S-7S

食事の指導の有効性に関するメタ・アナリシス:指導者による効果の違い

　食事指導はさまざまなかたちで行われているが,どのような指導者が有効であるかについて,指導者別にまとめてその効果を比較したメタ・アナリシスがある[109]。指導者は,栄養士,医師,看護師,対象者自身(自己教育)である。検討の対象とした研究は,血清コレステロールの低下を目的として行われたランダム化割付比較試験である。論文検索の結果抽出された1万4,053編の論文から,その他の条件を満たした11の研究が検討対象となった(File 7-57)。

　介入期間は6週間から2年間まで大きな幅があった。研究方法で多かったのは,栄養士による指導とリーフレットなどの教材を用いる自己学習を比較した7つであった。また,栄養士による指導と医師による指導を比較した研究も4つ存在した。医師に比較すると栄養士が行う指導のほうで有意に血清コレステロールが下がっていて,その差は平均値で7.0 mg/dLであり,これは有意であった(File 7-58)。一方,自己学習に比べると栄養士による指導のほうが平均2.8 mg/dLだけ低かったが,有意な差ではなかった。栄養士と看護師を比較した研究は1つしかなく,結果の信頼度は低いと考えられた。

　自己学習と栄養士の比較で気になるのは,研究11である。この研究では介入期間は2年間と長く,その間の指導回数は51回と,栄養士による指導はかなり強いものであった。これだけ強力に指導した効果が自己学習と同じであれば,栄養士の存在意義はないだろう。したがって,正確にいえば,誰が行ったかの比較ではなく,必要経費などを指標にして比べるほうが正しい

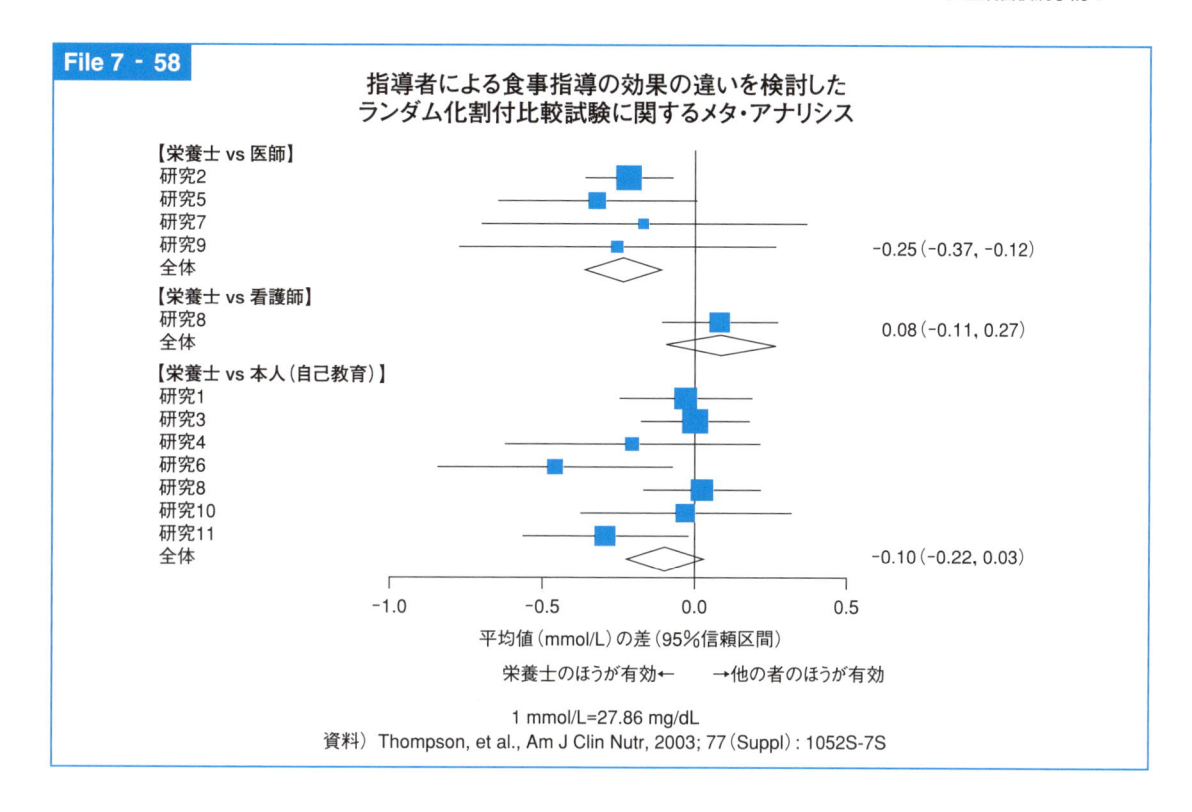

File 7-58

**指導者による食事指導の効果の違いを検討した
ランダム化割付比較試験に関するメタ・アナリシス**

【栄養士 vs 医師】
研究2
研究5
研究7
研究9
全体　　　　　　　　　　　　　　　−0.25（−0.37, −0.12）

【栄養士 vs 看護師】
研究8
全体　　　　　　　　　　　　　　　　0.08（−0.11, 0.27）

【栄養士 vs 本人（自己教育）】
研究1
研究3
研究4
研究6
研究8
研究10
研究11
全体　　　　　　　　　　　　　　　−0.10（−0.22, 0.03）

平均値（mmol/L）の差（95％信頼区間）

栄養士のほうが有効←　　→他の者のほうが有効

1 mmol/L＝27.86 mg/dL

資料）Thompson, et al., Am J Clin Nutr, 2003; 77（Suppl）: 1052S-7S

かもしれない。研究11を除くと，栄養士による指導と自己学習との差は少し小さくなってしまう。果たして，栄養士が直接に食事指導を行う意味はあるか。これを科学的に評価し，この質問に科学的に答えるのはかなり難しいかもしれない。

● 食事指導は管理栄養士がやるってだれが何を根拠に決めたのだろう。でも，まあ，医者じゃなくてよかったけど。

10 まとめ

このCHAPTERで取り上げた疾患は，栄養との関連が明らかにされているもののごくわずかでしかない。そして，ここで取り上げた栄養との関連は，その疾患についてわかっているなかのごくわずかでしかない。そのうえ，著者による引用バイアスも，理解不足も，誤解も存在する。このように，たとえ生活習慣病だけに限った場合でも，疾患と栄養の関連を正しく理解することはとても難しい。このCHAPTERで伝えたかったのは，個々の研究の結果ではない。EBNを実践することの難しさである。

【参考文献】

1. Eastern stroke and coronary heart disease collaborative research group. Blood pressure, cholesterol, and stroke in eastern Asia. Lancet 1998; 352: 1801-7.
2. MacMahon S, Peto R, Cutler J, et al. Blood pressure, stroke, and coronary heart disease. Part 1, prolonged differences in blood pressure: prospective observational studies corrected for the regres-

sion dilution bias. Lancet 1990; 335: 765-74.
3. 厚生労働省大臣官房統計情報部. 人口動態統計.
4. 厚生労働省健康局. 第5次循環器疾患基礎調査報告（平成12年）. 厚生労働省健康局. 1991.
5. Chobanian AV, Bakris GL, Black HR, et al. The Seventh Report of the Joint National Committee on Prevention, Detection, Evaluation, and Treatment of High Blood Pressure: the JNC 7 report. JAMA 2003; 289: 2560-71.
6. Sacks FM, Svetkey LP, Vollmer WM, et al. Effects on Blood Pressure of Reduced Dietary Sodium and the Dietary Approaches to Stop Hypertension (DASH) Diet. N Engl J Med 2001; 344: 3-10.
7. Midgley JP, Matthew AG, Greenwood CMT, et al. Effect of reduced dietary sodium on blood pressure: a meta-analysis of randomized controlled trials. JAMA 1996; 275: 1590-7.
8. Intersalt Cooperative Research Group. Intersalt: an international study of electrolyte excretion and blood pressure. Results for 24 hour urinary sodium and potassium excretion. BMJ 1988; 297: 319-28.
9. Whelton PK, He J, Cutler JA, et al. Effects of oral potassium on blood pressure. Meta-analysis of randomized controlled clinical trials. JAMA 1997; 277: 1624-32.
10. Appel LJ, Moore TJ, Obarzanek E, et al. A clinical traial of the effects of dietary patterns on blood pressure. N Engl J Med 1997; 336: 1117-24.
11. Xin X, He J, Frontini MG, et al. Effects of alcohol reduction on blood pressure: a meta-analysis of randomized controlled trials. Hypertension 2001; 38: 1112-7.
12. Neter JE, Stam BE, Kok FJ, et al. Influence of weight reduction on blood pressure: a meta-analysis of randomized controlled trials. Hypertension 2003; 42: 878-84.
13. Streppel MT, Arends LR, van't Veer P, et al. Dietary fiber and blood pressure: a meta-analysis of randomized placebo-controlled trials. Arch Intern Med 2005; 165: 150-6.
14. 佐々木敏, 辻とみ子. 家族との同居の有無が女性3世代間での栄養素・食品群摂取量の類似性に及ぼす影響. 栄養学雑誌 2000; 58: 195-206.
15. Castelli WV, Garrison RJ, Wilson WF, et al. Incidence of coronary heart disease and lipoprotein cholesterol levels. The Framingham Study. JAMA 1986; 28: 2835-8.
16. Wakugami K, Iseki K, Kimura Y, et al. Relationship between serum cholesterol and the risk of acute myocardial infarction in a screened cohort in Okinawa, Japan. Jpn Circ J 1998; 62: 7-14.
17. Iwashita M, Matsushita Y, Sasaki J, et al. Relation of serum total cholesterol and other risk factors to risk of coronary events in middle-aged and elderly Japanese men with hypercholesterolemia: the Kyushu Lipid Intervention Study. Circ J 2004; 68: 405-9.
18. Iso H, Naito Y, Kitamura A, et al. Serum total cholesterol and mortality in a Japanese population. J Clin Epidemiol 1994; 47: 961-9.
19. Iribarren C, Reed DM, Burchfiel CM, et al. Serum total cholesterol and mortality: confounding factors and risk modification in Japanese-American men. JAMA 1996; 273: 1926-32.
20. Keys A, Anderson JT, Grande F. Serum cholesterol response to changes in the diet: IV. Particular saturated fatty acids in the diet. Metabolism 1965; 14: 776-87.
21. Brown L, Rosner B, Willett WW, et al. Cholesterol-lowering effects of dietary fiber: a meta-analysis.

Am J Clin Nutr 1999; 69: 30-42.

22. Dattilo AM, Kris-Etherton P. Effects of weight reduction on blood lipids and lipoproteins: a meta-analysis. Am J Clin Nutr 1992; 56: 320-8.

23. Sasaki S, Ishikawa T, Yanagibori R, et al. Responsiveness to a self administered diet history questionnaire in a work-site dietary intervention trial for mildly hypercholesterolemic Japanese subjects: correlation between change in dietary habits and serum cholesterol. J Cardiol 1999; 33: 327-38.

24. Sasaki S, Takahashi T, Iitoi Y, et al. Food and nutrient intakes assessed with dietary records for the validation study of a self-administered food frequency questionnaire in JPHC Study Cohort I. J Epidemiol 2003; 13(1 suppl): S23-S50.

25. Tokudome Y, Imaeda N, Ikeda M, et al. Foods contributing to absolute intake and variance in intake of fat, fatty acids and cholesterol in middle-aged Japanese. J Epidemiol 1999; 9: 78-90.

26. 文部科学省科学技術・学術審議会資源調査分科会報告. 五訂増補日本食品標準成分表. 独立行政法人国立印刷局. 2005.

27. Denke MA, Sempos CT, Grundy SM. Excess body weight: an underrecognized contributor to high blood cholesterol levels in white American men. Arch Intern Med 1993; 153: 1093-103.

28. Reynolds K, Lewis LB, Nolen JD, et al. Alcohol consumption and risk of stroke: a meta-analysis. JAMA 2003; 289: 579-88.

29. Corrao G, Rubbiati L, Bagnardi V, et al. Alcohol and coronary heart disease: a meta-analysis. Addiction 2000; 95: 1505-23.

30. Di Castelnuovo A, Rotondo S, Iacoviello L, et al. Meta-analysis of wine and beer consumption in relation to vascular risk. Circulation 2002; 105: 2836-44.

31. He K, Song Y, Daviglus ML, et al. Accumulated evidence on fish consumption and coronary heart disease mortality: a meta-analysis of cohort studies. Circulation 2004; 109: 2705-11.

32. He K, Song Y, Daviglus ML, et al. Fish consumption and incidence of stroke: a meta-analysis of cohort studies. Stroke 2004; 35: 1538-42.

33. Pereira MA, O'Reilly E, Augustsson K, et al. Dietary fiber and risk of coronary heart disease: a pooled analysis of cohort studies. Arch Intern Med 2004; 164: 370-6.

34. 健康・栄養情報研究会. 平成13年厚生労働省国民栄養調査結果. 第一出版. 2003.

35. de Logeril M, Renaud S, Mamelle N, et al. Mediterranean alpha-linolenic acid-rich diet in secondary prevention of coronary heart disease Lancet 1994; 343: 1454-9.

36. de Lorgeril M, Salen P, Martin JL, et al. Mediterranean diet, traditional risk factors, and the rate of cardiovascular complications after myocardial infarction: final report of the Lyon Diet Heart Study. Circulation 1999; 99: 779-85.

37. Johnsen SP, Overvad K, Stripp C, et al. Intake of fruit and vegetables and the risk of ischemic stroke in a cohort of Danish men and women. Am J Clin Nutr 2003; 78: 57-64.

38. World cancer research fund, American institute for cancer research. Food, nutrition and the prevention of cancer: a global perspective. World cancer research fund, American institute for cancer research, 1997.

39. がんの統計編集委員会編集. がんの統計＜2001年版＞. 財団法人がん研究振興財団. 2001.

40. 日本乳癌学会（編）. 科学的根拠に基づく乳癌診療

ガイドライン〈1〉薬物療法 (2004年版). 金原出版. 2004.

41. Asano T, McLeod RS. Dietary fibre for the prevention of colorectal adenomas and carcinomas. Cochrane Database Syst Rev 2002: CD003430.
42. Lawlor DA, Ness AR. Commentary: the rough world of nutritional epidemiology: does dietary fibre prevent large bowel cancer? Int J Epidemiol 2003; 32: 239-43.
43. Bingham SA, Day NE, Luben R, et al. Dietary fibre in food and protection against colorectal cancer in the European Prospective Investigation into Cancer and Nutrition (EPIC): an observational study. Lancet. 2003; 361: 1496-501.
44. The Alpha-tocopherol, Beta carotene Cancer Prevention Study Group. The effect of vitamin E and beta carotene on the incidence of lung cancer and other cancers in male smokers. N Engl J Med 1994; 330: 1029-35.
45. Omenn GS, Goodman GE, Thornquist MD, et al. Risk factors for lung cancer and for intervention effects in CARET, the beta-carotene and retinol efficacy trial. J Natl Cancer Inst 1996; 88: 1550-9.
46. Mannisto S, Smith-Warner SA, Spiegelman D, et al. Dietary carotenoids and risk of lung cancer in a pooled analysis of seven cohort studies. Cancer Epidemiol Biomakers Prev 2004; 13: 40-8.
47. Bagnardi V, Blangiardo M, La Vecchia C, et al. A meta-analysis of alcohol drinking and cancer risk. Br J Cancer 2001; 85: 1700-5.
48. Riboli E, Norat T. Epidemiologic evidence of the protective effect of fruit and vegetables on cancer risk. Am J Clin Nutr 2003; 78(3 Suppl): 559S-69S.
49. Lee WL, Cheung AM, Cape D, et al..Impact of diabetes on coronary artery disease in women and men: a meta-analysis of prospective studies. Diabetes Care 2000; 23: 962-8.
50. 厚生労働省健康局. 平成14年度糖尿病実態調査報告. 2004. 厚生労働省健康局.
51. Coldotz GA, Willett WC, Rotnitzky A, et al. Weight gain as a risk factor for clinical diabetes mellitus in women. Ann Intern Med 1995; 122: 481-6.
52. Steyn NP, Mann J, Bennett PH, et al. Diet, nutrition and the prevention of type 2 diabetes. Public Health Nutr 2004; 7(1A): 147-65.
53. Salmeron J, Ascherio A, Rimm EB, et al. Dietary fiber, glycemic load, and risk of NIDDM in men. Diabetes Care 1997; 20: 545-50.
54. Salmeron J, Manson JE, Stampfer MJ, et al. Dietary fiber, glycemic load, and risk of non-insulin-dependent diabetes mellitus in women. JAMA 1997; 277: 472-7.
55. Meyer KA, Kushi LH, Jacobs DR, et al. Carbohydrates, dietary fiber, and incident type 2 diabetes in older women. Am J Clin Nutr 2000; 71: 921-30.
56. Stevens J, Ahn K, Juhaeri, et al. Dietary fiber intake and glycemic index and incidence of diabetes in African-American and white adults: the ARIC study. Diabetes Care 2002; 25: 1715-21.
57. Hodge AM, English DR, O'Dea K, et al. Glycemic index and dietary fiber and the risk of type 2 diabetes. Diabetes Care 2004; 27: 2701-6.
58. Janket SJ, Manson JE, Sesso H, et al. A prospective study of sugar intake and risk of type 2 diabetes in women. Diabetes Care 2003; 26: 1008-15.
59. Schulze MB, Manson JE, Ludwig DS, et al. Sugar-sweetened beverages, weight gain, and incidence of type 2 diabetes in young and middle-aged women. JAMA 2004; 292: 927-34.
60. Koppes LL, Dekker JM, Hendriks HF, et al. Mod-

erate alcohol consumption lowers the risk of type 2 diabetes: a meta-analysis of prospective observational studies. Diabetes Care 2005; 28: 719-25.

61. Salmeron J, Hu FB, Manson JE, et al.Am J Clin Nutr. 2001;73:1019-26. Dietary fat intake and risk of type 2 diabetes in women. Am J Clin Nutr 2001; 73: 1019-26.

62. Meyer KA, Kushi LH, Jacobs DR Jr, et al. Dietary fat and incidence of type 2 diabetes in older Iowa women. Diabetes Care 2001; 24: 1528-35.

63. van Dam RM, Willett WC, Rimm EB, et al. Dietary fat and meat intake in relation to risk of type 2 diabetes in men. Diabetes Care 2002; 25: 417-24.

64. Thanopoulou AC, Karamanos BG, Angelico FV, et al. Dietary fat intake as risk factor for the development of diabetes: multinational, multicenter study of the Mediterranean Group for the Study of Diabetes (MGSD). Diabetes Care 2003; 26: 302-7.

65. Harding AH, Day NE, Khaw KT, et al. Dietary fat and the risk of clinical type 2 diabetes: the European prospective investigation of Cancer-Norfolk study. Am J Epidemiol 2004; 159: 73-82.

66. Yoshiike N, Seino F, Tajima S, et al. Twenty-year changes in the prevalence of overweight in Japanese adults: the National Nutrition Survey 1976-95. Obes Rev 2002; 3:183-90.

67. Tsugane S, Sasaki S, Tsubono Y. Under- and overweight impact on mortality among middle-aged Japanese men and women: a 10-y follow-up of JPHC study cohort i. Int J Obesity 2002; 26: 529-37.

68. Yuan JM, Ross RK, Gao YT, et al. Body weight and mortality: a prospective evaluation in a cohort of middle-aged men in Shanghai, China. Int J Epidemiol 1998; 27: 824-32.

69. Bell EA, Castellanos VH, Pelkman CL, et al. Energy density of foods affects energy intake in normal-weight women. Am J Clin Nutr 1998; 67: 412-20.

70. Liu S, Willett WC, Manson JE, et al. Relation between changes in intakes of dietary fiber and grain products and changes in weight and development of obesity among middle-aged women. Am J Clin Nutr 2003; 78: 920-7.

71. Okubo H, Sasaki S. Underreporting of energy intake among Japanese women age 18-20 years and its association with reported nutrient and food group intakes. Public Health Nutr 2004; 7: 911-7.

72. Prentice AM, Black AE, Coward WA, et al. Energy expenditure in overweight and obese adults in affluent societies: an analysis of 319 doubly-labelled water measurements. Eur J Clin Nutr 1996; 50: 93-7.

73. Cho S, Dietrich M, Brown CJ, et al. The effect of breakfast type on total daily energy intake and body mass index: results from the Third National Health and Nutrition Examination Survey (NHANES III). J Am Coll Nutr 2003; 22: 296-302.

74. Sasaki S, Katagiri A, Tsuji T, et al. Self-reported rate of eating correlates with body mass index in 18-y-old Japanese women. Int J Obes Relat Metab Disord 2003; 27: 1405-10.

75. Hill SW, McCutcheon NB. Contributions of obesity, gender, hunger, food preference, and body size, bite speed, and rate of eating. Appetite 1984; 5: 73-83.

76. Spiegel TA, Wadden TA, Foster GD. Objective measurement of eating rate during behavioral treatment of obesity. Behavior Therapy 1991; 22: 61-7.

77. Johnell O, Kanis JA. An estimate of the worldwide prevalence, mortality and disability associated with hip fracture. Osteoporosis Int 2004; 15: 897-902.

78. Nordin et al. Calcium in human biology. London,

Springer-Verlag, 1988.
79. Committee for Osteoporosis Treatment of the Japanese Orthopaedic Association. Nationwide survey of hip fractures in Japan. J Orthop Sci 2004; 9: 1-5.
80. Welten DC, Kemper HCG, Post GB, et al. A meta-analysis of the effect of calcium intake on bone mass in young and middle aged females and males. J Nutr 1995; 125: 2802-13.
81. Cumming RG. Calcium intake and bone mass: a quantitative review of the evidence. Calcif Tissue Int 1990; 47: 194-201.
82. Xu L, McElduff P, D'Este C, et al. Does dietary calcium have a protective effect on bone fractures in women? A meta-analysis of observational studies. Br J Nutr 2004; 91: 625-34.
83. Shea B, Wells G, Cranney A, et al. Meta-analyses of therapies for postmenopausal osteoporosis. VII. Meta-analysis of calcium supplementation for the prevention of postmenopausal osteoporosis. Endocr Rev 2002; 23: 552-9.
84. Papadimitropoulos E, Wells G, Shea B, et al. Meta-analyses of therapies for postmenopausal osteoporosis. VIII: Meta-analysis of the efficacy of vitamin D treatment in preventing osteoporosis in postmenopausal women. Endocr Rev 2002; 23: 560-9.
85. Tucker KL, Hannan MT, Chen H, et al. Potassium, magnesium, and fruit and vegetable intakes are associated with greater bone mineral density in elderly men and women. Am J Clin Nutr 1999; 69: 727-36.
86. New SA, Robins SP, Campbell MK, et al. Dietary influence on bone mass and bone metabolism: further evidence of a positive link between fruit and vegetable consumption and bone health. Am J Clin Nutr 2000; 71: 142-51.
87. Tylavsky FA, Holliday K, Danish R, et al. Fruit and vegetable intakes are an independent predictor of bone size in early pubertal children. Am J Clin Nutr 2004; 79: 311-7.
88. McGartland CP, Robson PJ, Murray LJ, et al. Fruit and vegetable consumption and bone mineral density: the Northern Ireland Young Hearts Project. Am J Clin Nutr 2004; 80: 1019-23.
89. Setchell KD, Lydeking-Olsen E. Dietary phytoestrogens and their effect on bone: evidence from in vitro and in vivo, human observational, and dietary intervention studies. Am J Clin Nutr 2003; 78(3 Suppl): 593S-609S.
90. Greendale GA, Fitzgerald G, Huang M-H, et al. Dietary soy isoflavones and bone mineral density: results from the study of women's health across the nation. Am J Epidemiol 2002; 155: 746-54.
91. Kaneki M, Hedges SJ, Hosoi T, et al. Japanese fermented soybean food as the major determinant of the large geographic difference in circulating levels of vitamin K_2: possible implications for hip-fracture risk. Nutrition 2001; 17: 315-21.
92. Kanis JA, Johansson H, Johnell O, et al. Alcohol intake as a risk factor for fracture. Osteoporos Int 2005; 16: 737-42.
93. Dawson-Hughes B, Shipp C, Sadowski L, et al. Bone density of the radius, spine, and hip in relation to percent of ideal body weight in postmenopausal women. Calcif Tissue Int 1987; 40: 310-4.
94. Margolis KL, Ensrud KE, Schreiner PJ, et al. Body size and risk for clinical fractures in older women. Study of Osteoporotic Fractures Research Group. Ann Intern Med 2000; 133: 123-7.
95. Douchi T, Kuwahata R, Matsuo T, et al. Relative

contribution of lean and fat mass component to bone mineral density in males. J Bone Miner Metab 2003; 21: 17-21.

96. Kelley GA, Kelley KS, Tran ZV. Exercise and bone mineral density in men: a meta-analysis. J Appl Physiol 2000; 88: 1730-6.

97. Wallace BA, Cumming RG. Systematic review of randomized trials of the effect of exercise on bone mass in pre- and postmenopausal women. Calcif Tissue Int 2000; 67: 10-8.

98. Hoidrup S, Sorensen TI, Stroger U, et al. Leisure-time physical activity levels and changes in relation to risk of hip fracture in men and women. Am J Epidemiol 2001; 154: 60-8.

99. Murphy NM, Carroll P. The effect of physical activity and its interaction with nutrition on bone health. Proc Nutr Soc 2003; 62: 829-38.

100. Paton LM, Alexander JL, Nowson CA, et al. Pregnancy and lactation have no long-term deleterious effect on measures of bone mineral in healthy women: a twin study. Am J Clin Nutr 2003; 77: 707-14.

101. Karlsson MK, Ahlborg HG, Karlsson C. Maternity and bone mineral density. Acta Orthop Scand 2005; 76: 2-13.

102. Michaelsson K, Baron JA, Farahmand BY, et al. Influence of parity and lactation on hip fracture risk. Am J Epidemiol 2001; 153: 1166-72.

103. Heaney RP, Skillman TG. Calcium metabolism in normal human pregnancy. J Clin Endocrinol 1971; 33: 661-9.

104. Sowers M, Corton G, Shapiro B, et al. Changes in bone density with lactation. JAMA 1993; 269: 3130-5.

105. Prentice A. Diet, nutrition and the prevention of osteoporosis. Public Health Nutr 2004; 7(1A): 227-43.

106. French SA, Stables G. Environmental interventions to promote vegetable and fruit consumption among youth in school settings. Prev Med 2003; 37: 593-610.

107. Perry CL, Bishop DB, Taylor GL, et al. A randomized school trial of environmental strategies to encourage fruit and vegetable consumption among children. Health Educ Behav 2004; 31: 65-76.

108. Takashashi Y, Sasaki S, Takahashi M, et al. A population-based dietary intervention trial in a high-risk area for stomach cancer and stroke: changes in intakes and related biomarkers. Prev Med 2003; 37: 432-41.

109. Thompson RL, Summerbell CD, Hooper L, et al. Relative efficacy of differential methods of dietary advice: a systematic review. Am J Clin Nutr 2003; 77(suppl): 1052S-7S.

CHAPTER 8

Dietary reference intakes understood by epidemiology

疫学で理解する食事摂取基準

厚生労働省から公表されている食事摂取基準（dietary reference intakes）は，国民が摂取すべき栄養素とエネルギーの量を示す基準である。栄養と健康の問題を考え，理解するうえで食事摂取基準は欠かせない。正しくは「日本人の食事摂取基準（2005年版）」と呼び，2005年度から5年間にわたって用いることになっている[1]。長い間，栄養所要量と呼ばれてきたものが，根本的に見直され，策定されたものである。今回の改定の特徴の1つに，疫学的な考え方の導入がある。そこで，このCHAPTERでは，食事摂取基準を疫学的にとらえ，その真意を理解することを試みる。

01 食事摂取基準と疫学

食事摂取基準が今までの栄養所要量と大きく異なるのは，①確率論が全面的に導入されたこと，②目的ごとに指標が設けられたこと（とくに，生活習慣病の一次予防の指標として新たに「目標量」が設けられたこと），③系統的レビューを用いて策定されたことの3点であろう。①と③が疫学的な考え方に基づいていることは明らかであるし，後で述べるように，②もその理論的根拠の多くを疫学的な考え方に頼っている。

そして，もう1つ忘れてはならないのが，「使う」という観点が盛り込まれていて，活用の基本が示されている点である。ここでは，評価（アセスメント：assessment）と計画（プランニング：planning）に分けて食事摂取基準の活用方法の理論が記述されている。つまり，現実を把握し，その結果を食事摂取基準に照らして評価し，その結果を正しく対策に活かすために計画し，それに従って実施（ドゥ：do）し，その結果を評価し，…というように無限ループでつながっている（File 8-01）。理想的には徐々に目標に近づくものであり，らせんを描きながら目標に向かっている構図となる。アセスメントに象徴されるように，現実を知ることが食事摂取基準の活用の基本となっている。これは，現実を観察する学問である疫学の知識なくしては食事摂

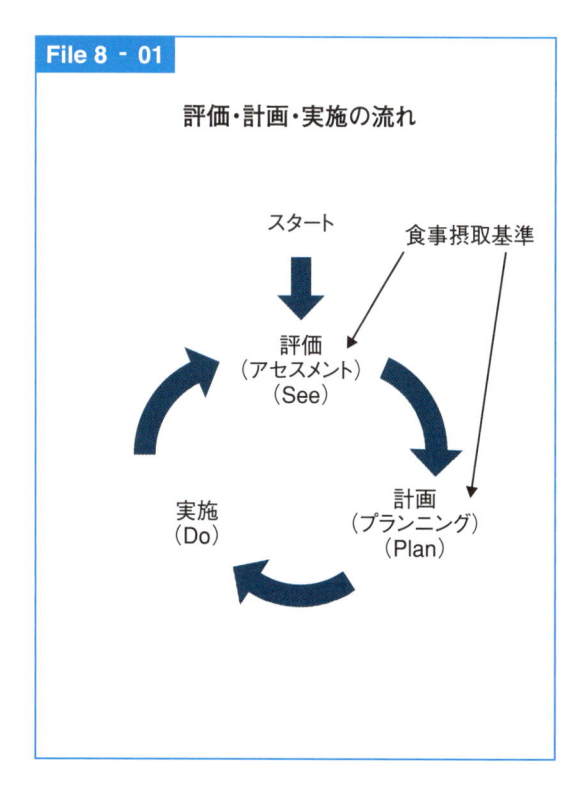

File 8-01

評価・計画・実施の流れ

スタート → 評価（アセスメント）（See） → 計画（プランニング）（Plan） → 実施（Do） → （ループ）

食事摂取基準

取基準が使えないことを示している。

　食事摂取基準は人を対象とした研究成果の集大成として策定されている。人を対象とする研究を行う場合，疫学的なアプローチは欠かせない。また，人に対して使うためにも疫学的な考え方は欠かせない。つまり，今回の食事摂取基準は，その策定から活用にいたるまで疫学的な考え方が根底にあるのが特徴である。

⬤ **食事摂取基準をつくるためには疫学的な考え方と疫学研究の成果が必要である。食事摂取基準を理解するためにも，使いこなすためにも疫学の知識が不可欠である。栄養学も疫学も知らない人が触ると危ない。**

02 基本事項

　食事摂取基準の基本事項について，簡単に触れておきたい。それは，①対象者，②摂取源，③摂取期間，である。

対象者

　対象者は，「健康な個人または集団」である。これは，食事摂取基準が健康人を対象として行われた研究で得られたデータを用いて策定されたものであり，健康な人に使うべきものであることを示している。なお，詳しくは「軽度な疾患をもっていてもよいが，そのために特有の食事指導や食事療法，食事制限がなされていたり，推奨されたりしていない者」とされている。このように，対象者を明確に規定するのは疫学では基本的なことである。

　したがって，厳密にいえば，病院給食の献立を立てるときの根拠として食事摂取基準は用いられない。ただし，①病気別の食事摂取基準，ガイドラインは一部の病気を除いて存在しておらず，②病気別に定められた食事のガイドラインやマニュアルでも食事摂取基準がカバーしている34種類の栄養素の一部についてしか記述されていないため，このような現実を受け入れ，利用の可能性と限界を十分に理解したうえで活用することが望まれる。

摂取源

　摂取源は，「食品として経口摂取されるすべてのもの」とされている。つまり，通常の食品以外の強化食品やサプリメントなどからの摂取も含むことがわかる。

摂取期間

　摂取期間については，「習慣的」とされている。これは，食事摂取基準が目的としている摂取不足や摂取過剰による健康障害や生活習慣病が一夜にして起こるものではないことを示している。摂取不足や摂取過剰の健康障害が生じるには数カ月を要する。生活習慣病になると，数年から数十年のオーダーとなる。つまり，1食や1日の食事ではなくて，「習慣的」な食事が対象となるわけである。どの程度の摂取期間を把握すれば，「習慣的」といえるのかについては，日間変動（⇒chap. 5 - 02）で考えたように，栄養素によって異なる。この，「摂取期間」の考え方は，食事摂取基準の活用においてとくに大切な考え方である。

03 策定理論と指標の意味

栄養素で用いられる指標

　栄養素で基本となる指標は，推定平均必要量

File 8 - 02　栄養素で用いられる指標の特徴（概念）

目的	不足による健康障害からの回避	過剰摂取による健康障害からの回避	生活習慣病の一次予防
指標	推定平均必要量,推奨量,目安量	上限量	目標量
値の算定根拠となる主な研究方法	実験研究,疫学研究（介入研究を含む）	症例報告	疫学研究（介入研究を含む）
注目している健康障害における注目している栄養素の重要度	重要		他に関連する環境要因がたくさんあるため,相対的な重要度は低い
健康障害が生じるまでの摂取期間	数カ月間		数年～数十年間
注目している健康障害に関する今までの報告数	極めて少ない～多い	極めて少ない～少ない	多い
通常の食品を摂取している場合に注目している健康障害が発生する可能性	ある	ほとんどない	ある
サプリメントなど,通常以外の食品を摂取している場合に注目している健康障害が発生する可能性	ある（特定の栄養素しか含まれないため）	ある（厳しく注意が必要）	ある（特定の栄養素しか含まれないため）
算定された値を守るべき必要性	可能な限り守るべき（回避したい程度によって異なる）	絶対に守るべき	関連するさまざまな要因を検討して考慮すべき
算定された値を守った場合に注目している健康障害が生じる可能性	推奨量付近,目安量付近であれば,可能性は低い	上限量未満であれば,可能性はほとんどないが,完全には否定できない。	ある（他の関連要因によっても生じるため）

（estimated average requirement：EAR）である。推定平均必要量が決まれば，推奨量（recommended dietary allowance：RDA）を決めることができる。そして，推定平均必要量を決めることができない場合には，別の方法によって目安量（adequate intake：AI）を決める。この3種類が欠乏からの回避のために設定されている指標である。一方，過剰摂取による健康障害からの回避のための指標として，上限量（tolerable upper intake level：UL）が設けられている。そして，今回の改定から，生活習慣病の一次予防のための指標として，目標量（tentative dietary goal for preventing lifestyle-related diseases：DG）が設けられた（File 8 - 02）。

これら5種類の指標は，表に示したように3種類の目的に分かれる。それぞれは，目的，研究方法が異なるだけでなく，考慮すべき摂取期間，他の関連要因といった基本的な事柄から，算定された値をどの程度守るべきかといった使い方の問題にいたるまで，大きく異なっている。これらの違いを理解することが，食事摂取基準を理解する基本となる。

ただし，すべての栄養素にこれら5つすべての指標が設けられているのではなく，しっかりした科学的根拠があり，かつ，策定の必要があるものに限られている。

推定平均必要量を求めるための仮想実験

推定平均必要量はヒトを対象とした実験によって求められる。その実験を仮想的に示せば，File 8 - 03のようになる。1つの性・年齢階級からなる集団（この図では10人）に対して，目的とする栄養素の量だけを変えた実験食を3種類つくり，それぞれを一定期間摂取させ，目的とす

File 8-03

平均必要量と推奨量を求めるための仮想実験

```
                    実験①  実験②  実験③
   不足して          ●●●   ●●●   ●●
   いた人数          ●●●   ●●●
                    ●●●   ●●●
   1.0 ─────────────────────────────
   0.9 ┈┈┈╲
不       ┊   ╲
足       ┊     ╲
の       ┊       ╲
リ 0.5 ┈┈┊┈┈┈┈┈╲
ス       ┊         ╲
ク       ┊           ╲
   0.2 ┈┈┊┈┈┈┈┈┈┈┈╲┈┈
   0 ←0.025 ┊       ┊    ╲─────
                                  摂取量
   充足して        ●●●  ●●●●●
   いた人数         ●●●  ●●●
                  ↑    ↑
              平均必要量 推奨量
```

●は，10人の被験者を用いて，3種類の実験食（実験①～③）を摂取させた場合の充足者と不足者の人数を示す。

98％（あえていえば97.5％）の人たちにとって不足しない摂取量となる。逆にいえば，2.5％の人にとってはまだ足りないわけである。

●摂取量が少なくなるにつれて不足のリスクが徐々に上がる。または，摂取量が少なくなるにつれて不足する人が徐々に増える。

目安量

　脂溶性ビタミンなど，体内にかなりの量が蓄積されていて，短日間の摂取量の変化では必要量を知るための実験が成立しない栄養素がある。また，乳児のように，実験が倫理上できない年齢もある。このような場合には，その栄養素が明らかに不足していないことが確認された人たちで構成された集団を対象として，その栄養素の摂取量の分布を調べ，分布の中央値をもって目安量とする（File 8-04）。このように，目安量は実験研究ではなく，観察疫学研究（横断研究）によって決定される値である。

　ところで，調査対象はその栄養素が不足していない集団であるから，摂取量分布の下の端（最低摂取量）でもよいはずである。しかし，最低摂取量または，あまりに低い摂取量を選ぶと，他の人や他の集団にその値を使うのは危険かもしれない。なぜなら，調査をした集団は，今調べている栄養素の摂取量が少なくても大丈夫な特徴をもっているかもしれないからである。過小申告の可能性もある。限られた日数のデータを用いれば，日間変動の問題もある。そこで，もっと多めの摂取量を代表値として選ぶのがよいと考えられる。分布からある1つの代表値を選ぶもっとも簡単な方法は，平均値（mean）か中央値（メディアン：median）を使うことである。

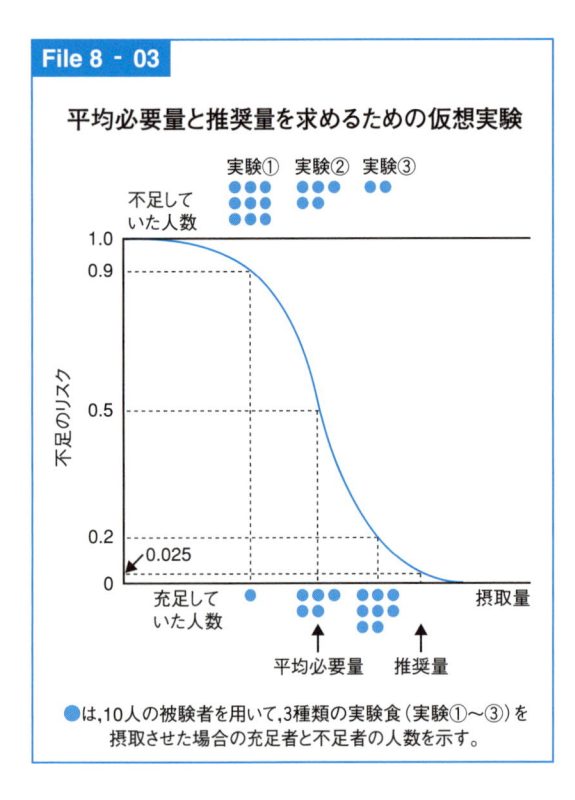

る栄養素の不足・充足状態の指標となる物質の血中濃度や尿中排泄量を測定し，不足・充足の状態を判断する。この図の実験①では，不足を示した者が9人，充足を示した者が1人，実験②ではそれぞれ5人ずつ，実験③では，それぞれ2人，8人となっている。したがって，この実験結果によると，実験②の摂取量が平均必要量となる。実験②の摂取量はこの10人にとっては平均必要量であるが，この値を実際に利用する人たちは，この10人ではなく，この10人と同じ性・年齢階級の多数の日本人である。この値を実際に利用する人たちにとってはこの値は「推定」にすぎないため，推定平均必要量と呼ぶ。この仮想実験から，必要量にはある一定の分布があることがわかる。そして，推定平均必要量にその分布の標準偏差の2倍量を加えた摂取量を推奨量と呼ぶ。この量は，理論的には，集団の97～

File 8 - 04

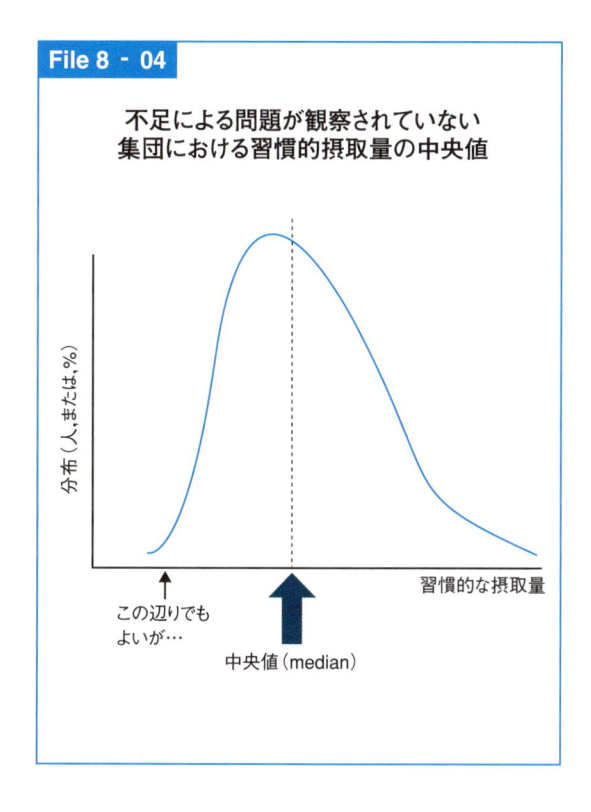

不足による問題が観察されていない集団における習慣的摂取量の中央値

（グラフ：横軸 習慣的な摂取量、縦軸 分布（人，または%）。分布曲線の中央値（median）に矢印。「この辺りでもよいが…」の注記あり）

栄養素の摂取量分布は右に尾を引いた左右非対称形が多いため，平均値ではなく，中央値を用いるのが適当である。

このような目安量の特徴を考えると，目安量以上を摂取していれば不足のリスクはほとんどない，といえるが，目安量に達していないからといって不足のリスクがあるとはいえない。つまり，厳密にいえば，目安量は，充足していることを確認するための指標であり，不足か充足かを判別するための指標ではない。

上限量

上限量は，過剰摂取による健康障害のリスクを避けるために設けられた指標である。上限量が推定平均必要量や推奨量と異なるのは，過剰摂取による健康障害の発生率といったものは考えず，それはゼロでなくてはならないと考える点である。そのため，上限量には確率的な考え方は適用されない。そうではなく，理論的には，今までに1人でも過剰摂取による健康障害が起こったら，そのときの摂取量より少ない値が上限量となる。または，健康障害が起こらなかった最大の摂取量が上限量となる。さらに，報告の信頼度や想定される健康障害の重篤度を考慮して，不確定係数という係数を乗じて（計算としては除して）決めている。

目標量

目標量は，生活習慣病の一次予防を目的として策定された指標であり，ほぼ全面的に疫学研究の結果にその根拠を頼っている。そして，目標量でもっとも大切な考え方は，「閾値がない」ということである。閾値とは，ある値を境にして判断や結果が大きく異なる値のことである。「食塩は10g/日未満」と書いてあると，10gを0.0001gでも超えると悪くて，0.0001gでも下回るとよいような気分になるかもしれない。この「気分」が閾値的な感覚である。他の指標でもそうであるが，生活習慣病ではとくに，閾値として値をとらえることの意味のなさを理解しなくてはならない。

目標量で大切なのは，危険を確率としてとらえる「リスク（risk）」の考え方である。そして，リスクを理解するには，「食べる量が少し変わると，それにつれて病気の危険が少し変わる」とする考え方が必要である。これは，相対危険（⇒chap. 3 - 08）やオッズ比（⇒chap. 3 - 09）でみた考え方であり，Hillの基準（⇒chap. 3 - 13）では，量 - 反応関係と呼ばれる考え方がこれに類するものである。

さらに，生活習慣病には，①複数の原因によって起こる，②何十年という長期間の生活習慣

の結果として起こる，という大きな特徴がある。

たとえば，高血圧は食塩の過剰摂取だけで起こるものではない。したがって，食塩摂取を適切なレベルに抑えても高血圧を完全に予防できるわけではない。単純に考えても，高血圧の主要な原因として，食塩の過剰摂取，野菜・果物を中心としたカリウムの摂取不足，アルコールの過剰摂取，肥満，運動不足[2]をあげることができる。つまり，食塩をどの程度制限すべきかを決めるためには，性，年齢階級だけでなく，高血圧の他の危険因子や予防因子についても考慮すべきである。

また，File 1-09でみたように，1カ月間程度の減塩で下げられる血圧はそれほど大きいものではない，というか，わずかである。このような結果をみると，目標量を守る意味は乏しいのではないかと考えるかもしれない。実際，そのとおりで，短期間であれば，目標量を守るメリットを見いだすことはほとんどできない。一方，File 1-12の結果は，40年くらいの長期間，減塩を続けるとかなり大きな高血圧予防効果が期待できることを示していた。

つまり，目標量とは，厳格に短期間守るべきものではなく，ある程度ルーズでもよいから，何十年にもわたって気をつけるべきものである。この点は，高齢者でとくに注意が必要であろう。血圧が正常な85歳のおばあちゃんがいたとしよう。食塩（ナトリウム）の目標量を守るべきだろうか。胃がん予防の目的もあるため，守れるならそれに越したことはないが，少なくとも，40年後の高血圧予防を考える必要は，少々残酷だが，あまりない。それよりも，しっかり食べて，エネルギーと栄養素が不足しないように注意するほうが大切である。

エネルギーの指標：推定エネルギー必要量

エネルギーの指標は推定エネルギー必要量だけである。これ以上を摂取していれば体重は増加し，少なければ体重は減少する。つまり，エネルギーに範囲は存在しない。ところが，個人ごとに必要エネルギーを正確に測定すると，その個人差の大きさに驚く。File 8-05（上）はアメリカとカナダでまとめられた研究の結果であるが，成人におけるエネルギー必要量の標準偏差は男性で200 kcal/日程度，女性で160 kcal/日程度となっている[3]。たとえば，推定エネルギー必要量を2,400 kcal/日と仮定し，95%の人が入るであろう範囲を求めると，2400±1.96×200＝2,008〜2,792 kcal/日となる。このように，エネルギー必要量には大きな個人差が存在する。

なお，推定エネルギー必要量は，二重標識水法（⇒chap. 5-09）を用いて測定されたエネルギー消費量であり，食事調査によって得られた摂取量ではない。これは，食事調査法によって得られる摂取量に無視できない過小申告の存在が知られており，この方法を用いて算定することが困難だからである。

エネルギー必要量は性と年齢だけでなく，身体活動量によっても異なる。身体活動量を正確に調べることは困難であるが，身体活動ごとに単位時間，それを行った場合の消費エネルギーが調べられ，公表されている。しかし，たとえ同じ身体活動量であっても，そのときの消費エネルギーは人によってばらつきがあるため，推定エネルギー必要量は，あくまでも参考値と考えるべきである。

身体活動量は大きく3つのレベルに分類され，それぞれの場合における推定エネルギー必要量が性・年齢階級別に示されている。ただし，こ

File 8 - 05

推定エネルギー必要量（kcal/日）の個人差（標準偏差：SD）

【一定の年齢範囲，身長，体重，身体活動レベルの場合】

年齢	BMI（kg/m²）	男性	女性
3～18歳	85％タイル未満	58	68
	85％タイル以上	69	75
19歳以上	18.5～25	199	162
	25より大	208	160
	18.5以上	202	160

資料）Brooks, et al., Am J Clin Nutr, 2004；79(suppl)：921S-30S

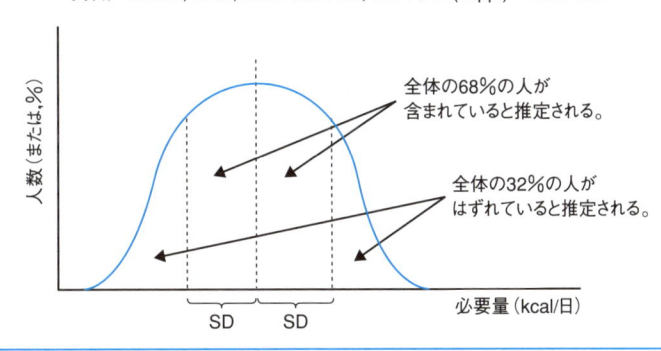

れは，基準体位（基準身長と基準体重）の人を想定して定められた数値である。基準体位とは，国民の代表的な体位であり，食事摂取基準（2005年版）では，平成13年度国民栄養調査の対象者の身長と体重を参考にして定めている。したがって，基準体位から大きくはずれた体位をもつ人のエネルギー必要量は，ここに示された値からずれていると予想される。しかし，その程度についてはまだわかっていない。そのため，現時点では，その人の体位が基準体位からずれている場合でも，特殊なケースを除けば，基準体位を想定して与えられた推定エネルギー必要量を用いるのが正しいと考えられる。

●**指標がたくさんあってわかりにくい？** 万病に効く薬をすすめる医者がいたらニセモノだ。すべての栄養素に使える指標の存在を信じている栄養士がいたらニセモノだ。少なくとも科学的にはそうである。

04 活用理論

評価のための技術：理論

　評価の基本は，アセスメントで得られた値と食事摂取基準に示されている値とを比較することである。しかし，これは，外部比較（⇒chap. 4 - 12）であるため，じつはとても難しい。存在する誤差の質と程度が両者で異なるからである。アセスメントで得られた値には必ず測定誤差が存在する。食事記録法や食事思い出し法によって得られる摂取量では，過小・過大申告がとくに問題となる。さらに，事実上，短日間（1～3日間）の調査しかできず，日間変動の影響のた

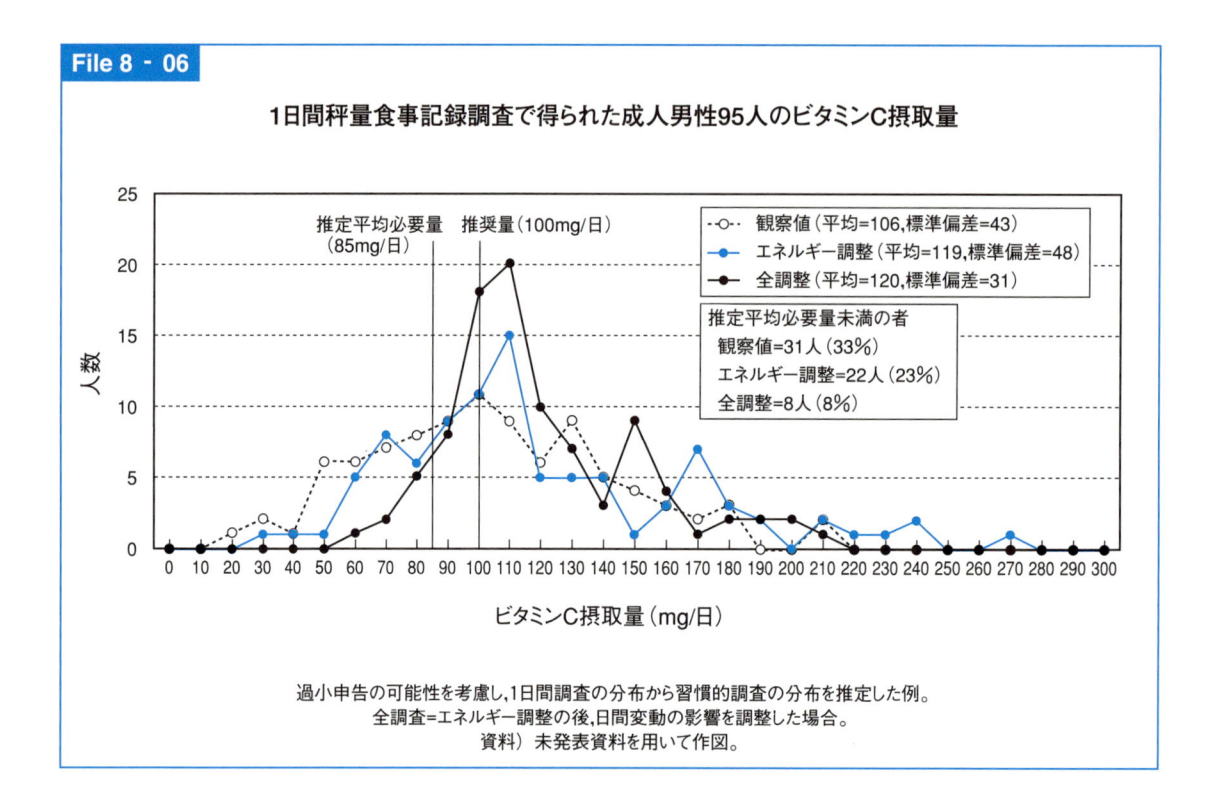

File 8 - 06

1日間秤量食事記録調査で得られた成人男性95人のビタミンC摂取量

- ○ 観察値（平均=106, 標準偏差=43）
- ● エネルギー調整（平均=119, 標準偏差=48）
- ● 全調整（平均=120, 標準偏差=31）

推定平均必要量（85mg/日）
推奨量（100mg/日）

推定平均必要量未満の者
観察値=31人（33％）
エネルギー調整=22人（23％）
全調整=8人（8％）

過小申告の可能性を考慮し、1日間調査の分布から習慣的調査の分布を推定した例。
全調整=エネルギー調整の後，日間変動の影響を調整した場合。
資料）未発表資料を用いて作図。

めに，習慣的な摂取量は把握できない。また，質問紙法では妥当性（⇒chap. 5 - 08）の問題のために真の摂取量を得ることは困難である。一方，食事摂取基準で示されている値は理論値であるため，測定誤差は存在しない。

そのため，両者を比較しようとするならば，評価結果の信頼度は，アセスメントで得られた値に存在する測定誤差をどこまで取り除けるかに依存する。そこで，その具体的な方法について，2つの場合を想定して次で紹介する。1つは，集団を調査し，そのなかの1人に着目する方法である。これは，たくさんの人を調査し，その1人ひとりについて評価を行いたい場合にも使えるし，集団全体の評価を行いたい場合にも使える。もう1つは，1人だけを調査し，評価したい場合である。前者に比べて，後者のほうが，与えなければならない仮定が多くなり，その分，信頼度は低くなる。

なお，ここでは食事記録法を例にあげるが，食事思い出し法で得られたデータでも同じ方法を用いることができる。また，質問紙法によって得られたデータであっても，ていねいな妥当性研究によってある程度の順序化能力が認められている質問票ならば用いることができる。ただし，質問紙法は食事記録法に比べると，混入する測定誤差が大きく，かつ，複雑であるため，その利用には相当に慎重になるべきであろう。

前者の場合の例をFile 8 - 06に示す。成人男性95人について行った1日間秤量食事記録から得られた値を用いて，ビタミンC摂取量について，測定誤差を取り除くための作業を1人ずつ行い，習慣的な摂取量の分布を推定したものである。1日間秤量食事記録で得られたデータでは，推定平均必要量未満の者が33％もいたが，エネルギー

を調整した分布では，それが23％に減り，日間変動を考慮すると，8％にまで減っている。測定誤差の調整がいかに大切か理解できるであろう。

ところで，ここで紹介する方法は正規分布を仮定したものである。しかし，File 4-02と03でみたように，摂取量の分布形は正規分布とはいいがたい。この点でも，ここで紹介する方法の科学的根拠は乏しい。

日間変動の影響を考慮して，短日間の調査結果から習慣的な摂取量の分布を推定する方法には，もっと洗練されたものが提案されているが[6]，専用の解析ソフトが必要であり，その理論も難解である。そのため，科学的には問題が大きいものの，簡便な方法を紹介することにした。

伝えたいことは，ここで紹介する方法を使わないといけないわけではなく，アセスメントによって得られた摂取量を食事摂取基準に示されている数値と比較したい場合には，なんらかの方法で摂取量に適切な加工を施さないと誤った結果を得てしまう可能性がある，ということである。しかしながら，そのための理論や必要なデータは，日本人では極めて少なく，この分野の研究はまさに急務である。

なお，以上は栄養素についてである。エネルギーについては，異なる評価方法が示されているため，後ほど説明する。

アセスメントの結果と食事摂取基準の比較方法：集団調査の場合

集団調査でのアセスメントの結果と食事摂取基準を比較する際は，はじめに，系統的な測定誤差を調整する。この場合には2つの仮定が必要となる。1つめは，この系統誤差はエネルギーにも各栄養素にも同等に起こっている，という仮定である。もう1つは，対象者は該当する性・年齢階級・身体活動レベルにおける推定エネルギー必要量を摂取している，という仮定である。この仮定は，その対象者の体重が一定期間（たとえば，3ヵ月間程度）で大きくは変わっていないという事実が観察されれば成り立つと考えられる。この2つの仮定を認めると，観察されたエネルギー摂取量と推定エネルギー必要量の比を用いて，各栄養素の真の摂取量（その調査期間におけるもの）が推定できる。

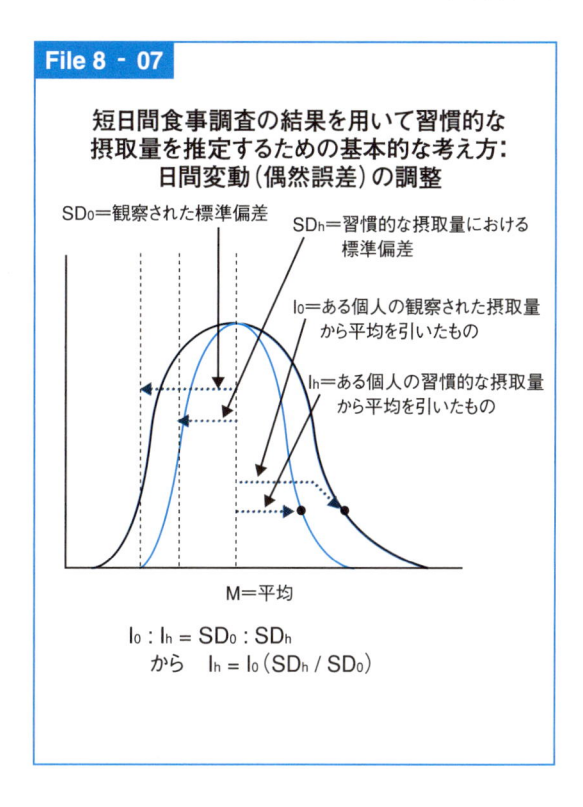

次に，偶然誤差の代表である日間変動の影響を考慮し，習慣的な摂取量を推定するための作業を行う（File 8-07）。これは，観察された各栄養素の摂取量分布の幅（実際の計算では標準偏差を用いる）と，代表的な集団で報告されたほぼ習慣的と考えられる長期間の調査におけるその栄養素の摂取量分布の幅（実際の計算では標準偏差を用いる）との比を用いることによっ

File 8-07

短日間食事調査の結果を用いて習慣的な摂取量を推定するための基本的な考え方：日間変動（偶然誤差）の調整

SD_0＝観察された標準偏差
SD_h＝習慣的な摂取量における標準偏差
I_0＝ある個人の観察された摂取量から平均を引いたもの
I_h＝ある個人の習慣的な摂取量から平均を引いたもの

M＝平均

$I_0 : I_h = SD_0 : SD_h$
から $I_h = I_0 (SD_h / SD_0)$

File 8-08　エネルギー・主栄養素の摂取量（平均と標準偏差）

【1日間食事記録調査と28日間秤量食事記録調査の比較】

	1日間調査（平成13年国民栄養調査）				28日間調査				標準偏差（比）
	粗値		エネルギー調整値*		粗値		エネルギー調整値*		
	平均	標準偏差	平均	標準偏差	平均	標準偏差	平均	標準偏差	
エネルギー（kcal/日）	2258	656	2525	733	2347	430	2525	463	0.63
たんぱく質（g/日）	84	29	94	32	93	16	100	17	0.54
脂質（g/日）	60	27	67	30	59	11	64	11	0.38
炭水化物（g/日）	308	96	345	107	317	81	341	87	0.81
カルシウム（mg/日）	537	279	601	312	623	181	670	195	0.62
鉄（mg/日）	9.1	3.6	10.1	4.0	12.9	2.6	13.9	2.8	0.70
食塩（g/日）	13.3	5.5	14.9	6.2	13.6	3.3	14.6	3.5	0.57
カリウム（mg/日）	2627	1029	2938	1151	3218	659	3462	709	0.62
ビタミンC（mg/日）	105	77	118	86	132	41	142	44	0.51
コレステロール（mg/日）	385	224	431	251	418	97	450	104	0.42

*推定エネルギー必要量（30～49歳と50～69歳の中間値）。
28日間調査の対象者年齢は45～54歳。1日間調査の対象者年齢は30～69歳のため、30～49歳と50～69歳の中間値を用いた。
資料）Sasaki, et al., J Epidemiol, 2003; 13 (suppl): S23-S50
健康・栄養情報研究会．平成13年国民栄養調査結果．
厚生労働省．食事摂取基準（2005年版）

File 8-09　過小・過大申告（系統誤差）と日間変動（偶然誤差）の影響を考慮し、個人の習慣的な摂取量を推定する方法

【集団を調査し、そのなかの個人について計算する場合の案】

系統誤差の調整：EI　EER → EER ÷ EI

偶然誤差の調整：File 8-06を用いて I_h を計算する　I_M → $I_M + I_h$

$$(I_M + I_h) \times (EER \div EI)$$

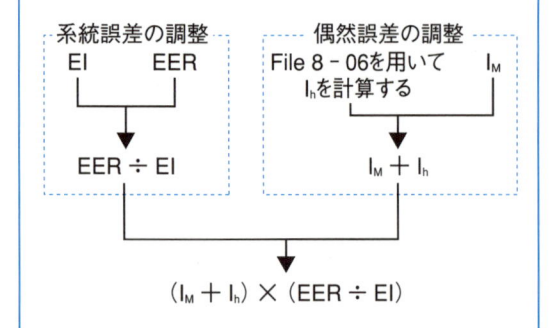

EI＝エネルギー摂取量（調査結果）
EER＝推定エネルギー必要量（理論値）
I_h＝注目している栄養素における日間変動を考慮した習慣的な摂取量と集団平均摂取量の差（File 8-07から）
I_M＝注目している栄養素の集団平均摂取量

て得られる。一例として、45～54歳の男女の摂取量を28日間にわたって調べた研究の結果をFile 8-08に示しておく[4]。

この計算の流れをフローチャートで示すとFile 8-09のようになる。左側がエネルギー摂取量の数値を用いて過小・過大申告の影響、すなわち、系統誤差の調整を行う流れ、右側が日間変動の影響、すなわち、偶然誤差の調整を行う流れである。最後に両者をまとめると、注目している栄養素の習慣的な推定摂取量が得られる。

ところで、求めたいのは習慣的な摂取量であるため、真の値は、ここで得られた値より、もう少し平均摂取量側に寄った値であろうと考えられる。しかし、28日間の平均摂取量を仮の習慣的な摂取量としてもそれほど大きな問題にはならないであろう。むしろ、長期間調査における標準偏差は年齢によって大きく異なる（File

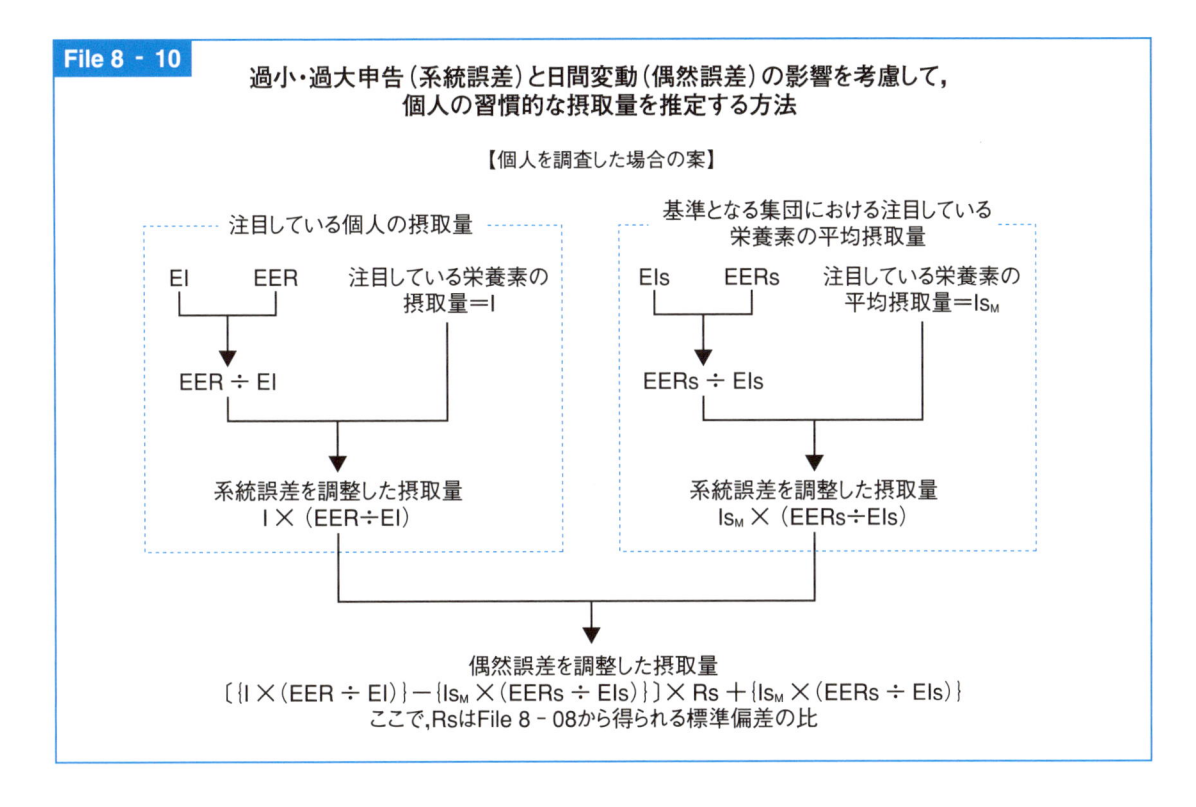

File 8-10

過小・過大申告（系統誤差）と日間変動（偶然誤差）の影響を考慮して，個人の習慣的な摂取量を推定する方法

【個人を調査した場合の案】

注目している個人の摂取量

EI　EER　注目している栄養素の摂取量＝I

↓

EER ÷ EI

↓

系統誤差を調整した摂取量
I ×（EER÷EI）

基準となる集団における注目している栄養素の平均摂取量

EIs　EERs　注目している栄養素の平均摂取量＝Is_M

↓

EERs ÷ EIs

↓

系統誤差を調整した摂取量
Is_M ×（EERs÷EIs）

↓

偶然誤差を調整した摂取量
〔{I ×（EER ÷ EI）}－{Is_M ×（EERs ÷ EIs）}〕× Rs ＋{Is_M ×（EERs ÷ EIs）}
ここで，RsはFile 8-08から得られる標準偏差の比

5-05）ため，年齢階級ごとに適切なデータを使う必要がある。しかし，この種のデータは日本人では極めて少ない。また，入手可能なデータも調査対象者数はそれほど多くなく，結果にはかなりの偶然誤差が含まれるものと推測される。これらの問題のために，ここで得られた値の信頼度はそれほど高いものではないと考えておくほうがよさそうである。

アセスメントの結果と食事摂取基準の比較方法：個人調査の場合

集団ではなく，個人を調べた場合には，平均値も標準偏差も得られない。また，調査者数が少ない場合は，平均値と標準偏差の信頼度が低いために使えない。そのため，これらの値を別の調査結果から借用しなくてはならない。そのためには，類似の食習慣をもつ集団（とくに性と年齢階級に注意したい）を対象に，同じ調査法で，同じ日数について調査した結果であることが必要である。1日間の食事記録法が用いられることが多いと考え，参考までに，File 8-08に平成13年度国民栄養調査からいくつかの数値を取り出してみた[5]。実際には調査によって数値は少しずつ微妙に異なるが，参考になるであろう。また，この一連の計算には，習慣的な食事について，代表的な日本人を調査して得られた摂取量の標準偏差が必要である。しかし，この種の研究は非常に乏しい。

たとえば，45歳で身体活動レベルが「ふつう」の男性について，1日間食事記録法を用いて行ったアセスメントの結果，エネルギー摂取量が2,100 kcal/日，ビタミンC摂取量が90 mg/日であったとしよう。この場合に，この人の習慣的なビタミンC摂取量を推定すると，次のようになる。

この人の推定エネルギー必要量は，2,650 kcal/日なので，過小申告の可能性を考慮したビタミンCの推定摂取量は，90×(2650÷2100)≒114 mg/日となる。

次に，基準集団として平成13年度国民栄養調査の対象者（30〜69歳）を用いると，この調査でのビタミンC摂取量平均値はFile 8-08より105 mg/日であり，過小申告の可能性を考慮した推定平均摂取量は，105×(2525÷2258)≒118 mg/日となる。これを仮の真の平均摂取量とする。そして，1日間調査結果から習慣的な摂取量を得るために必要となる摂取量の標準偏差の比はFile 8-08で，44÷86≒0.51となっている。これらを用いて，習慣的な摂取量を推定すると，(114−118)×0.51＋118≒116 mg/日となる。この計算の流れをフローチャートで示すとFile 8-10のようになる。

● 60点で合格する試験で72点だった人は，本当に合格に見合う力をもっているといえるだろうか？ ヤマが当たっただけかもしれないし，カンニングが成功したのかもしれない。問題は，これらの可能性をどこまで排除できるかだ。摂取状態の評価もこれに近い。

個人と集団

食事摂取基準では，活用の理論は個人（individuals）と集団（population）に分けて記述されている。これは，個人と集団では，評価（アセスメント）から計画（プランニング）まで，異なる考え方が必要だからである。

ここでは，自由意志で食事を選択して摂取している人たちの集まりを「集団」と定義している。すなわち，特定の献立をつくり，それを供給するような特定給食（いわゆる集団給食）では，基本的には，ある1種類（または数種類）の献立を作成し，同じものをたくさんの人に供給するため，異なる食べ方をしている個人の集まりではなく，同じ食べ方をしている個人がたくさんいると考える。そのため，特定給食における献立作成は，集団ではなく，個人に準じる。

個人への活用：基本的な考え方

個人を対象として，栄養素摂取状態を評価し，それに対して計画を立てる場合の基本的な考え方をFile 8-11に示した。

この概念に基づいて不足からも過剰からも回避したいという現実的な視点に立った解釈を考えると，File 8-12のようになるだろう。

不足からの回避については，個人の必要量がわかっている場合と，わからない場合とに分かれる。前者の場合は，個人の必要量に見合った摂取を心がけるようにする。個人の必要量は，推定平均必要量を中心として左右に広がっている。しかし，目安量が与えられている栄養素では必要量がどのあたりにあるかは明らかでない。そして，推定平均必要量が与えられている栄養素でも，個人の必要量を知ることは，事実上，ほとんどできない。結局，現実的には，ほとんどの場合が後者である。

後者の場合は，真の必要量がわからないため，どれくらい摂取すべきかの判断は，不足する危険をどのくらい避けたいのかによって異なる。不足の危険をきわめて少なく，つまり，2〜3％よりも少なくしたいと考えると，推奨量付近かそれ以上を摂取するのが適切と考えられる。目安量の場合は，目安量が「不足していないことを確認するための指標」であることを思い出せば，目安量付近を摂取すれば不足の危険はきわ

CHAPTER 8 ● 疫学で理解する食事摂取基準

File 8-11 個人に対して栄養素摂取量の評価（アセスメント）と計画（プランニング）を目的として，栄養素に関する食事摂取基準を用いる場合の概念*

目的	指標	評価（アセスメント）	計画（プランニング）
不足のリスク	推定平均必要量（EAR）	習慣的な摂取量が推定平均必要量以下の者は不足している確率が50％以上であり，習慣的な摂取量が推定平均必要量より低くなるにつれて不足している確率が高くなっていく。	用いない。
	推奨量（RDA）	習慣的な摂取量が推定平均必要量以上となり推奨量に近づくにつれて不足している確率は低くなり，推奨量になれば，不足している確率は低い（2.5％）。	習慣的な摂取量が推定平均必要量以下の者は推奨量をめざす。
	目安量（AI）	習慣的な摂取量が目安量以上の者は，不足している確率は非常に低い。	習慣的な摂取量を目安量に近づけることをめざす。
生活習慣病のリスク	目標量（DG）	習慣的な摂取量が目標量に達しているか，示された範囲内にあれば，当該生活習慣病のリスクは低い。	習慣的な摂取量を目標量に近づけるか，または，示された範囲内に入るように目ざす。
過剰のリスク	上限量（UL）	習慣的な摂取量が上限量以上になり，高くなるにつれて，過剰摂取に由来する健康障害のリスクが高くなる。	習慣的な摂取量を上限量未満にする。

*摂取量に基づいた評価（アセスメント）はスクリーニング的な意味をもっている。真の栄養状態を把握するためには，臨床情報，生化学的測定値，身体計測値が必要である。
*調査法や対象者によって程度は異なるが，エネルギーでは5〜15％程度の過小申告が生じやすいことが欧米の研究で報告されている。
*習慣的な摂取量をできるだけ正しく推定することが望まれる。
資料）厚生労働省．食事摂取基準（2005年版）をもとに作成。

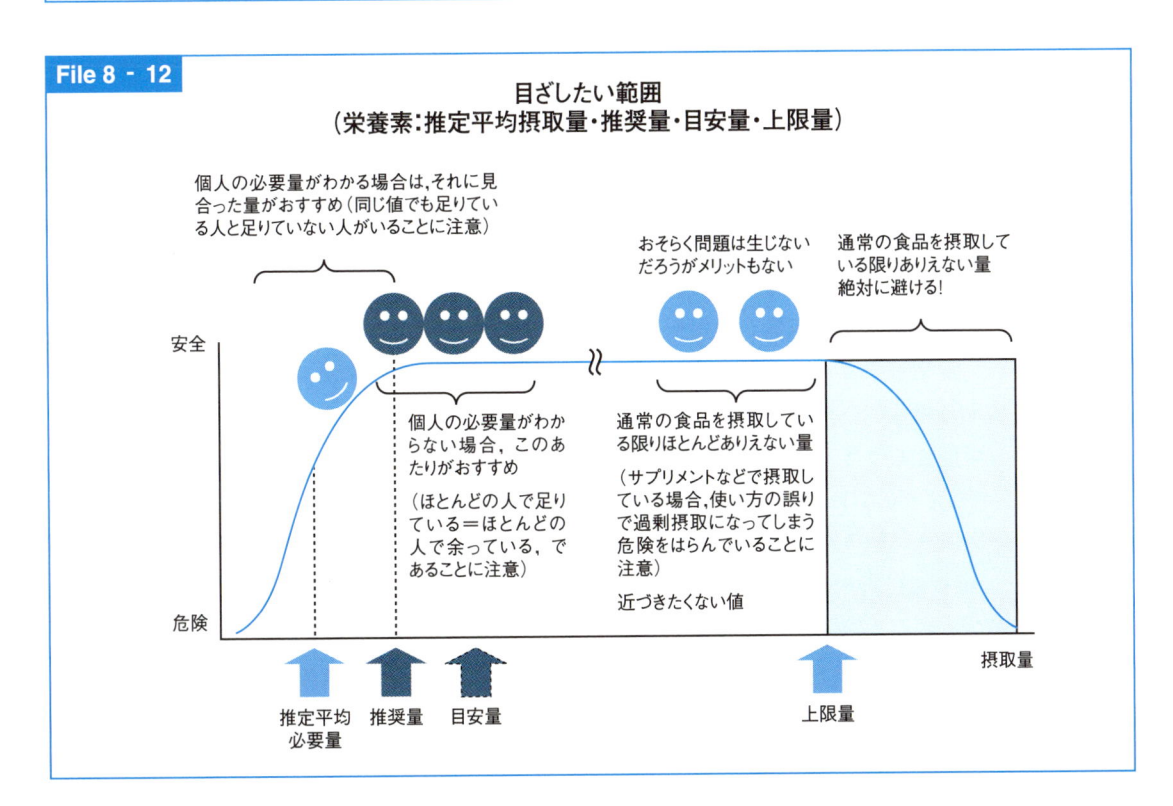

File 8-12 目ざしたい範囲（栄養素：推定平均摂取量・推奨量・目安量・上限量）

個人の必要量がわかる場合は，それに見合った量がおすすめ（同じ値でも足りている人と足りていない人がいることに注意）

おそらく問題は生じないだろうがメリットもない

通常の食品を摂取している限りありえない量 絶対に避ける！

個人の必要量がわからない場合，このあたりがおすすめ
（ほとんどの人で足りている＝ほとんどの人で余っている，であることに注意）

通常の食品を摂取している限りほとんどありえない量
（サプリメントなどで摂取している場合，使い方の誤りで過剰摂取になってしまう危険をはらんでいることに注意）
近づきたくない値

安全／危険　　推定平均必要量　推奨量　目安量　　上限量　　摂取量

めて低いと判断できるだろう。

　しかし、ここで注意すべきことがある。「ほぼすべての人で充足する量」＝「ほぼすべての人にとって余っている（そんなにたくさん食べなくてもよい）量」ということである。食料資源の無駄遣いである。といっても、食べすぎ（過剰摂取）による健康障害が発生するという意味ではない。過剰摂取による健康障害が発生するのは上限量を上回ったときである。

　上限量は、通常の食品では摂取が不可能なほど多量であり、同時に、生物としての人の歴史のなかで経験したことがないほど高い摂取量である。したがって、上限量は「超えたくない量」ではなく、「近づきたくない量」と考えるのが正しいだろう。

　これは、上限量に達していなくてもそれに近い量を摂取している場合にもあてはまる。このような多量摂取は通常の食品ではほとんどありえないため、サプリメントなどの利用が考えられる。通常の食事であれば、過剰摂取による健康障害はおそらく発生しないと予想されるが、サプリメントは特定の栄養素を多量に摂取できるため、使い方を誤ると上限量を超えてしまう危険をはらんでいる。この危険を考えると、上限量に達していなくても、摂取量が上限量に近い、というか、推奨量や目安量からはるかに離れた高い値にある場合は、サプリメントなどを利用している可能性を考慮して、その危険性を指摘し、改善するように努めなければならない。

　以上をまとめると、個人の必要量がわからない場合には、「推奨量付近や目安量付近を摂取するように心がけるのがもっとも望ましい」と考えられる。ただし、推奨量や目安量の「付近」を摂取するように心がけるのであって、ぴったりと推奨量や目安量である必要はない。

　実際問題としては、たんぱく質を推奨量付近にすると（そこまで下げると）、推奨量、目安量を下回ってしまうビタミンやミネラルが出てくることがある。このような場合には、栄養素ごとの重要度を比較し、重要な栄養素を優先的に考えた食品構成を提案すべきであろう。この例ならば、たんぱく質を推奨量付近にして、ビタミンやミネラルが不足する危険をある程度許すか、たんぱく質を推奨量以上に摂取させ、ビタミンやミネラルが不足する危険を抑えるか、の選択である。後者を選んでも極端な食品構成でない限り、たんぱく質の過剰摂取は生じないと考えられ、たんぱく質からみても好ましくないわけではない。ただし、たんぱく質資源の無駄遣いではある。このあたりは、経済状況や嗜好の問題、献立作成の柔軟性など、食事摂取基準以外のさまざまな要因を考慮した総合的な判断を必要とするところであろう。食品の組み合わせで食事ができあがり、それぞれの食材から得られる栄養素の合計量が摂取量である。推奨量や目安量の数値に極度にこだわるのは、科学的な根拠が乏しいだけでなく、現実的な活用の見地からも正しいことではない。

　生活習慣病の一次予防を目的とする目標量については、File 8‐13のように、示された範囲内を摂取することがすすめられる。しかし、その範囲からはずれるとまったくいけないというわけではなく、はずれた分だけリスクが上がると考えるべきである。さらに、生活習慣病は単独の栄養素によって起こるものではなく、複数の栄養素、栄養以外のたくさんの環境要因の総合的な結果として起こるものである。したがって、目標量として示された摂取量の範囲を機械的に守ろうとするのではなく、予防しようとしている生活習慣病に関連する危険因子や予防因子を

File 8 - 13

目ざしたい範囲（栄養素：目標量）

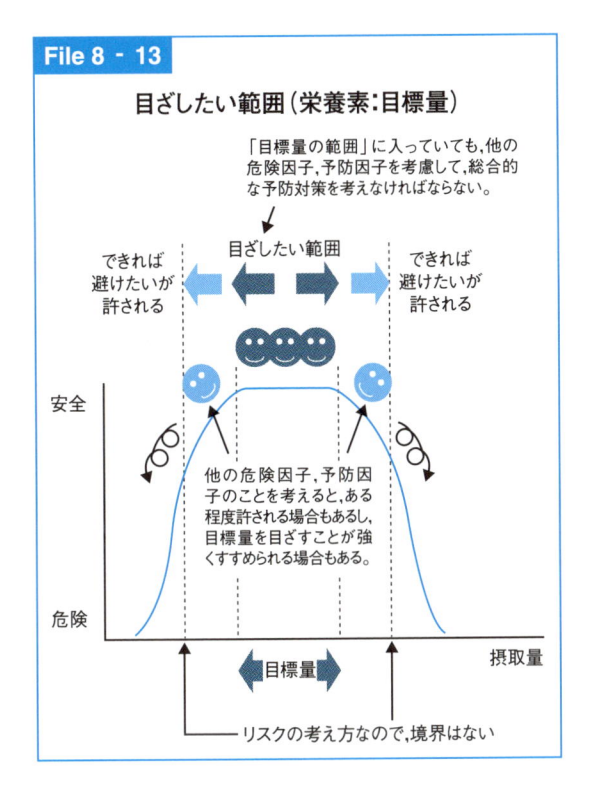

「目標量の範囲」に入っていても、他の危険因子、予防因子を考慮して、総合的な予防対策を考えなければならない。

他の危険因子、予防因子のことを考えると、ある程度許される場合もあるし、目標量を目ざすことが強くすすめられる場合もある。

リスクの考え方なので、境界はない

File 8 - 14

アセスメントの結果を解釈したり、説明したりする場合の注意点

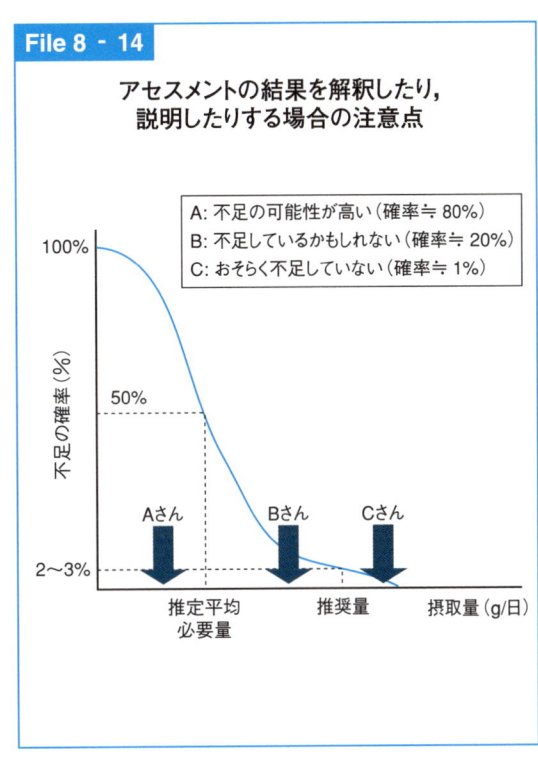

A: 不足の可能性が高い（確率≒80%）
B: 不足しているかもしれない（確率≒20%）
C: おそらく不足していない（確率≒1%）

総合的に考慮したうえで、現実的に好ましい摂取量を選択するのが正しい。これは、現在の摂取量が目標量の範囲に収まっている場合でも注意したい大切な点である。

個人への活用：解釈・指導時の注意点

アセスメントの結果を解釈したり、説明したりする場合に押さえておきたい大切なことがある。1つの例を考えてみたい。3人の習慣的な栄養素Xの摂取量がFile 8 - 14のようであったとする。このような結果が得られた場合、その解釈は、Aさんは「不足の確率が高い」、Bさんは「不足しているかもしれない」、そして、Cさんは「おそらく不足していない」となる。大切なことは、「不足している！」、「充足している！」ではなく、確率的に、「…かもしれない」といった評価になることである。

しかしながら、この3人にこの結果をそのまま伝えるか否かは別の問題である。とくに、Bさんの場合が難しい。食事に興味がない、理解力にやや問題がある、物事を安易に考えがち、といった特徴がこの人にあれば、「不足しているかもしれない」という説明を「大丈夫みたい」と解釈し、摂取量をよけい減らすかもしれない。このような場合には、「足りていません！」と断言するほうがよいだろう。評価結果と指導の間には、食事摂取基準以外のさまざまな要素が加味、考慮されるべきである。

◉ 「不足しています」なんて非科学的なことはいえない。「不足しているかもしれません」と科学的にいおう。

集団への活用：基本理論

集団を対象として，栄養素の摂取状態を評価し，それに対する計画を立てる場合の基本的な方法をFile 8-15に示した。

集団における不足者数や不足者率を求めるにはFile 8-16のような計算を行う。摂取量分布（File 8-16：左上）と不足確率を示す曲線（File 8-16：左下）を重ね書きして，それぞれの摂取量における不足確率を求めるという作業をすべての摂取量について行う。数学的にいえば，摂取量分布の関数と不足確率の関数の積を摂取量0（ゼロ）から無限大まで積分する。この計算方法を確率法（probability approach）と呼ぶ[7]。

しかし，確率法は計算が複雑である。そのため，カットポイント法（cut-point approach）という簡便法が考えられている[7]。カットポイント法は，摂取量が推定平均必要量に満たない人数や率をかぞえる方法である（File 8-17）。摂取量が推定平均必要量に満たない人のなかにも充足している人はいるし（領域①），摂取量が推定平均必要量以上の人のなかにも不足している人はいる（領域②）。しかし，両者の人数は特別な場合を除けば近似しているため，個人を特定せずに集団内の不足者数や不足者率を推定したい場合には，カットポイント法は有用な方法である。ただし，摂取量分布が推定平均必要量を大きく上回っている場合や，大きく下回っている場合には，領域①と領域②のバランスが崩れるため，カットポイント法の結果は不正確なものになってしまう（File 8-18）。同様に，必要量と摂取量との間に相関がある場合も問題がある（File 8-19：上）。この代表はエネルギーである。また，必要量の分布が対象形でない場合でも問題

File 8-15　集団に対して栄養素摂取量の評価（アセスメント）と計画（プランニング）を目的として，栄養素に関する食事摂取基準を用いる場合の概念*

目的	指標	評価（アセスメント）	計画（プランニング）
不足のリスク	推定平均必要量（EAR）	習慣的な摂取量が推定平均必要量以下の者の割合は不足者の割合とほぼ一致する。	習慣的な摂取量が推定平均必要量以下である者の割合を2.5％以下にすることをめざす。
	推奨量（RDA）	用いない。	用いない。
	目安量（AI）	集団における摂取量の中央値が目安量以上の場合は不足者の割合は少ない。摂取量の中央値が目安量未満の場合には判断できない。	集団における摂取量の中央値が目安量になることをめざす。
生活習慣病のリスク	目標量（DG）	目標量に達していない者の割合，あるいは，示された範囲外にある者の割合は，当該生活習慣病のリスクが高い者の割合と一致する。	習慣的な摂取量が目標量に達していないか，示された範囲外にある者の割合を減らす。
過剰のリスク	上限量（UL）	習慣的な摂取量が上限量を上回っている者の割合は，過剰摂取による健康障害のリスクをもっている者の割合と一致する。	習慣的な摂取量が上限量以上の者の割合をゼロ（0）にする。

*摂取量に基づいた評価（アセスメント）はスクリーニング的な意味をもっている。真の栄養状態を把握するためには，臨床情報，生化学的測定値，身体計測値が必要である。
*調査法や対象者によって程度は異なるが，エネルギーでは5～15％程度の過小申告が生じやすいことが欧米の研究で報告されている。
*習慣的な摂取量をできるだけ正しく推定することが望まれる。
資料）厚生労働省．食事摂取基準（2005年版）をもとに作成。

CHAPTER 8 ● 疫学で理解する食事摂取基準

File 8 - 16 集団中の不足者率の推定方法（確率法）

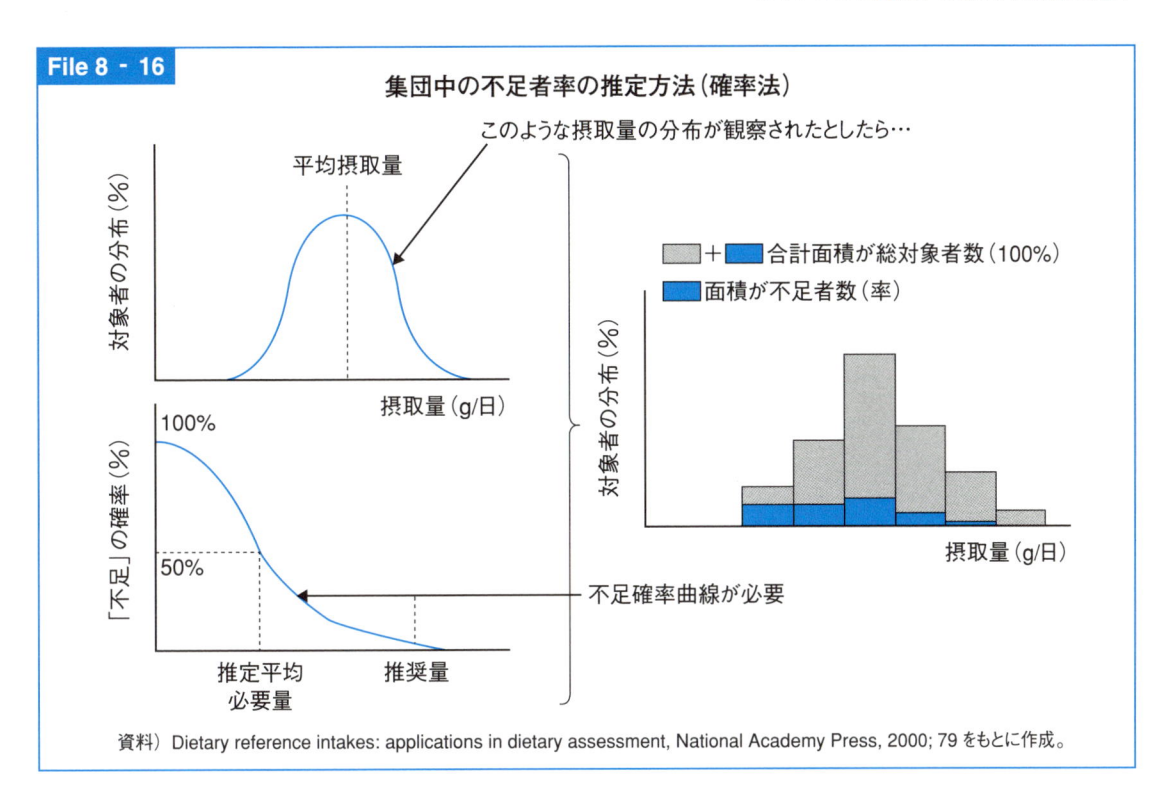

このような摂取量の分布が観察されたとしたら…

合計面積が総対象者数（100%）
面積が不足者数（率）

不足確率曲線が必要

資料）Dietary reference intakes: applications in dietary assessment, National Academy Press, 2000; 79 をもとに作成。

File 8 - 17 集団における不足者率の推定方法：カットポイント法

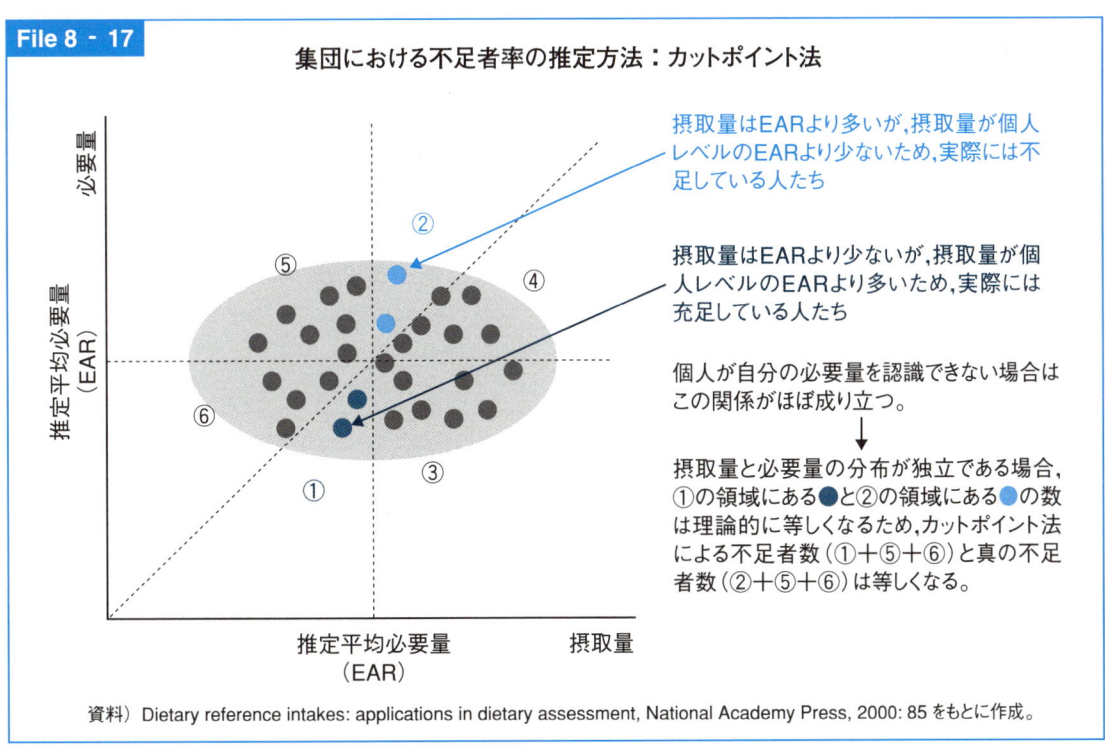

摂取量はEARより多いが，摂取量が個人レベルのEARより少ないため，実際には不足している人たち

摂取量はEARより少ないが，摂取量が個人レベルのEARより多いため，実際には充足している人たち

個人が自分の必要量を認識できない場合はこの関係がほぼ成り立つ。
↓
摂取量と必要量の分布が独立である場合，①の領域にある●と②の領域にある●の数は理論的に等しくなるため，カットポイント法による不足者数（①＋⑤＋⑥）と真の不足者数（②＋⑤＋⑥）は等しくなる。

資料）Dietary reference intakes: applications in dietary assessment, National Academy Press, 2000: 85 をもとに作成。

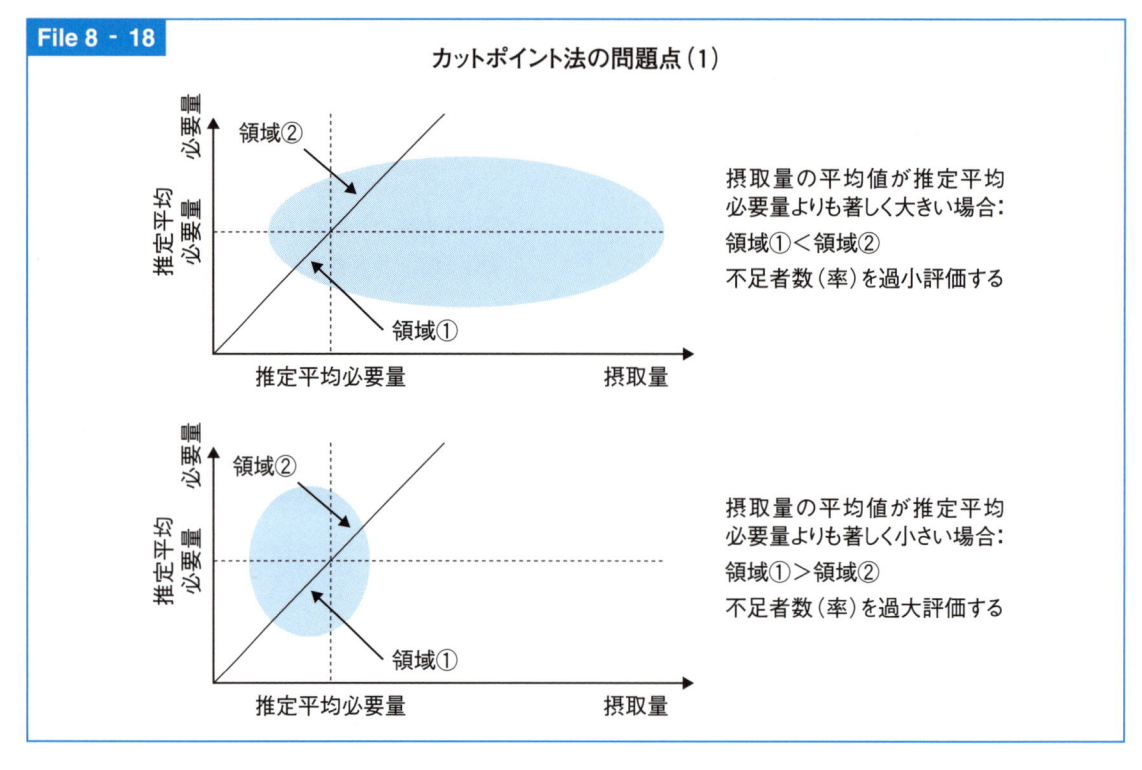

File 8-18 カットポイント法の問題点（1）

摂取量の平均値が推定平均必要量よりも著しく大きい場合：
領域①＜領域②
不足者数（率）を過小評価する

摂取量の平均値が推定平均必要量よりも著しく小さい場合：
領域①＞領域②
不足者数（率）を過大評価する

File 8-19 カットポイント法の問題点（2）

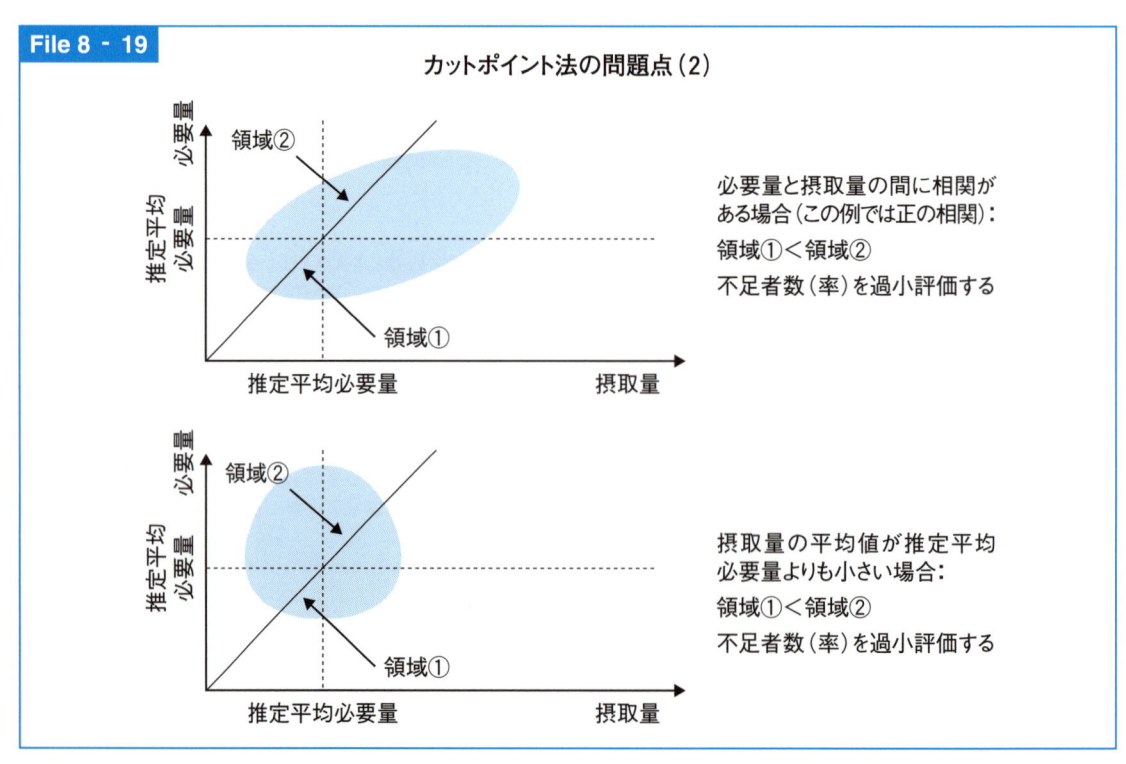

必要量と摂取量の間に相関がある場合（この例では正の相関）：
領域①＜領域②
不足者数（率）を過小評価する

摂取量の平均値が推定平均必要量よりも小さい場合：
領域①＜領域②
不足者数（率）を過小評価する

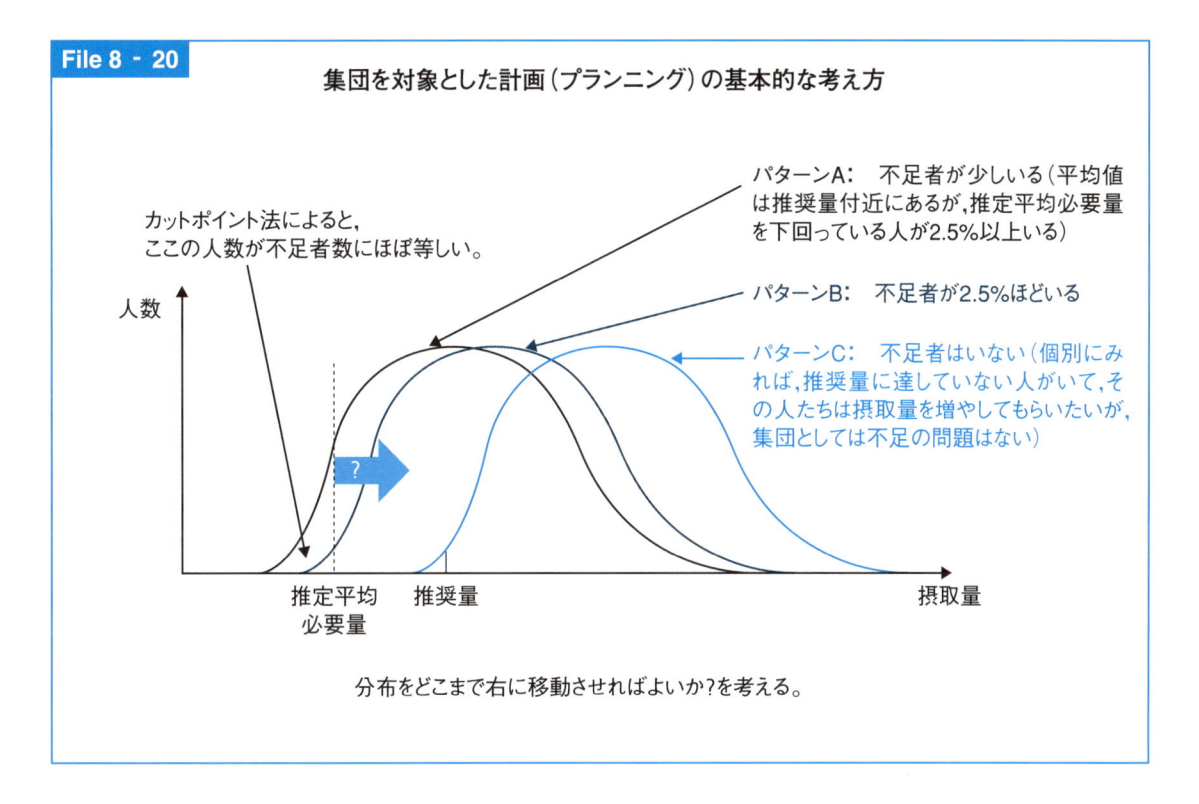

File 8-20 集団を対象とした計画（プランニング）の基本的な考え方

カットポイント法によると、ここの人数が不足者数にほぼ等しい。

パターンA： 不足者が少しいる（平均値は推奨量付近にあるが、推定平均必要量を下回っている人が2.5%以上いる）

パターンB： 不足者が2.5%ほどいる

パターンC： 不足者はいない（個別にみれば、推奨量に達していない人がいて、その人たちは摂取量を増やしてもらいたいが、集団としては不足の問題はない）

人数 / 推定平均必要量 / 推奨量 / 摂取量

分布をどこまで右に移動させればよいか？を考える。

が生じる（File 8-19：下）。この代表は鉄である。鉄では、月経のある女性では月経血による鉄損失が無視できず、月経血量の分布が右に尾を引く形であり、対数正規分布に近いものであるため[8]、鉄の必要量の分布形も非対称形となり、問題が生じる。

ところで、集団へのアクション、つまり公衆栄養への活用が個人へのアクションともっとも異なる点は、個人の摂取量がわからないという条件下で行うことである。たとえわかっていたとしても、個人ごとの値は用いず、平均や標準偏差など、集団を代表する統計量を用いる。たとえば、「多めに食べている人は注意しましょう」というメッセージは、たとえ集団に向けて発していたとしても個人を念頭に置いたものであり、集団へのメッセージではなく、個人へのメッセージに近いものである。集団へのメッセージとは、個人の摂取量にかかわらず、「たっぷり食べましょう」といった類のものである。集団のなかにすでにたっぷり食べている人がいても、である。すべての人に同じ行為をすすめることになるため、期待する摂取量分布の変化は、分布形が変わらず、分布全体の右方、または左方への平行移動である（File 8-20）。

集団への活用：評価

不足からの回避の場合で、推定平均必要量が示されている栄養素については、推定平均必要量に満たない人の割合によって評価される。ポイントは、この割合が2.5％未満であるか否かである。

目安量が示されている栄養素では、集団における摂取量の中央値が目安量以上の場合は不足者の割合は少ないと判断される。しかし、摂取

量の中央値がどれくらい目安量より上回っていればよいかといった値は決まっていない。さらに，摂取量の中央値が目安量未満の場合には判断ができない。このように，目安量は，推定平均必要量に比べると評価能力の低い指標である。

上限量に関しては，上限量を超えている者がいるか否かである。

目標量の評価は，示された目標量の範囲からはずれている者の割合によってなされる。しかし，この割合が何％未満であればよいかの基準は示されていない。生活習慣病が多要因疾患であり，1つの要素や1つの栄養素だけを厳密にコントロールしても効率的な一次予防にはならないことを考えれば，理解できるだろう。

○習慣的な摂取量の分布がわかれば，何人くらいが不足しているかは，ほぼ，いい当てられる。しかし，それがだれかはわからない。あたりくじが1本だけある10本のくじを10人で1つずつ引けば，1人だけ当たると断言できる。しかし，それがだれかはまったくわからない。

充足率の問題点

摂取状態の良否を判断するための指標として，充足率（adequacy rate）が広く用いられてきた。充足率とは，摂取量÷所要量（推奨量または目安量），として計算される値である。分母が所要量であったことからもわかるように，不足からの回避に関する評価指標である。明らかなことであるが，充足率50％とは，推奨量または目安量の半分量を摂取していることを示すものであり，その人の不足の確率が50％であるとか，その集団の50％の人が不足しているとかを示すものではない。つまり，充足率は充足の確率のこ

File 8 - 21

摂取量の評価に充足率を使う場合の問題点（個人）

（図：推奨量と摂取量が同じで，推定平均必要量が異なる2つの栄養素の比較。栄養素Xと栄養素Yの比較図）

とではない。

しかしながら，個人の場合，摂取量が推奨量や目安量に達しているか否か，達していないとすればどの程度達していないのかを示す数値として，充足率はわかりやすい指標である。たとえば，充足率＝75％といえば，推奨量または目安量よりも摂取量が25％だけ少ないことを示している。

では，ある人のアセスメントを行った結果，栄養素Xも栄養素Yも充足率が75％だったとしよう。この人にとってこの2つの栄養素が足りない確率は同じだろうか。答えは「わからない」である。File 8 - 21では，摂取量と推奨量が同じであるため充足率は同じであるが，推定平均必要量が異なるため，この摂取量における不足確率は異なる。この図に不足確率曲線を上書きしてみればわかるが，不足の危険が大きいのは栄

File 8-22 摂取量の評価に充足率を使う場合の問題点（集団）

（上図）パターンA・パターンB：人数分布

充足率を使っても問題が小さい場合
（2つの分布形［標準偏差］が似ている場合）

パターンAの充足率（％）＜パターンBの充足率（％）
≒
パターンAのEAR未満の者（人）＜パターンBのEAR未満の者（人）

（下図）パターンB・パターンA：人数分布

充足率を使うと問題が大きい場合
（2つの分布形［標準偏差］が異なる場合）

パターンAの充足率（％）＝パターンBの充足率（％）
≠
パターンAのEAR未満の者（人）＝パターンBのEAR未満の者（人）

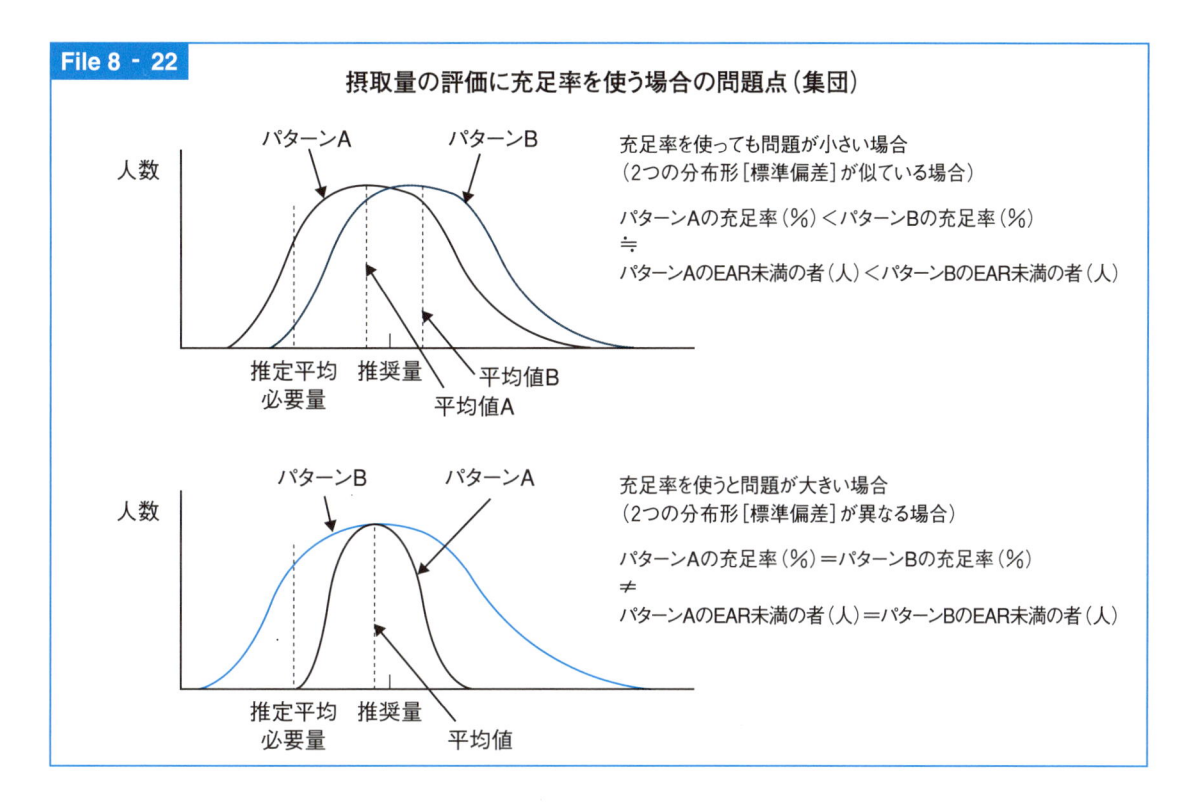

養素Xのほうである。

　集団での話はさらに難しい。File 8-22（上）のように，推奨量と推定平均必要量がともに同じで，摂取量の分布幅も等しい場合には，充足率が大きくなるほど，推定平均必要量を満たしていない者は少なくなる。したがって，充足率の比較によって，不足者の割合の違いをおおまかに比較することができる。しかし，File 8-22（上）のパターンBがそうであるように，充足率が100％以上であるからといって，不足している者がいないという保証はない。また，このように分布幅が等しい場合でも，よほど難しい関数を使わない限り，充足率から不足者数や不足者率を推定することはできない。さらに，推奨量と推定平均必要量が同じでも，摂取量の分布幅が異なると，充足率の違いと推定平均必要量を満たしていない者の割合は異なる。File 8-22（下）では，充足率は同じだが，推定平均必要量を満たしていない者の割合はパターンAとパターンBで大きく異なっている。

　このように，充足率は，食事摂取基準の基本的な考え方である確率の概念とは異なるものである。計算が簡単なので使いやすそうにみえるが，特殊な条件がそろった場合にだけ，それも，代理指標として用いることができるにすぎない。

　エネルギーの指標は推定エネルギー必要量である。したがって，摂取量÷推定エネルギー必要量として算出される値は，栄養素で用いられてきた充足率とは異なる意味をもち，たとえば，100％を超える場合は摂取過剰を意味する。しかし，栄養素の場合と同様に，エネルギーでも，充足率は不足や過剰の確率を示す数値ではない。さらに，次に述べるように，食事調査から得られる摂取量をエネルギーの過不足の指標として

積極的には用いないとする食事摂取基準の考え方に従えば，エネルギーにおけるいわゆる充足率もそれほど使いやすい指標ではない。

●充足率は，一見使いやすそうにみえる。しかし，実際にはとても難しい，というか，あまり役に立たない。否，誤解のもとにさえなる。

推定エネルギー必要量の評価と活用

栄養素と異なり，エネルギーには推定エネルギー必要量という1つの指標しか存在しない。そして，次に述べるエネルギーにまつわる特有の問題のために，推定エネルギー必要量の活用理論は，栄養素とは異なる。

すでに述べたように，食事調査ではエネルギー摂取量は過小に申告されることが多い。過小申告だけでなく，人によっては過大申告も起こりうる。要するに，食事調査によって得られるエネルギー摂取量を推定エネルギー必要量と直接に比較することは困難である。また，推定エネルギー必要量を決めるためには，身体活動レベルを決めなくてはならないが，身体活動レベルを推定するための調査法で，妥当性の検討がなされ，その妥当性が明らかになっているものは現時点では存在しない。そのために，推定エネルギー必要量を決定するのもけっして容易なことではない。その一方，エネルギー摂取量の過不足は，エネルギー消費量とのバランスの結果として，体重の変化にあらわれる。体重が増えれば，摂取過多であり，減れば消費過多である。そして，体重の測定誤差は，食事調査に比べればはるかに小さく，測定値の信頼度は高い。これは体重の変化をモニターする方法であるが，ある一時点で評価したい場合は，体重よりも，身長の影響が考慮されている肥満度（BMI）のほうが，少なくとも成人では，好ましいであろう。

以上のような理由により，個人に対しても集団に対しても，エネルギー摂取量の良否を評価する方法として，食事調査から得られる摂取エネルギーではなく，肥満度（BMI）を用いることがすすめられている。具体的には，BMI（kg/m^2）が18.5以上かつ25.0未満であれば，現在のエネルギー摂取量はおおむね好ましいものと判断される。ただし，短期間におけるエネルギー摂取量の評価だけでなく，生活習慣病の一次予防まで視野に入れた長期的な評価を行いたい場合には，たとえ，現在のBMIが上記の範囲内（たとえば24.5）にあっても，昨年は23.5，一昨年は22.5というように増加傾向にあれば，適切という評価ではなく，やや過剰という評価になるだろう。

そして，BMIが25.0以上であれば体重の減少を，18.5未満であれば体重の増加を，18.5以上で25.0未満であれば体重の維持を図ることになる。体重の減少を図る場合には，運動を中心として食事の管理を添えることがすすめられる。これは，摂食量を減らすことによって，不足のリスクが上がる栄養素があってはならないことと，体重が同じでも運動習慣を有する者のほうが，心筋梗塞や糖尿病などの生活習慣病のリスクが低いという報告があるためと考えられる[9, 10]。体重の増加を図る場合にも摂取エネルギーの増加だけでなく，同時に運動もすすめる。これは，上記のような生活習慣病予防の観点と，運動による筋肉量の増加による体重の増加を期待しているためと考えられる。

ところで，BMIの範囲がこのように設定されたもっとも重要な根拠は，BMIと総死亡率との関連である。主なものは日本人中年を対象としたコホート研究である（File 7-39）が[11]，中国

人でも類似の結果が得られている[12]。また，理想的なBMIを22とする考え方もあるが[13]，死亡率を指標とすると，この値に厳格になりすぎることなく，個人ごとの理想的なBMIを考えるほうが正しいようである。やせているほうが健康的というイメージがあるかもしれないが，これは，健康診断で測定される項目の多くが循環器疾患と糖尿病に関するもので，BMIが低めのほうが，これらのリスクが低いからだと考えられる[14,15]。ところが，BMIが低いと，がんや，生活習慣病以外の疾患，とくに，呼吸器疾患による死亡率が上がることがわかっており[11]，これらも含めた総死亡率でみると上記のようになっている。

●足りないか足りすぎているかを自分で調べられる栄養素はない。わかるのはエネルギーだけである。週に1回お風呂あがりに体重を測るだけでいい。ただし，入浴時間は同じくらいとし，風呂あがりのビールの前にしよう。そして，3ヵ月間続けよう。記録を忘れずに。記憶はよくない。過小申告も起こるし，思い出しバイアスも入る。

05 まとめ

日本人の食事摂取基準（2005年版）の冒頭に，「算定された数値にこだわらず，食事摂取基準の考え方を十分に理解し，正しく用いることが望まれる」という一文がある。しかし，絶対論の立場に立てば，提示された数値は絶対である。数値を示しながら，数値にこだわらずに数値を使うというのは，数値のまわりや背後にある不確実性の存在を認め，その扱い方を知っているからに他ならない。この文章は，食事摂取基準の基本が疫学的考え方にあることを疫学という言葉を用いずに表現したものである。食事摂取基準が数値にこだわることなく活用されるようになったときが，疫学的思考が栄養学に浸透したといえるときで，食事摂取基準が正しい姿で活用されるようになったときだといえるだろう。

【参考文献】

1. 厚生労働省. 日本人の食事摂取基準（2005年版）（日本人の栄養所要量―食事摂取基準―策定検討会報告書）. 厚生労働省健康局総務課生活習慣病対策室. 2004: 1-282.（同じ内容が，第一出版編集部編. 厚生労働省策定 日本人の食事摂取基準（2005年版）. 第一出版, 2005：1-202として出版されている）

2. Chobanian AV, Bakris GL, Black HR, et al. The Seventh Report of the Joint National Committee on Prevention, Detection, Evaluation, and Treatment of High Blood Pressure: the JNC 7 report. JAMA 2003; 289: 2560-71.

3. Brooks GA, Butte NF, Rand WM, et al. Chronicle of the Institute of Medicine physical activity recommendation: how a physical activity recommendation came to be among dietary recommendations. Am J Clin Nutr 2004; 79（Suppl）: 921S-30S.

4. Sasaki S, Takahashi T, Iitoi Y, et al. Food and nutrient intakes assessed with dietary records for the validation study of a self-administered food frequency questionnaire in JPHC Study Cohort I. J Epidemiol 2003; 13（1 suppl）: S23-S50.

5. 健康・栄養情報研究会. 平成13年厚生労働省国民栄養調査結果. 第一出版, 2003.

6. Nusser SM, Carriquiry AL, Dodd KW, et al. A semiparametric transformation approach to estimating

usual daily intake distributions. J Am Stat Assoc 1996; 91: 1440-9.

7. The subcommittee on interpretation and uses of dietary reference intakes and the standing committee on the scientific evaluation of dietary reference intakes. Dietary reference intakes: applications in dietary assessment. Institute of Medicine. National Academy Press, Washington, D.C., 2000.

8. 野上保治. 経血量に関する研究. 日本不妊学会雑誌. 1966; 11: 189-203.

9. Oguma Y, Shinoda-Tagawa T. Physical activity decreases cardiovascular disease risk in women: review and meta-analysis. Am J Prev Med 2004; 26: 407-18.

10. Burchfiel CM, Sharp DS, Rodriguez BL, et al. Physical activity and incidence of diabetes: the Honolulu heart program. Am J Epidemiol 1995; 141: 360-8.

11. Tsugane S, Sasaki S, Tsubono Y. Under- and overweight impact on mortality among middle-aged Japanese men and women: a 10-y follow-up of JPHC study cohort I. Int J Obesity 2002; 26: 529-37.

12. Yuan JM, Ross RK, Gao YT, et al. Body weight and mortality: a prospective evaluation in a cohort of middle-aged men in Shanghai, China. Int J Epidemiol 1998; 27: 824-32.

13. 松澤佑次, 井上修二, 池田義雄, 他. 新しい肥満の判定と肥満症の診断基準. 肥満研究 2000; 6: 18-28.

14. Ni Mhurchu C, Rodgers A, Pan WH, et al. Body mass index and cardiovascular disease in the Asia-Pacific Region: an overview of 33 cohorts involving 310000 participants. Int J Epidemiol 2004; 33: 751-8.

15. Colditz GA, Willett WC, Stampfer MJ, et al. Weight as a risk factor for clinical diabetes in women. Am J Epidemiol 1990; 132: 501-13.

Index
さくいん

24-hour recall 110
24時間思い出し法 110, 117

--- A ---
abstract 151
adequacy rate 236
adequate intake 219
age-standardized mortality 51
AI 219
analysis of variance 98
analytical epidemiology 50
ANOVA 98
assessment 217
assessment period 110
attributable risk 63
Atwaterの係数 131
average 85

--- B ---
baseline survey 62
bias 66
biological plausibility 81
biomarker 110
blinding 71
BMI 186, 193, 202
bone fracture 197

--- C ---
cancer 180
cardiovascular disease 166
case-control study 50, 66
cerebral hemorrhage 166

cerebral infarction 166
circulatory disease 166
coefficient of variation 112
cohort or longitudinal study 50
cohort study 62
conclusions 151
confidence interval 93
confounding factor 59
consecutive method 117
contribution rate 123
control group 70
controlled trial 70
convincing 20
coronary heart disease 166
correlation 99
correlation coefficient 99
cross-sectional study 50
crossover trial 71
crude mortality 51
cut-point approach 232

--- D ---
DASHトライアル 14
day-to-day variation 111
density method 132
dependent variable 101
descriptive epidemiology 50
descriptive statistics 86
design 151
DG 219

diabetes mellitus 186
diet history 110
diet history questionnaire 138
diet recall 110
diet record 110
dietary approach to stop hypertension 14
dietary assessment 109
dietary education 204
dietary reference intakes 217
discussion 151
distribution 85
do 217
double blind 71
doubly labeled water method 145
dropout 92
dummy variable 104
Dunnett's test 98
duplicate method 110

--- E ---
EAR 219
EBM 7, 8
EBN 7, 9
ecological study 50
energy adjustment 132
energy-adjusted value 132
epidemiology 11
estimated average requirement 219
evidence table 35

241

evidence-based medicine 7
external comparison 97

———— F ————

feasibility 110
FFQ 134
figures 153
fixed-portion type 135
follow-up study 62
food balance sheet 145
food composition table 118
food consumption 145
food frequency method 110
food frequency questionnaire 134
fortified foods 122
functional substances 122

———— G ————

generalization 79
GI 189
glycemic index 189
gold standard 140
Guyatt 8

———— H ————

habitual diet 110
high blood pressure 165
high-risk strategy 16
Hillの基準 80
hip fracture 197
hypercholesterolemia 171
hyperlipidemia 171
hypertension 165
hypothesis-generating 55
hypothesis-testing 55

———— I ————

impact factor 29
independent variable 101

individuals 228
insufficient 20
intention-to-treatment analysis 92
intermediate factor 59
internal comparison 97
intervention studies 50
intervention study 69
intra-individual variation 111
introduction 151
ischemic heart disease 166
isoflavone 201
ITT解析 92

———— K ————

Keys score 143

———— L ————

LDLコレステロール 171
limitation 97, 156
log-transformation 87

———— M ————

Mann-Whitney U-test 97
Mantel-Haenszel法 103
matching 61
maximum 86
mean 85, 220
measurement error 88
measurements 151
median 85, 220
Medline 31
meta-analysis 37
methods 151
minimum 85
missing 90
mortality 51
mortality rate 51
multiple regression analysis 103

multivariate analysis 61, 103
muticolinearity 103

———— N ————

narrative review 33
nested case-control study 66
non-consecutive method 117
non-randomized controlled trial 50
non-weighed method 116
not significant 93

———— O ————

objective 151
observation studies 50
odds ratio 67
one-way analysis of variance 98
one-way ANOVA 98
oral presentation 28
original paper 28, 160
original publication 28, 160
osteoporosis 197
outliers 101
over-adherence 127

———— P ————

P-値 93
partial correlation coefficient 103
partial regression coefficient 103, 104
Pearson's correlation coefficient 100
pilot study 160
placebo 71
planning 217
pooled analysis 41
population 228
population characteristics 79
population representativeness 79
population strategy 16

possible 20
poster presentation 28
primary data 117
primary prevention 165
probability approach 232
probable 20
prospective study 62
publication bias 41
PubMed 31

— Q —

qualitative values 94
quantitative type 135
quantitative values 94

— R —

random allocation 70
random error 89
randomization 61
randomized controlled trial 50, 70
range 86
ranking ability 141
ranking validity 141
RCT 50, 70
RDA 219
recall bias 66
recommended dietary allowance 219
references 151
regression analysis 101
regression line 101
regression to the mean 74
relative risk 63
repeatability 140
research group 159
research plan 158
residual 132
residual method 133

restriction 61
results 151
retrospective study 66
reverse of causation 58
review 28

— S —

Sackett 8
sample size 105
scientific journal 28
seasonal variation 114
secondary data 117
selection bias 33
semi-weighed method 116
semiquantitative type 135
significance level 93
significance test 93
significant 93
Spearman's correlation coefficient 100
stable isotope 145
standard deviation 85
standard distribution 86
standard error 93
standard tables of food composition in Japan 118
standardization 90
stratified analysis 61
strength 157
stroke 166
subjects 151
subjects' characteristics 79
summary tabl 35
supplements 122
systematic error 89
systematic review 33

— T —

t-検定 95, 96
tables 153
tentative dietary goal for preventing lifestyle-related diseases 219
test 93
time-series study 55
tolerable upper intake level 219
tracability 25

— U —

UL 219

— V —

validity 140

— W —

washout period 71
weighed method 116
Wilcoxon rank sum test 97
Wilcoxon signed rank test 97
Wilcoxonの順位和検定 97
Wilcoxonの符号付き順位検定 97

— X —

χ-square value 102

— あ —

アセスメント 217, 225, 227
洗い出し期間 71
アルコール 167
アルコール関連がん 184
安定同位体 145
胃がん 181
閾値 221
イソフラボン 201
一元配置分散分析 98, 103
一次データ 117
一次予防 165, 217
一価不飽和脂肪酸 173

243

一般化　79
因果関係　81
因果の逆転　57，58
因子　147
飲酒　167，168，174，190，201
インパクトファクター　29
後ろ向き研究　66
運動　203
栄養　3
栄養疫学　109，147
栄養学　3，5
栄養価計算　117，118，120
栄養価計算ソフト　120
栄養・健康情報　27，43
栄養指導　77
栄養素　195，218
疫学　11，217
疫学研究　49，50
エコロジカル研究　50
エタノール　167
エネルギー　191，222
エネルギー調整　132
エネルギー調整済み値　132
エネルギーバランス　131
エネルギー密度　194
エネルギー密度法　132
エビデンス　9
黄金律　140
横断研究　50，56
オーラル発表　28
オッズ比　67
思い出しバイアス　66

―― か ――

回帰係数　57，103
回帰直線　57，101

回帰分析　101，103
カイ2乗検定　102，103
カイ2乗値　102
解析　160
介入　69
介入群　70
介入研究　50，69，76
介入試験　72
外部比較　97
科学性　43
科学的根拠　8
確実　20
学術雑誌　28，29
確率法　232
陰膳法　110，145
過小評価　128
過小見積もり　195
過大評価　128
学会　28
カットポイント法　232
活用　231，232，235
活用理論　223
過度な忠誠心　127
可能性あり　20
カフェテリア・パワー・プラス・プロジェクト　205
カリウム　167，200
カルシウム　198
がん　180
観察研究　50
がん予防　180
キースの値　143，173
キースの式　173
記述疫学研究　50，51，53
記述統計量　86

季節間変動　110，114
機能性物質　122
基本属性　147
偽薬　71
強化食品　122
寄与危険　63
寄与率　123
偶然誤差　89
偶然性　93
グライセミック・インデックス　189
グリセミック・インデックス　33，121，189
クロスオーバー試験　71
計画　217
系統誤差　89，125
系統的レビュー　19，33，35
ケース・コントロール研究　50
結果　151，156
血清総コレステロール　171
欠損　90
結論　151
限界　156
研究　157
研究計画　158
研究仲間　158
研究人数　105
研究の質　12
研究方法　50，151
検索　32
検索式　32
原著論文　28，29，151，160
検定　93，94
限定　61
減量　169
高LDLコレステロール血症　171

INDEX ●さくいん

効果　13
高危険度群への方策　16
高血圧　165
高血圧予防　167, 170
高コレステロール血症　171
交差試験　13, 71
考察　151, 156
高脂血症　171
高脂血症予防　173
交絡因子　59, 60, 61
ゴールド・スタンダード　140
個人　228, 231
個人内変動　111
骨折　197
骨粗鬆症　197
骨密度　203
五訂日本食品標準成分表　118
固定量式　135
コホート研究　8, 50, 62, 64
コホート内症例対照研究　66
娯楽性　43
コレステロール　172
根拠に基づく医療　8
根拠に基づく栄養学　9
コントロール群　70

――― さ ―――

再現性　140
最小値　85
最大値　86
魚　176
策定理論　218
砂糖　189
査読制度　31
サプリメント　122
サマリー　31

参考文献　151, 157
参考文献情報　26
残差　132
残差法　133
ジェニスタイン　201
時系列研究　55
脂質　172, 190
実学　5
実施　217
実施可能性　110
質的データ　94
質的変数　94
質問票　134, 138, 139, 146
指導者　208
指標　218, 222
脂肪酸　172
死亡率　51
習慣　16
習慣的な食事　110
従属変数　101
充足率　236
集団　228, 232, 235
集団代表性　79
集団特性　78, 147
集団への方策　16
出版バイアス　41
順位　97
順位相関係数　100
循環器疾患　166, 174
順序化妥当性　141
順序化能力　141
上限量　219, 221, 230
消費データ　145
情報　25
情報源　26

症例群　65
症例対照研究　11, 50, 65, 66, 67
抄録　31, 33, 151
食育　204
食塩　167
食行動　146, 191
食事アセスメント　206
食事思い出し法　110, 116, 117
食事記録法　110, 116
食事指導　206, 208
食事摂取基準　217, 218, 223
食事調査　109, 125
食習慣　127
食事歴法　110, 134, 138
食事歴法質問票　91, 138, 139
食知識　146
食の考え方　146
食品消費量　145
食品成分表　117, 118, 121
食物摂取頻度質問票　91, 134, 139
食物摂取頻度法　110, 134
食物繊維　169, 177, 188
叙述的レビュー　33
序論　151
心筋梗塞　166, 174
申告漏れ　125
信頼区間　92, 93
信頼性の限界　97
信頼度　20
図　153
推奨量　219, 230
推定エネルギー必要量　222, 238
推定平均必要量　218, 219
水溶性食物繊維　172
生活活動強度　77

生活習慣病　16, 217
生活習慣病予防　206
正規分布　86
生態学的研究　50, 54, 55
生体指標　110, 144
生物学的妥当性　81
節酒　168
摂取期間　218
摂取源　218
摂取量　131
先行研究　158
選択バイアス　33
相関　99
相関係数　99, 103
相関分析　99
総説　28, 33
相対危険　63
層別解析　61
測定誤差　88, 117
測定値　88
粗死亡率　51

―― た ――

対照群　65, 70
対象者　151, 218
大豆イソフラボン　201
対数正規分布　87
ダイゼイン　201
大腿骨頸骨折　197
大腸がん　181
高い可能性　20
多価不飽和脂肪酸　173, 190
多元配置分散分析　103
多重共線性　103
脱落　92
妥当性　140

ダネット検定　98
食べる速さ　196
多変量回帰分析　103, 104
多変量解析　61, 103
ダミー変数　103, 104
単位　131
断面研究　50
地中海食　178
中央値　85, 220
中間因子　59
調査　105, 160
調査期間　110
調査・測定項目　151
長所　156
朝食　196
追跡研究　62
低HDLコレステロール血症　171
定性的メタ・アナリシス　41
定量式　135
ドゥ　217
統計学　85
統計量　86
糖尿病　186, 188
独立変数　101
トレーサビリティ　25, 26

―― な ――

内部比較　97
ナトリウム　167
二次データ　117
二重標識水　145
二重標識水法　145
二重盲検　71
日間変動　110, 111
日本人の食事摂取基準(2005年版)　217
乳がん　181

妊娠　203
年齢調整死亡率　51
脳梗塞　166, 174
脳出血　166
脳卒中　166, 174

―― は ――

パーセンタイル　88
バイアス　66
バイオマーカー　110
肺がん　183
ハイリスク・ストラテジー　15, 16
パイロット研究　160
はずれ値　101
発表　160
発表バイアス　41
範囲　86
半定量式　135
半秤量法　116
比較基準　97
比較試験　70
ビタミンD　200
必要調査期間　112
非秤量法　116
肥満　167, 169, 186, 191, 193
肥満度　202
肥満問題　191
表　153
評価　217, 223, 235
評価感覚　20
評価研究　71, 77
評価方法　71, 204
標準化　89, 90
標準誤差　92, 93
標準偏差　85, 92
秤量法　116

非ランダム化割付比較試験　50
非連続法　117
フード・バランス・シート　145
プールド・アナリシス　41
不十分　20
プラシーボ　71
プランニング　217
分散分析　98
分析疫学　50
分析疫学研究　93
分布　85，86
平均　85
平均値　95，220
平均への回帰　74
併用法　145
ベースライン調査　62
偏回帰係数　103，104
変数　94
変数特性　147
偏相関係数　103
変動係数　112

報告　160
方法　151，153，155
飽和脂肪酸　173，190
ポスター発表　28
ポピュレーション・ストラテジー
　　15，16

── ま ──
前向き研究　62
マグネシウム　200
マッチング　61
密度法　132
無作為化　61
無作為割付　70
メカニズム　3
メタ・アナリシス　37
メタ分析　37
メディアン　85，220
目安量　219，220，230
盲検化　71
目的　151
目標量　219，221

── や ──
有意　10，93
有意水準　93
有意性検定　89，93
要約表　35

── ら ──
ランダム化　61，70
ランダム化割付　70
ランダム化割付比較交差試験　14
ランダム化割付比較試験　12，50，70
ランダム誤差　89
量的概念　14
量的データ　94
量的変数　94
リラックス効果　13
倫理審査委員会　159
レビュー　28，33
連続法　117
論文　151

── わ ──
ワイン　174

著者●佐々木 敏（ささき・さとし）

1957年	三重県津市に生まれる
1981年	京都大学工学部 卒業
1983年	京都大学大学院工学研究科修士課程 中退
1989年	大阪大学医学部 卒業（医師）
1994年	大阪大学大学院医学研究科博士課程（医学博士）終了
1994年	ルーベン大学大学院医学研究科博士課程（医学博士）終了
1995年	名古屋市立大学医学部公衆衛生学教室 助手
1996年	国立がんセンター研究所支所臨床疫学研究部 室長
2002年	独立行政法人国立健康・栄養研究所 栄養所要量策定企画・運営担当 リーダー（〜'06)
2005年〜	女子栄養大学栄養科学研究所 客員教授
2006年〜	独立行政法人国立健康・栄養研究所 栄養疫学プログラム プログラム・リーダー（〜'07)
2006年〜	天使大学大学院助看護栄養学研究科 客員教授（〜'07)
2007年〜	東京大学大学院医学系研究科公共健康医学専攻 社会予防疫学分野 教授

【研究テーマ】
人間栄養学，栄養疫学，予防医学

わかりやすいEBNと栄養疫学

2005年11月1日　第一版第1刷発行
2014年4月1日　第一版第8刷発行

著　者　佐々木 敏
発行者　宇野文博
発行所　株式会社 同文書院
　　　　〒112-0002
　　　　東京都文京区小石川5-24-3
　　　　TEL (03) 3812-7777
　　　　FAX (03) 3812-7792
　　　　振替　00100-4-1316
印　刷　中央精版印刷株式会社
製　本　中央精版印刷株式会社

©S. Sasaki, 2005　Printed in Japan　ISBN978-4-8103-1316-1
●乱丁・落丁本はお取り替えいたします。